Stephanie Kelter

Aphasien

Psychiatrie, Neurologie, Klinische Psychologie
Grundlagen – Methoden – Ergebnisse

Herausgegeben von
Günter Baumgartner, Zürich
Rudolf Cohen, Konstanz
Otto-Joachim Grüsser, Berlin
Hanfried Helmchen, Berlin
Lothar R. Schmidt, Trier

Stephanie Kelter

Aphasien

Hirnorganisch bedingte Sprachstörungen
und Kognitive Wissenschaft

Verlag W. Kohlhammer
Stuttgart Berlin Köln

CIP-Titelaufnahme der Deutschen Bibliothek

Kelter, Stephanie:
Aphasien : hirnorganisch bedingte Sprachstörungen und
Kognitive Wissenschaft / Stephanie Kelter. –
Stuttgart ; Berlin ; Köln : Kohlhammer, 1990
  (Psychiatrie, Neurologie, klinische Psychologie)
  ISBN 3-17-010406-3

Die Abbildungen wurden von
Frau Reinhild Biesler, Werkstatt für Informationsgraphik, Berlin (West),
angefertigt.

Alle Rechte vorbehalten
© 1990 W. Kohlhammer GmbH
Stuttgart Berlin Köln
Verlagsort: Stuttgart
Gesamtherstellung:
Druckerei W. Kohlhammer GmbH + Co., Stuttgart
Printed in Germany

Inhaltsverzeichnis

Vorwort		7
1	**Aphasien**	9
1.1	Definition	9
1.2	Ätiologie	9
1.3	Aphasische Syndrome	9
1.4	Aphasien als Gegenstand der Kognitiven Wissenschaft	12
2	**Kognitionspsychologische Forschung in der Klinischen Neuropsychologie**	14
2.1	Der klassische Ansatz der Neuropsychologie	14
2.2	Entstehung des kognitionspsychologischen Ansatzes	15
2.3	Annahmen	19
2.4	Klinisch-neuropsychologische Hypothesenbildung	21
2.5	Das Verhältnis von kognitiven Theorien und klinischer Hypothesenbildung	27
2.6	Untersuchungen an der Gruppe oder am Einzelfall?	29
2.6.1	Äquivalenzannahmen und Gruppenhomogenität	29
2.6.2	Kontrolle von »sonstigen« leistungsrelevanten Faktoren	33
2.7	Zusammenfassung	35
3	**Beeinträchtigungen auf Wortebene**	36
3.1	Historischer Hintergrund	36
3.2	Empirische Ergebnisse	38
3.2.1	Wortproduktion	38
3.2.2	Referentielles Wortverständnis	40
3.2.3	Relationales Wortverständnis	41
3.2.4	Zusammenhang zwischen Wortproduktion und -rezeption	43
3.3	Erklärungsversuche	43
3.3.1	Kognitionspsychologische Annahmen	44
3.3.2	Hypothesen	46
3.4	Zur Einschätzung der Erklärungsversuche	55
3.4.1	Störung des Zugangs oder Störung der Struktur?	56
3.4.2	Sprachspezifische Störung oder Störung des konzeptuellen Systems?	57
3.5	Beispiele für Hypothesen	59
3.5.1	Annahmen zum mentalen Lexikon	59
3.5.2	Zugangsstörungen	63

3.5.3	Semantische Störung	72
3.5.4	Konzeptuelle Störung	75
3.6	Zusammenfassung	86

4 Beeinträchtigungen auf Satzebene 88

4.1	Historischer Hintergrund	88
4.2	Empirische Ergebnisse	90
4.2.1	Sprachproduktion	90
4.2.2	Satzverständnis	94
4.2.3	Der Token Test	102
4.2.4	Metasprachliche Aufgaben	105
4.2.5	Zusammenfassung der empirischen Ergebnisse	110
4.3	Erklärungsversuche	111
4.3.1	Goodglass: »Stress-Saliency«-Hypothese	111
4.3.2	Kean: Defekte phonologische Satzrepräsentation	113
4.3.3	Bradley, Garrett, Zurif: »Closed-Class-Deficit«	114
4.3.4	Grodzinsky: Defekte Repräsentation der S-Struktur	118
4.3.5	Berndt & Caramazza: Syntaktische Störung	121
4.3.6	Caplan et al.: Lexikalische Kategorien	123
4.3.7	Stemberger: Erhöhung der Abrufschwelle und des Rauschpegels	124
4.3.8	Linebarger, Marin, Saffran, Schwartz: Zuordnungsstörung	126
4.3.9	Kolk et al.: Veränderung der zeitlichen Parameter der Verarbeitungsprozesse und Adaptation	129
4.3.10	Beeinträchtigungen der kurzfristigen Speicherung	131
4.4	Zusammenfassung	140

5 Schlußbetrachtung 142

Literatur 143

Vorwort

Das vorliegende Buch ist keine allgemeine Einführung in die Aphasiologie. Sie ist inzwischen viel zu umfangreich geworden, um so kurz dargestellt werden zu können. Mein Ziel war es vielmehr, dem Leser einen Einstieg in die kognitive Aphasieforschung zu ermöglichen. Dieser Forschungsansatz hat sich in den vergangenen 20 Jahren durch die Zusammenarbeit von Neurologen, Linguisten und Psychologen herausgebildet und prägt heute die Aphasiologie in weiten Bereichen. Der Forschungsansatz zielt darauf ab, aus der Systematik der Leistungsbeeinträchtigungen hirngeschädigter Menschen zu rekonstruieren, welche der kognitiven Strukturen oder Prozesse, die dem Sprechen oder Sprachverstehen gewöhnlich zugrunde liegen, gestört sind.

Die kognitive Aphasieforschung ist noch jung. Die Grundannahmen und methodologischen Fragen sind noch nicht ausdiskutiert, die Generalisierbarkeit der empirischen Befunde ist zumeist noch nicht abschätzbar, und die Theorieansätze sind weniger das Ergebnis einer systematischen Erforschung alternativer Erklärungsmöglichkeiten als vielmehr erste Versuche zur Strukturierung des Gegenstandsbereichs. Charakteristisch für die Forschung sind die enorme Kreativität, die große Diskussionsfreude und die Bereitschaft, alle bisherigen Lehrmeinungen in Frage zu stellen. Um einen angemessenen Eindruck von diesem Forschungsgebiet zu vermitteln, reicht eine schlichte Übersicht über die empirischen Befunde und gängigen Erklärungsansätze nicht aus. Notwendig ist vielmehr, auch die theoretischen Grundlagen der verschiedenen Erklärungsansätze zu verdeutlichen, die wesentlichen Argumente der Kontroversen zu nennen und die Implikationen zu erörtern. Im folgenden werden die Zielsetzung und Grundannahmen sowie die besonderen methodologischen Probleme dieses Ansatzes erläutert und sodann der Stand der Forschung zu den beiden Schwerpunktthemen der kognitiven Aphasieforschung dargestellt: den aphasischen Beeinträchtigungen auf Wort- und auf Satzebene. Die Behandlung weiterer Themen hätte den vorgegebenen Rahmen gesprengt. So werden die Beeinträchtigungen im phonologischen und phonetischen Bereich, die Therapie von Aphasien und die Frage der Lokalisation nur am Rande angesprochen. Ich glaube aber, daß Leser, die an den letztgenannten Themen interessiert sind, dennoch Nutzen aus dem Buch ziehen können, weil viele hier erörterten Fragen auch für jene Themen relevant sind.

Manchen Leser mag es verwundern, wie häufig im folgenden auf methodische Probleme einzelner empirischer Untersuchungen hingewiesen wird. Eine gewisse Skepsis gegenüber der Aussagekraft von Ergebnissen empirischer Untersuchungen erscheint generell angebracht und speziell bei dem gegenwärtigen Stand der Aphasieforschung notwendig. Die Aufgeschlossenheit, mit der in der kognitiven Aphasiologie allem Neuen begegnet wird, hat zur Folge, daß oft auch recht merkwürdige Untersuchungsergebnisse und eigenwillige Interpretationen empirischer Ergebnisse vorbehaltlos akzeptiert werden und dabei vergessen wird, daß der Fortschritt einer Wissenschaft eher durch methodisch mangelhafte Untersuchungen und Fehlinterpretationen von Ergebnissen behindert wird als durch fehlende empirische Untersuchungen.

Meine grundsätzliche Haltung in diesem

Punkt, aber auch viele inhaltliche Überlegungen, die im folgenden dargestellt werden, sind durch meine siebenjährige Tätigkeit in dem Konstanzer Aphasie-Forschungsprojekt von Herrn Prof. Dr. Rudolf Cohen geprägt. Ich danke Herrn Prof. Cohen für die Lehrjahre und die vielen anregenden Diskussionen in den nachfolgenden Jahren. Großen Dank schulde ich ihm auch für seine Förderung, nicht zuletzt bei diesem Buchprojekt.

Mein besonderer Dank gilt auch Frau Barbara Höhle M.A., die in meinem Aphasie-Forschungsprojekt mitgearbeitet hat und mir in zahlreichen Diskussionen den Wert einer linguistischen Perspektive für die Aphasieforschung verdeutlicht hat. Ihr, aber auch Herrn Prof. Dr. Hannes Dieckmann, Herrn Dr. Dr. Thomas Köhler und Herrn Dr. Friedel Reischies, die einzelne Kapitel der ersten Manuskriptfassung lasen und viele wertvolle Verbesserungsvorschläge machten, möchte ich herzlich danken. Herrn cand. psych. Rainer Stephan danke ich sehr für seine unermüdliche Sorgfalt beim Korrekturlesen.

Das Buch basiert auf Teilen meiner Habilitationsschrift. Ich danke der Deutschen Forschungsgemeinschaft für die Förderung des Forschungsprojekts und für das Habilitandenstipendium, das mir die konzentrierte Arbeit an der Schrift ermöglichte.

Hamburg, im Frühjahr 1990

Stephanie Kelter

1 Aphasien

1.1 Definition

Aphasien sind Beeinträchtigungen der Sprachproduktion und Sprachrezeption, die durch Hirnschädigungen nach Abschluß des primären Spracherwerbs verursacht werden. Sprachliche Beeinträchtigungen infolge frühkindlicher Hirnschädigungen werden i. allg. als Sprachentwicklungsstörungen bezeichnet. Aphasien sind von sprachlichen Beeinträchtigungen, die durch Hörstörungen verursacht sind, auf einer Bewußtseinstrübung beruhen oder psychisch bedingt sind, abzugrenzen. Sie sind auch von den sie manchmal begleitenden Dysarthrien zu unterscheiden, bei denen es sich um *Sprech*störungen handelt, die die Artikulation, Stimmgebung und/oder Sprechatmung betreffen und durch Hirnläsionen oder Erkrankungen der Sprechmuskulatur selbst bzw. der sie versorgenden Nerven verursacht werden.

1.2 Ätiologie

Die häufigste Ursache von Aphasien sind Hirngefäßerkrankungen (gut 80% der Fälle). Traumatische Schädigungen und Tumoren sind seltener (etwa 10% bzw. 5% der Fälle). In den restlichen Fällen geht die Aphasie auf entzündliche oder degenerative Erkrankungen des Gehirns zurück (Kertesz, 1979; Leischner, 1987).

1.3 Aphasische Syndrome

Aphasische Beeinträchtigungen können sich in phonetischen, phonologischen, lexikalischen, syntaktischen und/oder semantischen Besonderheiten ausdrücken. Der Grad der Beeinträchtigungen variiert von Patient zu Patient. Es wurden zahlreiche Klassifikationssysteme entwickelt, wobei anatomische, aphasiologisch-theoretische, verhaltenspsychologische, linguistische Kriterien oder Kombinationen von diesen zugrundegelegt wurden (vgl. die Übersicht bei Kertesz, 1979). Diese Klassifikationssysteme stimmen in den Grundzügen jedoch weitgehend überein, da bei den vaskulär bedingten Aphasien, die ja bei weitem die üblichsten sind, bestimmte Beeinträchtigungsmuster häufiger als andere auftreten.

In der kognitiven Aphasieforschung steht man diesen Klassifikationsversuchen skeptisch gegenüber. Die Gründe werden in Kapitel 2 deutlich. In den meisten empirischen Untersuchungen wird aber dennoch auf solche Klassifikationen Bezug genommen. Wir wollen daher kurz die heute wohl üblichste Klassifikation mit der Unterscheidung zwischen amnestischer Aphasie, Broca-Aphasie, Wernicke-Aphasie, globaler Aphasie, Leitungsaphasie und den transkortikalen Aphasien vorstellen. Auf sie bezieht sich auch der psychometrisch beste Aphasietest des deutschen Sprachraums, der Aachener Aphasie Test (AAT; Huber et al., 1983). Daneben ist eine Klassifikation der Aphasien nach der Flüssigkeit der Sprachproduktion gebräuchlich. Sie wird ebenfalls nachfolgend erläutert.

Amnestische Aphasie (vgl. Poeck et al., 1974):
Das Leitsymptom sind Wortfindungsstörungen. Die Spontansprache ist gut artikuliert und in bezug auf Satzbau, Wort- und Formenbildung weitgehend normal. Sie ist meist

flüssig, aber hin und wieder stockt die Rede, es werden Füllwörter und Floskeln verwendet, das Gemeinte wird umschrieben oder durch Gesten verdeutlicht. Phonematische Paraphasien sind selten. Semantische Paraphasien kommen etwas häufiger vor; sie weisen i. allg. eine enge semantische Beziehung zum intendierten Wort auf (z. B. »Kirschen« anstelle von »Trauben«). Das Benennen bereitet den Patienten erhebliche Schwierigkeiten, wobei sich die Wortfindungsstörungen ähnlich wie in der Spontansprache auswirken. Das Nachsprechen gelingt hingegen recht gut; nur längere Wortreihen und Sätze werden manchmal unvollständig wiedergegeben. Das Sprachverständnis ist leicht gestört; die Beeinträchtigungen werden aber nur bei gezielter Testung aufgedeckt (Wortverständnis: z.B. Butterworth et al., 1984; Satzverständnis: Peach et al., 1988).

Die Bezeichnungen ähnlicher Symptomkombinationen in anderen Klassifikationssystemen sind »nominal aphasia« (Head, 1926) und »anomic aphasia« (z.B. Goodglass & Kaplan, 1972).

Amnestische Aphasien werden durch Läsionen der sprachdominanten Hemisphäre verursacht. Eine genauere Zuordnung zu der Läsion einer bestimmten Hirnregion ist noch nicht möglich; diese Aphasien finden sich sowohl bei retrorolandisch als auch bei prärolandisch gelegenen Läsionen. Offenbar spielt es eine Rolle, ob die amnestische Aphasie unmittelbar mit Krankheitsbeginn entstand oder sich erst bei der Rückbildung aus einer Broca-Aphasie, Wernicke-Aphasie oder Leitungsaphasie entwickelte (vgl. Kertesz, 1979).

Broca-Aphasie (vgl. Kerschensteiner et al., 1978):
Die Sprachgeschwindigkeit ist verlangsamt, es werden viele Pausen gemacht, die Artikulation ist meist schlecht und die Prosodie gestört. Broca-Aphasiker sprechen mit deutlicher Sprachanstrengung: Insbesondere zu Beginn einer Äußerung wird die erste Silbe bzw. der erste Laut des intendierten Wortes oft mehrfach mühsam wiederholt, oder aber explosiv oder gepreßt hervorgebracht. Ein weiteres Leitsymptom ist der Telegrammstil. Die Patienten äußern zusammenhängend selten mehr als drei oder vier Inhaltswörter. In schweren Fällen werden Sachverhalte nur noch durch ein oder zwei Wörter gekennzeichnet (z. B. »Sohn – – groß«). Die syntaktische Struktur der Äußerungen ist vereinfacht, sofern sie überhaupt erkennbar ist. Die Sprache ist auch morphologisch reduziert, sowohl in bezug auf freie als auch auf gebundene grammatische Morpheme. Beim Nachsprechen werden komplexe Sätze oft syntaktisch inkorrekt wiedergegeben. In der Spontansprache, beim Benennen und beim Nachsprechen kommen phonematische und semantische Paraphasien vor; letztere haben in der Regel – ähnlich wie bei der amnestischen Aphasie – einen erkennbaren semantischen Bezug zum intendierten Wort. Das Sprachverständnis der Patienten wirkt im Gespräch meist ungestört, erweist sich aber bei gezielter Testung als beeinträchtigt (Wortebene: z.B. Butterworth et al., 1984; Satzebene: vgl. 4.2.2).

Die Bezeichnungen ähnlicher Symptomkombinationen in anderen Klassifikationssystemen sind »verbal aphasia« (Head, 1926), »expressive aphasia« (Weisenburg & McBride, 1935), »efferente motorische Aphasie« (Luria, 1970) und »motorische Aphasie«, »motorisch-amnestische Aphasie« bzw. »gemischte Aphasie« (Leischner, 1987).

Broca-Aphasien entstehen typischerweise bei Durchblutungsstörungen in der A. praerolandica. Das Brocasche Areal, das im Versorgungsgebiet der A. praerolandica liegt, ist meistens in die Läsion mit einbezogen. Beschränkt sich die Läsion aber auf das Brocasche Areal, ist die Aphasie i. allg. nicht schwer und die Prognose gut; in einigen Fällen läßt sich bei solchen Läsionen überhaupt keine Aphasie feststellen (Blunk et al., 1981). Es gibt auch Broca-Aphasiker, bei denen diese Region intakt ist. Von großer Bedeutung für die Entstehung einer Broca-Aphasie sind offenbar Läsionen, die die Insel, das Putamen und den Nucleus caudatus betreffen (Blunk et al., 1981; Mazzocchi & Vignolo, 1979).

Wernicke-Aphasie (vgl. Huber et al., 1975):
Die Patienten sprechen flüssig mit normaler, manchmal erhöhter Sprechgeschwindigkeit. Artikulation und Prosodie sind ungestört. Die Phrasenlänge entspricht etwa der von

Hirngesunden. Die Äußerungen sind aber oft paragrammatisch: Es werden Wörter, die syntaktisch nicht zusammen passen, miteinander kombiniert, inadäquate Flexionsformen verwendet, die Reihenfolge von Wörtern vertauscht, Sätze abgebrochen oder miteinander verschränkt (z.B. »Das kommt später mache ich das dann«). Die Sprachproduktion enthält außerdem viele phonematische und/oder semantische Paraphasien, die manchmal keinen Bezug mehr zum intendierten Wort erkennen lassen. Es werden auch Neologismen produziert, d.h. Lautfolgen, die keine Ähnlichkeit mit einem bestimmten Wort haben. In schweren Fällen ist die Sprachproduktion so stark von Paraphasien geprägt, daß die intendierte Mitteilung nicht mehr erschlossen werden kann. Hier spricht man dann von einer »Jargon-Aphasie«. Dabei ist zwischen semantischem Jargon und phonematischem Jargon zu differenzieren, je nachdem, ob die semantischen oder die phonematischen Abweichungen überwiegen (Huber et al., 1983). Auch beim Nachsprechen werden viele Paraphasien produziert. Zudem werden längere Sätze lexikalisch oder syntaktisch vereinfacht oder paragrammatisch entstellt. Beim Benennen sind die Patienten erheblich beeinträchtigt. Sie produzieren viele phonematische und/oder semantische Paraphasien mit mehr oder minder engem Bezug zum Zielwort oder umschreiben das zu benennende Objekt. Das Wort- und Satzverständnis der Patienten ist in der Regel schwer gestört.

Die Bezeichnungen für ähnliche Symptomkombinationen in anderen Klassifikationssystemen sind »syntactical aphasia« (Head, 1926), »receptive aphasia« (Weisenburg & McBride, 1935) und »sensorische Aphasie« (Luria, 1970; Leischner, 1987) bzw. »sensorisch-amnestische« Aphasie (Leischner 1987).

Die Wernicke-Aphasie ist ebenfalls ein typisches Gefäßsyndrom. Sie ist häufig die Folge einer Durchblutungsstörung der A. temporalis posterior aus der A. cerebri media. Die Läsionen betreffen meistens den rückwärtigen Anteil des Gyrus temporalis superior und können sich bis zum Gyrus angularis ausdehnen. Oft sind die benachbarten Teile des Gyrus temporalis medius mitbetroffen. Die Läsionen können auch in die Tiefe reichen, aber es kommt kaum vor, daß sich die Schädigung auf die weiße Substanz beschränkt (Blunk et al., 1981; Damasio, 1981; Naeser & Hayward, 1978).

Globale Aphasie (vgl. Stachowiak et al., 1977):
Die Sprachproduktion und -rezeption ist stark eingeschränkt. Die Äußerungen werden mit großer Sprachanstrengung stockend hervorgebracht; die Artikulation und die Prosodie sind gestört. Die Sprachproduktion besteht zum Großteil aus Automatismen, d.h. formstarr wiederholten, meist unpassend gebrauchten Silben, Wörtern oder Phrasen, sowie stereotypen Floskeln und nur sehr wenigen adäquat verwendeten Wörtern, die zudem oft phonematisch entstellt sind. In sehr schweren Fällen beschränkt sich die Sprachproduktion auf einen fortlaufenden Sprachautomatismus (»recurrent utterances«). Auch das Nachsprechen fällt diesen Patienten schwer; sie produzieren zahlreiche phonematische Paraphasien und Neologismen. Beim Benennen finden sich darüber hinaus semantische Paraphasien, die grob vom Zielwort abweichen. Das Sprachverständnis ist schwer beeinträchtigt.

Die Bezeichnungen für ähnliche Symptomkombinationen in anderen Klassifikationssystemen sind »mixed aphasia« (Weisenburg & McBride, 1935) und »totale Aphasie« (Leischner, 1987).

Globale Aphasien beruhen häufig auf einem Verschluß des Hauptstamms der A. cerebri media. Es liegen in der Regel ausgedehnte Läsionen vor. Aber nicht immer sind sämtliche sprachrelevanten Gebiete um die sylvische Furche betroffen; die Wernicke-Area ist in einigen Fällen intakt (Basso et al., 1985a; Blunk et al., 1981; Mazzocchi & Vignolo, 1979).

Leitungsaphasie (vgl. Green und Howes, 1977; Benson et al., 1973):
Die Sprache der Patienten ist flüssig. Artikulation und Prosodie sind normal. Nicht selten werden aber phonematische Paraphasien produziert, die der Patient dann oft in mehreren Ansätzen zu korrigieren versucht. Das Leitsymptom ist die im Vergleich zu den son-

stigen sprachlichen Leistungen schwere Beeinträchtigung des Nachsprechens. Die Patienten können zwar oft den Sinn des Vorgesprochenen wiedergeben, nicht aber die sprachliche Form. Sie lassen Wörter aus, ersetzen sie durch semantisch ähnliche Wörter oder produzieren phonematische Paraphasien. Auch beim Benennen zeigen die Patienten phonematische Unsicherheiten. Das Sprachverständnis erscheint im Gespräch ungestört, doch lassen sich bei gezielter Testung Beeinträchtigungen nachweisen (z.B. Heilman et al., 1976).

Die Bezeichnungen für ähnliche Symptomkombinationen in anderen Klassifikationssystemen sind »zentrale Aphasie« (Goldstein, 1948; Leischner, 1987) und »afferent-motorische Aphasie« (Luria, 1970).

Bei Leitungsaphasien liegen meist perisylvische Läsionen der sprachdominanten Hemisphäre vor, die in größerem oder geringerem Maße das primäre Hörzentrum, die benachbarten Teile des Gyrus temporalis superior und/oder die Insel und die tieferliegende weiße Substanz betreffen können (Damasio & Damasio, 1980; Kertesz, 1979).

Transkortikal-motorische Aphasie:
Die Patienten sprechen selten spontan. Demgegenüber sind die Nachsprechleistungen und manchmal auch das laute Lesen erstaunlich gut. Die Sprachrezeption ist ebenfalls kaum beeinträchtigt. Bei diesen Patienten betrifft die Läsion nicht die Brodmann Area 44 und 45, sondern liegt tiefer in der weißen Substanz des linken Stirnlappens ober- oder unterhalb des Brocaschen Areals (Mazzochi & Vignolo, 1979; Naeser, 1983).

Transkortikal-sensorische Aphasie:
Das Sprachverständnis ist erheblich beeinträchtigt. Die Spontansprache ist flüssig; es besteht aber manchmal die Tendenz, die Äußerungen des Gesprächspartners sklavisch zu wiederholen. Die Läsionen liegen posterior zum Hörzentrum, oft auch tiefer. Sie können sich bis zum Gyrus angularis oder sogar zur Area 19 erstrecken (Damasio, 1981; Kertesz, 1979).

»Fluent aphasia« – »Nonfluent aphasia«:
In Anlehnung an Howes und Geschwind (1964), Benson (1967) und Kerschensteiner et al. (1972) werden Aphasien nach der Flüssigkeit des Sprechverlaufs in zwei Klassen unterteilt, wobei die Sprechgeschwindigkeit, die Phrasenlänge und die Artikulation die wichtigsten Klassifikationskriterien sind. Wernicke-Aphasien, amnestische Aphasien, Leitungsaphasien und transkortikal-sensorische Aphasien gehören i. allg. zu den Aphasien mit flüssigem Sprechverlauf (»fluent aphasia«), Broca-Aphasien, globale Aphasien und transkortikal-motorische Aphasien zu den Aphasien mit nicht-flüssigem Sprechverlauf (»nonfluent aphasia«). Bei Aphasien mit nicht-flüssigem Sprechverlauf sind die Läsionen meistens prärolandisch gelegen, bei Aphasien mit flüssigem Sprechverlauf retrorolandisch (Benson, 1967). Es gibt aber auch Ausnahmen. Mit zunehmendem Lebensalter wächst der Anteil von Patienten, die bei einer prärolandisch gelegenen Läsion eine Aphasie mit flüssigem Sprechverlauf entwickeln (Basso et al., 1987).

1.4 Aphasien als Gegenstand der Kognitiven Wissenschaft

Bis zu Beginn der 70er Jahre waren aphasische Störungen ein relativ unbedeutendes Forschungsthema am Rande der Neurologie. Heute ist die Aphasiologie ein außerordentlich fruchtbares interdisziplinäres Forschungsgebiet im Schnittpunkt von Neurologie, Linguistik und Psychologie.

Der Wandel erfolgte mit der sogenannten kognitiven Wende der Linguistik und Psychologie. Unter dem kognitiven Theorieansatz wird die psychisch-geistige Tätigkeit von Menschen – Wahrnehmung, Denken, Vorstellung, Problemlösen, Sprachverstehen, Sprechen, Handlungsplanung und -steuerung – als regelhaft erfolgende Informationsverarbeitung begriffen. Es wird versucht, aus den beobachtbaren Leistungen zu erschließen, über welches Wissen ein Mensch verfügt und mit Hilfe welcher Prozesse er dieses Wissen nutzt, um neue Informationen aufzunehmen und zu verarbeiten.

Jede beobachtbare Leistung wird als das Endprodukt einer Reihe von nicht-beobachtbaren Verarbeitungsschritten aufgefaßt, die einer begrenzten Zahl von psychischen Verarbeitungskomponenten (»Subsystemen«, »Modulen«) zugeschrieben werden. Man nimmt an, daß die Verarbeitungskomponenten jeweils auf bestimmte Arten von Verarbeitungsschritten spezialisiert sind, so daß bei unterschiedlichen psychischen Tätigkeiten (z. B. dem Lesen dieses Abschnitts / dem Schreiben eines Kochrezepts) zum Teil dieselben, zum Teil unterschiedliche Verarbeitungskomponenten mitwirken. Das Ziel der Kognitiven Wissenschaft ist es, eine Theorie über die Struktur und Arbeitsweise der psychischen Verarbeitungskomponenten zu entwickeln, mit deren Hilfe die Leistungen bei beliebigen Aufgabenstellungen vorhergesagt bzw. theoretisch rekonstruiert werden können.

Die Tatsache, daß die sprachlichen Beeinträchtigungen von hirngeschädigten Menschen Regelmäßigkeiten erkennen lassen, wird unter dem kognitiven Theorieansatz als Hinweis darauf interpretiert, daß durch Hirnläsionen selektiv einzelne Verarbeitungskomponenten gestört werden. Prinzipiell sollte es möglich sein, aus dem spezifischen »Muster« von beeinträchtigten und unbeeinträchtigten Leistungen eines hirngeschädigten Menschen zu erschließen, welche Verarbeitungskomponenten von der Störung betroffen sind.

Der Versuch, Aufschluß über die den Beeinträchtigungen von Hirngeschädigten zugrundeliegenden Mechanismen zu erhalten, erscheint nicht nur im Hinblick auf eine Verbesserung der neuropsychologischen Diagnostik und Rehabilitation sinnvoll. Die Erforschung der pathologisch veränderten Wissensstrukturen und/oder Verarbeitungsprozesse kann auch dazu beitragen zu klären, welche psychischen Komponenten beim Sprechen und Sprachverstehen des *gesunden* Menschen mitwirken. Viele Linguisten und Psychologen sehen daher in der Analyse der aphasischen Beeinträchtigungen eine Möglichkeit, die kognitive Theoriebildung voranzutreiben. Dies ist der Grund, warum die Aphasieforschung heute zu einem Gutteil von Linguisten und Psychologen getragen wird.

Im Kapitel 2 werden die Grundannahmen der kognitionspsychologischen Aphasieforschung dargestellt und die mit diesem Ansatz verbundenen theoretischen und methodologischen Probleme erörtert. Die Kapitel 3 und 4 geben einen Überblick über den Stand der Forschung zu den aphasischen Beeinträchtigungen auf Wortebene und auf Satzebene. Beide Themen sind Schwerpunkte aphasiologischer Forschung, und zu beiden Themen liegen zahlreiche empirische Untersuchungsergebnisse vor. Wie wir sehen werden, unterscheiden sich die beiden Forschungsbereiche aber wesentlich in bezug auf die »Strategien« der Hypothesenbildung und den Umgang mit den methodischen Problemen empirischer Forschung. Dieser Kontrast verdeutlicht die Möglichkeiten und auch die Schwierigkeiten der kognitionspsychologischen Aphasieforschung.

2 Kognitionspsychologische Forschung in der Klinischen Neuropsychologie

Um zu verdeutlichen, worin die Besonderheit des kognitionspsychologischen Ansatzes der Hirngeschädigtenforschung besteht, soll zunächst der klassische Ansatz der Neuropsychologie dargestellt werden.

2.1 Der klassische Ansatz der Neuropsychologie

Die klassische neuropsychologische Forschung am Menschen beschäftigt sich mit der Beziehung zwischen Gehirn und psychischer Leistung. Dabei werden sowohl auf der neuronalen Seite als auch auf der psychischen Seite verschiedene Einheiten struktureller oder prozessualer Natur differenziert. Das Ziel neuropsychologischer Forschung unter dem klassischen Ansatz ist also die Klärung der Beziehung zwischen neuronalen und psychischen Einheiten. Dabei hofft man, eine sehr einfache Beziehung – vielleicht sogar eine 1:1-Beziehung – zu finden. Ob sich diese Hoffnung je erfüllt, hängt entscheidend von der Wahl der Analyseebene ab, d.h. davon, was als relevante neuronale und psychische Einheiten betrachtet wird (vgl. Mehler et al., 1984).

Als relevante Einheiten des Gehirns gelten seit jeher topologisch abgrenzbare Hirngebiete. In den letzten Jahren gewann allerdings die Analyse von Funktionseinheiten und dabei das Konzept der einander überlappenden neuronalen Netzwerke erheblich an Bedeutung (vgl. Mesulam, 1981; Poeck et al., 1984). Was die psychischen Einheiten angeht, so wurden im Laufe der Zeit recht unterschiedliche Konstrukte erprobt – »geistige Organe«, »Vermögen«, »Centren für Erinnerungsbilder« und »Associationsbahnen«, »Funktionen«, »Verhalten«. Heute werden von vielen Forschern die Konstrukte der Kognitiven Wissenschaft, nämlich die psychischen »Verarbeitungskomponenten« oder »(Sub-)Systeme« (siehe S. 13), für die relevanten psychischen Einheiten gehalten. Die Wahl dieser Konstrukte ist es, was die sogenannte »Kognitive Neuropsychologie« kennzeichnet. Unter dem klassischen Ansatz zielt die Kognitive Neuropsychologie also auf die Klärung der Zuordnung zwischen neuronalen Einheiten und »psychischen Verarbeitungskomponenten« ab (vgl. Caplan, 1981).

Innerhalb der Kognitiven Neuropsychologie hat sich ein zweiter Ansatz entwickelt, den wir als »kognitionspsychologischen« Ansatz bezeichnen wollen. Er liegt heute einem Großteil der Aphasieforschung zugrunde. Bevor wir uns ihm zuwenden, muß aber noch ein Charakteristikum des klassischen Ansatzes genannt werden.

Unter dem klassischen Forschungsansatz haben alle experimentellen und quasi-experimentellen oder korrelativen neuropsychologischen Untersuchungen – unabhängig von der Wahl der theoretischen Konstrukte für die Einheiten – eine wichtige Gemeinsamkeit. Sie ergibt sich aus dem Ziel, die Beziehung zwischen neuronalen und psychischen Einheiten zu klären: Jede Untersuchung beinhaltet *mindestens eine Variable, die sich auf neuronale Einheiten bezieht, und eine Variable, die sich auf psychische Einheiten bezieht, wobei die eine als unabhängige Variable und die andere als abhängige Variable fungiert*. Dies ist die Minimalbedingung einer neuropsychologischen Untersuchung mit klassischem Forschungsansatz. Natürlich können in der konkreten Untersuchung weitere unabhängige (ggf. auch weitere abhängige) Variablen hinzukommen*.

Die Minimalbedingung läßt sich auf unterschiedliche Weise erfüllen. Für die Systematisierung bieten sich zwei Gesichtspunkte an (vgl. Tab. 2.1). Der erste Gesichtspunkt ist die »Richtung« der Analyse der neuronalen-psychischen Beziehung: Untersuchungen des Typs A.1 und A.2 sollen Aufschluß darüber geben, welche psychischen Einheiten den ausgewählten neuronalen Einheiten zuzuordnen sind. Die abhängige Variable bezieht sich auf psychische Einheiten. Um die genannte Minimalbedingung zu erfüllen, muß es mindestens eine unabhängige Variable geben, die sich auf neuronale Einheiten bezieht (»obligatorische unabhängige Variable«). Bei Untersuchungen des Typs B.1 und B.2 soll umgekehrt bestimmt werden, welche neuronalen Einheiten den ausgewählten psychischen Einheiten zuzuordnen sind. Die abhängige Variable bezieht sich daher auf neuronale Einheiten, die die Minimalbedingung erfüllende obligatorische unabhängige Variable auf psychische Einheiten.

Der zweite Einteilungsgesichtspunkt ist orthogonal zum ersten und betrifft die Art des Kontrasts in der obligatorischen unabhängigen Variablen: In Untersuchungen des Typs A.1 und B.1 werden in der unabhängigen Variablen *verschiedene* neuronale Einheiten bzw. *verschiedene* psychische Einheiten einander gegenübergestellt. Beispielsweise werden hier die rechte und die linke Hemisphäre bezüglich der Identifikation verbaler Reize miteinander verglichen. In Typ A.2 und B.2 wird hingegen der normale/intakte Zustand einer Einheit dem durch eine Hirnschädigung beeinträchtigten Zustand *derselben Einheit* gegenübergestellt. Untersuchungen an Patienten mit umschriebenen Hirnläsionen gehören in der Regel zu Untersuchungen des Typs 2.

Jeder der 2 × 2 Typen minimaler neuropsychologischer Versuchspläne hat spezielle Vor- und Nachteile, die hier aber nicht erörtert werden sollen (vgl. Heeschen & Reischies, 1981). Innerhalb eines jeden Typs können verschiedene Techniken und Methoden verwendet werden, um den gewünschten Kontrast zu bilden oder die interessierenden Effekte zu erfassen. In bezug auf die neuronalen Einheiten sind die Möglichkeiten in den letzten Jahren erheblich gewachsen, insbesondere durch die Entwicklung und Verbesserung bildgebender Verfahren. In Tabelle 2.1 sind die wichtigsten Methoden zusammen mit Hinweisen auf einführende Literatur genannt (vgl. auch die Übersicht bei Hebel, 1988). Was die psychischen Einheiten betrifft, so stehen die in der psychologischen Forschung üblichen Verfahren zur Verfügung: Für die Kontrastbildung können u.a. die Aufgabenstellung, das Reizmaterial, der Kontext, die Neben- und Zwischentätigkeiten variiert werden. Als abhängige Variablen, die sich auf psychische Einheiten beziehen, kommen u.a. die Art der Reaktion, die Reaktionslatenz, die Anzahl von Durchgängen bis zu einem Kriterium und Blickbewegungen in Frage.

2.2 Entstehung des kognitionspsychologischen Ansatzes

Für die *behavioristisch* orientierte klinische Neuropsychologie, die bis in die 60er Jahre hinein in der Forschung vorherrschend war, war es immer irritierend, wenn bei Untersuchungen des Typs A.2 Patienten mit unterschiedlicher Lokalisation der Hirnschädigung gefunden wurden, die bei derselben Aufgabe versagten. Da dort die beobachtbaren Leistungen selbst als die relevanten psychischen Einheiten betrachtet wurden, muß-

---

* Die Variablen, die bei quasi-experimentellen oder korrelativen Untersuchungen an Hirngeschädigten für die Kontrastbildung verwendet werden, sind zwar keine unabhängigen Variablen im Sinne willkürlicher experimenteller Manipulationen, deren Effekt auf die abhängige Variable geprüft würde. Aber auf der Ebene der Versuchspläne sind sie den unabhängigen Variablen von experimentellen Untersuchungen vergleichbar. Wir wollen daher auch bei nicht-experimentellen Untersuchungen von »unabhängigen Variablen« und »abhängigen Variablen« sprechen, ohne dabei allerdings Konzepte wie »Ursache« und »Wirkung« mitzumeinen.

Tab. 2.1: Übersicht über die vier Basis-Versuchspläne der klassischen neuropsychologischen Forschung
AV = Abhängige Variable, UV = Unabhängige Variable

AV bezieht sich auf die psychische Seite
Obligatorische UV bezieht sich auf die neuronale Seite

A.1. Obligatorische UV: Kontrast zwischen verschiedenen neuronalen Einheiten (z. B. rechte versus linke Hemisphäre).

Typische Fragestellung: Welche Unterschiede finden sich bei der auf psychische Einheiten bezogenen AV (z. B. Fehlerzahl, Reaktionslatenz), wenn die Aufgabe x einmal dem Hirngebiet A und einmal den Hirngebiet B vorgegeben wird?

Fakultative UVn beziehen sich oft auf psychische Einheiten (z. B. Art der Aufgabenstellung, des Reizmaterials).

- Untersuchungen zur funktionellen Spezialisierung der Hemisphären beim Hirngesunden, beispielsweise mit der Methode des dichotischen Hörens oder der Gesichtsfeldhälftendarbietung visueller Reize (vgl. Bryden, 1982, Kap. 2–4), wobei vorausgesetzt wird, daß dabei ein Reiz die eine Hemisphäre früher bzw. direkter erreicht als die andere.
- Untersuchungen an sog. Split-Brain-Patienten (Gazzaniga & LeDoux, 1978; vgl. auch Springer & Deutsch, 1981, Kap. 2), sofern – wie üblich – bei der Interpretation der Ergebnisse vorausgesetzt wird, daß die Hemisphären selbst intakt sind, d. h. denen hirngesunder Menschen entsprechen.

A.2. Obligatorische UV: Kontrast zwischen intakter und geschädigter neuronaler Einheit A.

Typische Fragestellung: Unterscheiden sich Probanden mit einer Läsion im Hirngebiet A von Probanden mit intaktem Hirngebiet A in bezug auf den psychischen Indikator AV bei Aufgabe x?

Fakultative UVn beinhalten oft die Gegenüberstellung von verschiedenen Hirngebieten, von Hirnschädigungen unterschiedlicher Ätiologie und/oder eine Variation von Aufgabenstellung oder Reizmaterial.

- Klinisch neuropsychologische Untersuchungen, in denen Patienten mit einer Läsion in einem ausgewählten Hirngebiet in bezug auf ihre Leistung bei einer bestimmten Aufgabe mit Hirngesunden oder hirngeschädigten Kontroll-Probanden verglichen werden.
- Untersuchungen mit elektrischer Stimulation einzelner Hirngebiete (vgl. Mateer, 1983; Ojemann, 1983), da die Wirkung solcher Stimulationen als intermittierende Funktionsstörung aufzufassen ist, sofern Fernwirkungen nicht in Frage kommen.
- Wada-(Natrium-Amytal-)Test (Wada & Rasmussen, 1960).

---

te ein solches Ergebnis als Beleg gegen die Existenz einer einfachen 1:1-Beziehung zwischen neuronalen und psychischen Einheiten angesehen werden. So erschien es als gewichtiger Vorteil der *Kognitiven* Neuropsychologie, daß sie solche Untersuchungsergebnisse problemlos mit der These einer 1:1-Beziehung – hier nun zwischen neuronalen Einheiten und psychischen Verarbeitungskomponenten – in Einklang bringen konnte: Da in der kognitiven Theorie vorausgesetzt wird, daß bei der Bearbeitung einer Aufgabe viele verschiedene psychische Verarbeitungskomponenten mitwirken, ist anzunehmen, daß eine Leistungsminderung bei einer Aufgabe A durch die Störung ganz unterschiedlicher psychischer Verarbeitungskomponenten verursacht werden und somit auch bei Patienten mit unterschiedlicher Lokalisation der Läsion vorkommen kann. Schon bald wurde aber deutlich, daß die Erklärung in dieser allgemeinen Form wissenschaftlich unattraktiv war, weil sie *immer* möglich war. Man begann daher, mehr Wert auf eine präzise theoretische Kennzeichnung der postulierten gestörten Verarbeitungskomponente und – vor allem – empirisch prüfbare Hypothesen zu legen. Wie läßt sich aber bestimmen, welche psychische Verarbeitungskomponente bei der einen Probandengruppe und welche Komponente bei der anderen Gruppe als gestört anzusehen ist? Welche Verarbeitungsschritte verlangt die Aufgabe A überhaupt? Und wie kann geprüft werden, ob die

Fortsetzung Tab. 2.1

AV bezieht sich auf die neuronale Seite
Obligatorische UV bezieht sich auf die psychische Seite

B.1. Obligatorische UV: Kontrast zwischen verschiedenen psychischen Einheiten (z. B. psychischen Tätigkeiten).

Typische Fragestellung: Ist die Hirnaktivität in der Hirnregion x während der Bearbeitung von Aufgabe A (psychische Tätigkeit a) anders als während der Bearbeitung von Aufgabe B (psychische Tätigkeit b)?

Fakultative UVn beinhalten oft einen Kontrast zwischen verschiedenen Hirnregionen.

- Untersuchungen, in denen durch die Variation der Aufgabenstellung verschiedene psychische Tätigkeiten beim Hirngesunden provoziert werden und die Aktivität einer Hirnregion mit einem der folgenden Verfahren bestimmt wird:
- Messung der regionalen elektrischen Hirnaktivitätsänderungen mittels EEG oder EKP (vgl. Kutas & Hillyard, 1984).
- Bestimmung der regionalen Hirndurchblutung mittels radioaktiver Marker mit der rCBF-Methode (vgl. Risberg, 1986) oder der Single-Photon-Emissionscomputertomographie (SPECT).
- Bestimmung von Durchblutung, Sauerstoffverbrauch, Glukosestoffwechsel u. a. mittels Positronen-Emissions-Tomographie (PET; vgl. Heiss et al., 1986).

B.2. Obligatorische UV beinhaltet einen Kontrast zwischen der »normalen« psychischen Einheit A und der beeinträchtigten psychischen Einheit A.

Typische Fragestellung: Finden sich zwischen Probanden mit »normalen« Leistungen bei Aufgabe A und Probanden mit Beeinträchtigungen bei Aufgabe A Unterschiede bezüglich des Hirngebietes x?

Fakultative UVn beziehen oft den Kontrast zwischen verschiedenen Hirngebieten mit ein.

- Klassische Lokalisationsuntersuchungen, bei denen für ein ausgewähltes Symptom oder Syndrom mit morphologischen Verfahren die typische Lokalisation der Läsion bestimmt werden soll. Die älteren Verfahren zur Bestimmung der Lokalisation der Läsion sowie die Radioisotopen-Enzephalographie (Hirnszintigraphie) werden von Kertesz (1979, Kap. 8 und 9) beschrieben. Die modernen Verfahren sind:
- Kraniale Computertomographie (CT; vgl. Naeser, 1983; Poeck et al., 1984).
- Kernspintomographie (KST; Magnetresonanztomographie MRT oder NMR; vgl. Zeitler, 1984).
- Positronen-Emissions-Tomographie (PET) als funktionssensibles Verfahren (vgl. Benson et al., 1983; Heiss & Phelps, 1983).

Störung tatsächlich den Schritt X betrifft? Die Verpflichtung des Forschers, die Störung im einzelnen zu benennen und die Notwendigkeit, diese Behauptung zu verteidigen, hatte ein spezifisches Argumentationsmuster zur Folge. Wollte ein Forscher die Hypothese vertreten, daß der Patient P(i) bei der Aufgabe A wegen einer Störung bei Verarbeitungsschritt X versagt, während der Patient P(j) dort wegen einer Störung bei Verarbeitungsschritt Y versagt, mußte er nicht nur plausibel machen, daß die Aufgabe A tatsächlich die Verarbeitungsschritte X und Y verlangt. Er mußte auch darauf verweisen können, daß Patient P(i) bei *anderen* Aufgaben, die den Verarbeitungsschritt X verlangen, ebenfalls versagt, während Patient P(j) dort nicht beeinträchtigt ist, sondern Minderleistungen speziell dann zeigt, wenn eine Aufgabe den Verarbeitungsschritt Y verlangt. Ein Guttteil des Forschungsbemühens galt nun also nicht mehr der Beziehung zwischen Symptomen und Lokalisation der Schädigung, sondern der *Beziehung zwischen der Beeinträchtigung bei einer gegebenen Aufgabe A* (sozusagen dem »Ausgangssymptom«) *und den Leistungen bei anderen Aufgaben B, C, D usw.* Dieser Untersuchungstyp läßt sich nicht mehr in das Schema neuropsychologischer Untersuchungen der Tabelle 2.1 einordnen, bei denen es ja immer um die Beziehung zwischen neuronalen Einheiten und psychischen Einheiten geht. Die Untersuchungen des neuen Typs zielen hingegen darauf ab, eine psychische Einheit, nämlich den gestörten Verarbeitungsschritt, zu identifizieren. Die abhängige *und* die unabhängige Variable beziehen sich auf psychische Einheiten. Damit sind die Untersuchungen grundsätzlich den üblichen Untersuchungen der Kognitiven Psychologie vergleichbar. Diese neue Forschungsrichtung soll als der »kognitionspsychologische Ansatz« der Klinischen Neuropsychologie bezeichnet werden.

Da kognitionspsychologische Untersuchungen der Klinischen Neuropsychologie nicht auf eine Zuordnung der psychischen Einheiten zu neuronalen Einheiten abzielen, sind die Ätiologie und Lokalisation der Läsion keine relevanten Variablen mehr. Sie werden höchstens als Zusatzinformation bei der Zusammenstellung der Probandengruppen mitberücksichtigt, um möglichst homogene Gruppen zu bilden und Patienten auszuscheiden, die trotz eines ähnlichen Beeinträchtigungsmusters vermutlich an einer anderen Störung leiden als die übrigen Probanden der Gruppe (z. B. Patienten mit ungewöhnlichen Läsionen).

Auch in bezug auf Untersuchungen des Typs B.2, durch die die typische Lokalisation der Läsion bei Patienten mit ausgewählter Symptomatik bestimmt werden soll, fand ein Umdenken statt. Viele kognitiv orientierte Neuropsychologen begannen den Sinn von Lokalisationsuntersuchungen beim gegenwärtigen Stand der Forschung zu bezweifeln. Welchen Wert sollte es haben, die typische Lokalisation der Schädigung zu einem bestimmten Symptom oder Syndrom festzustellen, dessen funktionelle Verursachung noch völlig unklar ist? Was können wir schließen, wenn wir beispielsweise festgestellt haben, daß Beeinträchtigungen des Verstehens von Gestik und Pantomime typischerweise bei Patienten mit Läsionen eines bestimmten Hirngebietes des Parietallappens der linken Hemisphäre zu finden sind? Dem Gebiet kann keinesfalls die psychische Funktion des Verstehens von Gestik und Pantomime zugeschrieben werden (vgl. schon Jackson, 1874). Nach dem kognitiven Theorieansatz spielen beim Verstehen von Gestik und Pantomime – wie bei allen Leistungen – viele verschiedene psychische Verarbeitungskomponenten eine Rolle. Irgendeine von ihnen mag in der Tat an die Funktionstüchtigkeit des Parietallappens der linken Hemisphäre gebunden sein und bei den betrachteten Patienten gestört sein. Aber welche Verarbeitungskomponente dies ist, ist unbekannt. Es ist nicht einmal sicher, daß sie speziell mit dem Verstehen von Gestik und Pantomime zu tun hat. Möglicherweise wirkt sie noch bei zahlreichen, ganz anderen Leistungen mit. Aus den Ergebnissen von Lokalisationsuntersuchungen des Typs B.2 ergeben sich also keine Schlußfolgerungen, solange unklar ist, welche psychischen Verarbeitungskomponenten bei den Patienten mit den ausgewählten Symptomen gestört sind. Man kann lediglich konstatieren, daß die Symptomkombination X typischerweise bei Patienten mit einer Läsion im Bereich Y zu finden ist. Viele Forscher vertreten daher die Auffassung, daß es für klinisch-neuropsychologische Lokalisationsuntersuchungen noch zu früh ist, zumindest was die Beeinträchtigung von komplexen, »höheren« kognitiven Leistungen angeht. Zunächst müsse in einer *psychologischen* Analyse geklärt werden, welche psychischen Verarbeitungskomponenten bei einer Symptomkombination X gestört sind. Erst dann könne in einem zweiten Schritt versucht werden, die entsprechenden neuronalen Einheiten zu bestimmen (vgl. Mehler et al., 1984). Auch hier rückte also die Frage nach der funktionellen Verursachung der Beeinträchtigungen von Hirngeschädigten in den Vordergrund, und dementsprechend gewannen Untersuchungen unter kognitionspsychologischem Ansatz an Bedeutung.

Es gab aber noch ein drittes Moment in der Entwicklung des kognitionspsychologischen Ansatzes. Nach der »kognitiven Wende« begannen viele Psychologen und Linguisten sich für die Forschung an Hirngeschädigten zu interessieren. Der Grund wird von Caramazza und Berndt (1978) – in bezug auf die Aphasieforschung – wie folgt angegeben: »Focal brain damage to the dominant hemisphere... does not simply result in an overall undifferentiated reduction of language capacity or random constellation of symptoms... On the contrary, it appears that different parts of the brain subserve different linguistic functions... The occurrence of such *well-organized patterns of dissolution may reflect natural divisions in the organization of language processes in the normal adults*« (S. 898; Hervorhebung S.K.). Diese Auffassung wird inzwischen von vielen Forschern geteilt, und zwar nicht nur in bezug auf aphasische Sprachstörungen, sondern ganz allgemein auf die Beeinträchtigungen von hirngeschädigten Patienten. Unter der Annahme, daß das spezifische Muster aus beeinträchtigten und unbeeinträchtigten Leistungen eines Patienten die Struktur der Psyche reflektiert, sollten also die Befunde an Hirngeschädigten Rückschlüsse auf den hirngesunden Menschen erlauben. Untersuchungen an Hirngeschädigten sind danach ein möglicher Weg, um Aufschluß über die Organisation »der« Psyche zu erhalten. Es gibt heute nicht wenige Aphasiologen, deren primäres Ziel in diesem Sinne die Bestimmung der psychischen Verarbeitungskomponenten »des« Menschen ist (vgl. Grodzinsky, 1986b).

2.3 Annahmen

Einige Annahmen der kognitionspsychologischen Forschung an Hirngeschädigten sind natürlich dieselben, die in der Kognitiven Wissenschaft generell gemacht werden:
1. Jede beobachtbare Leistung läßt sich als das Endergebnis einer Reihe von – zeitlich parallel und/oder nacheinander durchgeführten – Schritten der Informationsverarbeitung auffassen.
2. Die Informationsverarbeitung wird von einer begrenzten Zahl von psychischen Verarbeitungskomponenten geleistet, die nach bestimmten Regeln arbeiten und während ihrer Arbeit nicht davon beeinflußt werden, welche anderen Informationsverarbeitungsschritte gerade erfolgen oder erfolgten.
3. Jede psychische Verarbeitungskomponente ist auf eine bestimmte Art von Schritten der Informationsverarbeitung spezialisiert. Die Verarbeitungskomponenten, die bei den Leistungen bei zwei verschiedenen Aufgaben mitwirken, können dementsprechend zum größeren oder geringeren Teil dieselben sein.

In den für unser Thema relevanten Forschungsbereichen werden meistens auch die beiden folgenden Annahmen gemacht:
4. Psychisch und neurologisch gesunde erwachsene Menschen unterscheiden sich untereinander nicht wesentlich in bezug auf die Eigenart der psychischen Verarbeitungskomponenten.
5. Die Durchführung eines Verarbeitungsschrittes benötigt Zeit und führt u.U. selbst bei exakt denselben Arbeitsbedingungen nicht immer zu exakt demselben Ergebnis, d.h., die Komponenten arbeiten u.U. nicht völlig zuverlässig.

Die wichtigsten Annahmen, die darüber hinaus bei der klinisch-neuropsychologischen Forschung unter kognitionspsychologischem Ansatz gemacht werden, sind:
6. Umschriebene Hirnläsionen im Erwachsenenalter können die Störung von psychischen Verarbeitungskomponenten zur Folge haben. Eine Störung kann darin bestehen, daß eine Komponente ausfällt oder nicht mehr so schnell und/oder zuverlässig arbeitet wie zuvor.
7. Umschriebene Hirnläsionen im Erwachsenenalter führen *nicht* zu der Entstehung neuer psychischer Verarbeitungskomponenten oder zu einem Wandel der intakt gebliebenen Komponenten.

Patienten mit umschriebenen Hirnläsionen sind also bezüglich der psychischen *Organisation* Hirngesunden vergleichbar. Die Hirnschädigung hat lediglich zur Folge, daß einzelne Verarbeitungskomponenten gestört sind (»fractionation assumption« bei Caramazza, 1984). Die nichtbetroffenen Verarbeitungskomponenten verändern sich nicht (»transparency condition« bei Caramazza, 1984, 1986). Anders ausgedrückt: Die beobachtbaren Leistungen von Hirngeschädigten sind das Resultat einer kognitiven Verarbeitung, die exakt der von Hirngesunden entspricht – »abzüglich« der gestörten Verarbeitungskomponenten (vgl. Caramazza & Martin, 1983; Seron, 1982).

Ohne Zweifel ist eine solch undynamische Auffasung von Krankheit höchst problematisch. Umschriebene Hirnläsionen haben vermutlich nicht nur lokale Folgen, sondern wirken sich auch auf läsionsferne, »eigentlich« intakte Hirnregionen aus (Pappata et al., 1987). Zudem können sich noch im Erwachsenenalter nach einer Hirnläsion neue Wege der Interaktion herausbilden (Geschwind, 1980; Rothi & Horner, 1983). Die Annahme 7 ist also unplausibel, sofern überhaupt ein Zusammenhang zwischen neuronalen und psychischen Einheiten vorausgesetzt wird. Da die Annahme in der klinisch-neuropsychologischen Forschung unter kognitionspsychologischem Ansatz aber unabdingbar ist, um Rückschlüsse auf die gestörten Verarbeitungskomponenten ziehen zu können, hofft man, daß solche komplexen Veränderungen der funktionellen Hirnorganisation nach Hirnschädigungen relativ selten vorkommen und im Ausmaß gering sind.

8. Durch eine Hirnschädigung können mehrere Verarbeitungskomponenten zugleich gestört werden.
9. Der Schweregrad einer Störung kann bei verschiedenen Patienten graduell unterschiedlich sein und sich auch bei ein und demselben Patienten im Krankheitsverlauf graduell ändern.

Überraschenderweise wird diese Annahme nicht von allen Aphasiologen gemacht. Sie ist aber nützlich oder gar unabdingbar, wenn der inter- und intraindividuellen Varianz der Leistungsbeeinträchtigungen von Hirngeschädigten Rechnung getragen werden soll (vgl. Kolk & van Grunsven, 1985).

Wenn aus den Beeinträchtigungen von Hirngeschädigten Rückschlüsse auf die zugrundeliegende Störung gezogen werden sollen, muß natürlich auch bedacht werden, wie sich Störungen von Verarbeitungskomponenten auf beobachtbare Leistungen auswirken. Eine ausgearbeitete kognitive Theorie würde dies spezifizieren. Da es aber eine solche Theorie noch nicht gibt, muß man sich mit Arbeitshypothesen begnügen. Üblich sind die folgenden:

A. Die Störung einer Verarbeitungskomponente v(i) hat keine Auswirkungen auf die Leistungen in Aufgaben, bei denen die Komponente v(i) beim Hirngesunden nicht mitwirkt.
B. Demgegenüber führt die Störung der Komponente v(i) in allen Aufgaben, bei denen sie normalerweise mitwirkt, zu Beeinträchtigungen.

Mit dem Ausdruck »Beeinträchtigungen« sind hier und im folgenden nicht nur Minderleistungen, sondern auch qualitative Abweichungen von der normalen Leistung gemeint.

C. Ein Patient P(i), bei dem allein die Verarbeitungskomponente v(i) gestört ist, zeigt in keiner Aufgabe signifikant größere Beeinträchtigungen als ein Patient P(j), bei dem zusätzlich die Verarbeitungskomponente v(j) gestört ist, der aber in allen anderen Aspekten dem Patienten P(i) vergleichbar ist und auch in der Komponente v(i) ebenso schwer wie jener gestört ist. Mit anderen Worten: Der Effekt einer Störung kann nicht durch eine zweite Störung reduziert werden.
D. Hirngeschädigte Menschen setzen bei der Bearbeitung einer Aufgabe jeweils exakt dieselben Verarbeitungskomponenten ein wie hirngesunde Menschen.

Diese Hypothese ist üblich, doch wohl kaum ein Forscher glaubt, daß sie in dieser allgemeinen Form zutreffend ist (vgl. Kolk & van Grunsven, 1984). Viel plausibler wäre die Annahme, daß Hirngeschädigte spezielle Strategien entwickeln, um ihre Störungen zu kompensieren. Diese Annahme ist zwar grundsätzlich mit dem kognitionspsychologischen Ansatz der Klinischen Neuropsychologie vereinbar, sofern vorausgesetzt wird, daß bei den Strategien keine anderen psychischen Verarbeitungskomponenten eingesetzt werden als die, die auch dem Hirngesunden zur Verfügung stehen. Aber die Möglichkeit solcher »Adaptationsprozesse« (Kolk et al., 1985) müßte bei der Hypothesenbildung entsprechend berücksichtigt werden. Dies ist bis heute kaum geschehen (vgl. aber die Ansätze von Butterworth (1979), Heeschen (1985) und Kolk et al. (1985); auch Abschnitt 4.3.9).

2.4 Klinisch-neuropsychologische Hypothesenbildung

Wie läßt sich feststellen, welche Verarbeitungskomponenten bei dem interessierenden Probanden oder der interessierenden Probandengruppe gestört sind? Nach Annahme 3 ist jede psychische Verarbeitungskomponente auf eine bestimmte Art von Informationsverarbeitungsschritten spezialisiert (z.B. Bestimmung der phonetischen Merkmale eines akustischen Reizes). Würden alle nur denkbaren Aufgaben, bei denen die Verarbeitungskomponente v(i) normalerweise mitwirkt, aufgelistet, erhielte man eine Aufgabenmenge, die in ihrer besonderen Zusammensetzung spezifisch für die Verarbeitungskomponente v(i) ist. Anders ausgedrückt: Jede psychische Verarbeitungskomponente unterscheidet sich von allen anderen psychischen Verarbeitungskomponenten in bezug auf die Menge von Aufgaben, bei denen sie mitwirkt. Da sich die psychische Organisation durch eine Hirnschädigung nicht ändert (Annahme 7) und da die Störung einer Komponente v(i) bei allen Aufgaben, bei denen sie mitwirkt, zu Beeinträchtigungen führt (Arbeitshypothese B) und bei allen Aufgaben, bei denen sie nicht mitwirkt, keine Konsequenzen hat (Arbeitshypothese A), ist *die Störung einer jeden Verarbeitungskomponente durch ein charakteristisches Muster aus beeinträchtigten und unbeeinträchtigten Leistungen gekennzeichnet.*

Könnte vorausgesetzt werden, daß jeder Patient nur in einer einzigen Verarbeitungskomponente gestört ist, wäre es relativ einfach, aus dem Muster von beeinträchtigten und unbeeinträchtigten Leistungen umgekehrt zu erschließen, welche Verarbeitungskomponente gestört ist: Es ist diejenige Komponente, die für jenen Typ von Verarbeitungsschritt sorgt, der bei jeder der Aufgaben, bei denen eine Leistungsbeeinträchtigung festgestellt wurde, durchgeführt wird und bei keiner der Aufgaben, bei denen der Patient normale Leistungen erbrachte, Teil der Informationsverarbeitung ist.

Mit der Annahme 8 wurde aber eingeräumt, daß durch eine Hirnschädigung auch mehrere Verarbeitungskomponenten gestört werden können. Nach der Arbeitshypothese C heben sich die Effekte von verschiedenen Störungen zwar nicht auf, aber es besteht die Möglichkeit, daß das beobachtete Leistungsmuster nicht eine einzige Störung reflektiert, sondern die Überlagerung von zwei oder mehr charakteristischen Beeinträchtigungsmustern darstellt. Um die sich überlagernden Beeinträchtigungsmuster zu trennen, benötigt man ein Verfahren, das festzustellen erlaubt, ob (1) die beobachtete Beeinträchtigung bei einer Aufgabe A Ausdruck der Störung einer einzigen Komponente, oder aber der Störungen mehrerer Komponenten ist und (2) die Beeinträchtigungen, die der Patient bei zwei Aufgaben A und B zeigt, durch die Störung ein und derselben Komponente bedingt sind (d.h. zu demselben charakteristischen Muster gehören) oder ob ihnen verschiedene Störungen zugrundeliegen. Der Punkt (1) läßt sich bei gewissen Zusatzannahmen und methodischen Vorkehrungen klären (vgl. S. 23). Punkt (2) ist hingegen eines der schwierigsten Probleme der klinisch-neuropsychologischen Forschung, und wir werden uns eingehend mit ihm beschäftigen müssen.

Darüber hinaus gibt es zwei Rahmenbedingungen der Forschung, die die Identifikation der gestörten Verarbeitungskomponenten entscheidend erschweren. Zum einen verfügen wir noch nicht über eine präzise und bewährte kognitive Theorie, die die psychischen Verarbeitungskomponenten spezifiziert und angibt, welche Verarbeitungsschritte bei der Bearbeitung einer bestimmten Aufgabe normalerweise durchgeführt werden. Zweitens ist in Wirklichkeit nicht »das« Muster aus beeinträchtigten und unbeeinträchtigten Leistungen eines Patienten bekannt, sondern immer nur ein Ausschnitt des Musters. Der Ausschnitt kann nur mühsam durch empirische Untersuchungen Schritt für Schritt vergrößert werden. Es bleibt daher nichts anderes übrig, als auf der

Basis der jeweils vorliegenden Befunde Hypothesen darüber zu bilden, welche Verarbeitungskomponenten bei der interessierenden Probandengruppe oder dem interessierenden Probanden – im folgenden P(i) genannt – gestört sind, und diese Hypothese in weiteren Untersuchungen zu prüfen. Dies wird im folgenden genauer betrachtet. Dabei wollen wir vorläufig von der erstgenannten Rahmenbedingung absehen und annehmen, wir wüßten, welche Verarbeitungsschritte eine Aufgabe verlangt und welche Verarbeitungskomponenten normalerweise mitwirken.

Die Hypothesenbildung und -prüfung erfolgt grundsätzlich durch den Vergleich der Leistungen von P(i) in mindestens zwei ausgewählten Aufgaben(bereichen), wobei die Daten nicht notwendig aus ein und derselben Untersuchung stammen müssen. Je nach Ähnlichkeit der Aufgabenstellungen und je nachdem, ob P(i) nur in der Aufgabe A, nicht aber in der Aufgabe B beeinträchtigt ist (Dissoziation), oder aber sowohl in Aufgabe A als auch in Aufgabe B beeinträchtigt ist (Assoziation), sind unterschiedliche Schlußfolgerungen über die zugrundeliegende Störung möglich.

Dissoziation

Die Interpretation einer Dissoziation ist im Prinzip unproblematisch. Gesetzt, bei der Aufgabe A, bei der P(i) Minderleistungen zeigte, wirken die Verarbeitungskomponenten v(1), v(2), v(3)... v(14) mit und bei der Aufgabe B, bei der P(i) normale Leistungen erbrachte, sind die Verarbeitungsschritte v(12), v(13)... v(27) nötig. Aus dem Dissoziationsbefund ist zu schließen, daß eine oder mehrere der Verarbeitungskomponenten gestört sind, die zwar bei Aufgabe A, aber nicht bei Aufgabe B mitwirken, d.h. die Verarbeitungskomponenten v(1), v(2)... v(11). Ein Dissoziationsbefund ist generell um so aufschlußreicher, je ähnlicher die Anforderungen sind, die die beiden Aufgaben an die Informationsverarbeitung stellen. Müssen bei den beiden Aufgaben zu einem Großteil dieselben Verarbeitungskomponenten mitwirken, ist ein Dissoziationsbefund von großem Nutzen, denn alle gemeinsamen Verarbeitungskomponenten sind als intakt ausgewiesen, und nur noch wenige Komponenten kommen als »Ort« der Störung in Frage.

Bemerkenswert ist, daß bei der Interpretation eines Dissoziationsbefundes keine Annahmen darüber gemacht werden müssen, ob bei P(i) nur eine einzige oder aber mehrere Verarbeitungskomponenten gestört sind.

Assoziation

Wenn vorausgesetzt werden kann, daß P(i) nur in einer einzigen Verarbeitungskomponente gestört ist, ist auch die Interpretation einer Assoziation von Beeinträchtigungen unproblematisch. Sie lautet:
(1) Zwischen den Beeinträchtigungen bei Aufgabe A und bei Aufgabe B besteht ein funktioneller Zusammenhang – die Beeinträchtigungen sind Ausdruck derselben Störung. Es ist eine Verarbeitungskomponente gestört, die sowohl für die Leistung bei Aufgabe A als auch für die Leistung bei Aufgabe B relevant ist.

Unter dieser Voraussetzung ist der Befund einer Assoziation für die Hypothesenbildung offensichtlich nicht weniger nützlich als ein Dissoziationsbefund. Die Störung läßt sich durch den Assoziationsbefund eingrenzen, und zwar um so mehr, je geringer die Zahl der Informationsverarbeitungsschritte ist, die von beiden Aufgaben gleichermaßen verlangt werden.

In der Regel kann aber nicht vorausgesetzt werden, daß durch die Hirnschädigung nur eine einzige Verarbeitungskomponente gestört ist. Daraus ergeben sich erhebliche Probleme für die Interpretation von Assoziationsbefunden. Schon wenn eingeräumt wird, daß bei P(i) möglicherweise *zwei* Verarbeitungskomponenten gestört sind, kommen neben der Interpretation (1) zwei weitere Interpretationsansätze für den Assoziationsbefund in Betracht:
(2) Die Assoziation von den Beeinträchtigungen bei Aufgabe A und Aufgabe B ist nicht funktionell, sondern lediglich hirnanatomisch bedingt. Die Beeinträchtigung bei Aufgabe A ist durch eine Störung bei den Verarbeitungskomponen-

ten verursacht, die für die Bearbeitung von Aufgabe A, nicht aber von Aufgabe B wichtig sind, während die Beeinträchtigung bei Aufgabe B auf einer Störung bei denjenigen Komponenten beruht, die für Aufgabe B, nicht aber für Aufgabe A relevant sind.

(3) Die Beeinträchtigungen haben partiell dieselben Ursachen: Wie bei (1) liegt eine Störung bei jenen Verarbeitungskomponenten vor, die sowohl bei Aufgabe A als auch bei Aufgabe B mitwirken, aber zusätzlich ist eine der Komponenten gestört, die nur für Aufgabe A (bzw. nur für die Aufgabe B) wichtig sind.

Wird zugestanden, daß bei einer Hirnschädigung auch mehr als zwei Verarbeitungskomponenten gestört sind, kommen zudem beliebige Kombinationen der Interpretationen (1), (2) und (3) in Betracht.

Wie läßt sich im konkreten Fall zwischen den Interpretationsmöglichkeiten für eine Assoziation entscheiden? Leider gibt es kein Verfahren, um zweifelsfrei zu bestimmen, welches die adäquate Interpretation ist. In der Forschung werden eine Reihe von Kriterien verwendet, die je nach Sachlage mehr oder weniger nützlich sein können, aber in keinem Fall die adäquate Entscheidung garantieren:

(a) Theorien sind i. allg. um so attraktiver, je sparsamer sie sind. Unter diesem Gesichtspunkt ist bei isolierter Betrachtung eines Assoziationsbefundes die Interpretation im Sinne von (1) den anderen vorzuziehen, weil dabei für die Beeinträchtigungen bei Aufgabe A und B ein und dieselbe Ursache angesetzt wird. Werden allerdings mehrere Untersuchungsergebnisse zugleich berücksichtigt, kann sich herausstellen, daß insgesamt eine Theorie am sparsamsten ist, bei der die Minderleistungen bei den Aufgaben A und B zwei verschiedenen Ursachen [Interpretation (2)] oder partiell verschiedenen Ursachen [Interpretation (3)] zugeschrieben werden.

(b) Manchmal darf vorausgesetzt werden, daß die Störung einer Verarbeitungskomponente v(i) bei verschiedenen Aufgaben A, B, C usw. ein konstantes *Ausmaß* der Beeinträchtigung von P(i) zur Folge hat, unabhängig davon, welche anderen Verarbeitungskomponenten bei der Leistung mitwirken und ob diese intakt oder gestört sind. Kann in solchen Fällen das Ausmaß der Beeinträchtigung bei Aufgabe A und bei Aufgabe B sinnvoll verglichen werden und zeigt P(i) bei Aufgabe B schwerere Beeinträchtigungen als bei Aufgabe A (oder umgekehrt), scheidet die Interpretation (1) aus. Es kann geschlossen werden, daß bei P(i) mindestens zwei Störungen vorliegen. Dieses Ergebnis ist wertvoll, wenn sich die Frage stellt, ob die Minderleistungen von P(i) bei einer gegebenen Aufgabe durch eine bereits bekannte Störung *hinreichend* erklärt sind. In der Agrammatismusforschung ist es beispielsweise oft wichtig zu klären, ob sich die Minderleistungen eines Patienten bei einer Satzverständnisprüfung vollständig durch Wortverständnisstörungen erklären lassen oder ob eine zusätzliche Störung der Satzverarbeitung angenommen werden muß. Es wird dann geprüft, ob die Aphasiker bei sogenannten semantisch reversiblen Sätzen, die die korrekte Erfassung der einzelnen Wortbedeutungen *und* eine ungestörte syntaktische Verarbeitung verlangen (z. B. »Der Hund folgt der Katze«), genauso schlechte oder aber noch schlechtere Leistungen zeigen als bei nicht-reversiblen Sätzen, deren Satzbedeutung aus der Bedeutung der einzelnen Wörter erschlossen werden kann (z. B. »Der Hund frißt die Wurst«).

(c) Wenn bei Hirngeschädigten die Beeinträchtigungen bei Aufgabe A und Aufgabe B mit großer Regelmäßigkeit gemeinsam auftreten, erscheint die Vermutung eines funktionellen Zusammenhangs [Interpretation (1) oder (3)] besonders plausibel. Grundsätzlich ist jedoch die Häufigkeit, mit der eine Assoziation in der Population der Hirngeschädigten vorkommt, *kein* valider Indikator. Die klassischen klinisch-neuropsychologischen Syndrome (z. B. »Broca-Aphasie«, »konstruktive Apraxie«) brauchen durchaus keine »funktionellen« Syndrome (Marshall, 1982) in dem Sinne zu sein, daß die sie konstituierenden Symptome sämtlich Folge der Störung derselben Verarbeitungskomponente sind. Wie Poeck (1983a) eindrucksvoll aufzeigt, sind die aphasischen Standardsyndrome vermutlich bloße »Artefakte« der Verteilung der Gefäßversorgung in den für die Sprachverarbeitung relevanten Hirnregionen. Bei nicht-vaskulär bedingten Aphasien sind diese sonst so geläufigen Symptomkombinationen bezeichnenderweise viel seltener.

(d) Häufig wird versucht, die Frage der Interpretation eines Assoziationsbefundes durch Dissoziationsbefunde zu klären. Es wird darauf hingewiesen, daß es *gegen* einen funktionellen Zusammenhang und *für* eine bloß hirnanatomisch bedingte Verknüpfung der Beeinträchtigungen von P(i) bei Aufgabe A und Aufgabe B spricht, wenn sich andere Patienten P(k) finden, die im Aufgabenbereich A, nicht aber im Aufgabenbereich B beeinträchtigt sind, oder umgekehrt. Unter dem kognitionspsychologischen Forschungsansatz können Dissoziationsbefunde jedoch nicht ohne weiteres in dieser Weise interpretiert werden. Da die normale Leistung bei einer Aufgabe der Mitwirkung vieler verschiedener Verarbeitungskomponenten bedarf, kann eine Beeinträchtigung ganz verschiedene Ursachen haben. Die Tatsache, daß der »Dissoziations«-Proband P(k) bei Aufgabe A, nicht aber bei Aufgabe B beeinträchtigt ist, heißt nur, daß P(k) in keiner Verarbeitungskomponente, die bei beiden Aufgaben mitwirken, gestört ist. Daraus folgt aber nicht, daß es überhaupt keine Verarbeitungskomponenten gibt, die bei der Bearbeitung beider Aufgaben mitwirken. Somit ist auch nicht ausgeschlossen, daß es *andere* Patienten gibt, die in einer dieser gemeinsamen Komponenten gestört sind.

Der Dissoziationsbefund bei P(k) könnte nur dann als Beleg gegen die Hypothese eines funktionellen Zusammenhangs zwischen den Beeinträchtigungen von P(i) bei Aufgabe A und bei Aufgabe B gewertet werden, wenn nachgewiesen werden könnte, daß P(k) und P(i) aus exakt demselben Grund bei Aufgabe A versagen, zum Beispiel wegen einer Störung der Verarbeitungskomponente v(j). Wie läßt sich das aber nachweisen? Wenn die Leistungsprofile von P(i) und P(k) über sehr viele Aufgaben hinweg, die für die Prüfung der Intaktheit der Komponente v(j) geeignet erscheinen, parallel wären, wäre man vielleicht bereit zuzugeben, daß die Komponente v(j) bei beiden Probanden gestört ist. Aber es ist gar nicht zu erwarten, daß P(i) und P(k) völlig parallele Leistungsmuster zeigen, denn die Ergebnisse der Untersuchung mit Aufgabe B belegen ja, daß P(k) in irgendeiner Verarbeitungskomponente nicht gestört ist, in der P(i) gestört ist. So wäre es wieder von den Hypothesen über die zugrundeliegenden Störungen abhängig und damit kontrovers, bei welchen Aufgaben eine Übereinstimmung der Leistungsmuster von P(i) und P(k) für aufschlußreich gehalten wird.

Ein Dissoziationsbefund kann also niemals widerlegen, daß bei *anderen* Patienten P(i) ein funktioneller Zusammenhang zwischen den Beeinträchtigungen bei den Aufgaben A und B besteht. Er kann höchstens zur Ausarbeitung alternativer Hypothesen anregen.

(e) Ein weiteres Kriterium, das hin und wieder genannt wird, ist die Höhe des Korrelationskoeffizienten zwischen den Minderleistungen bei den Aufgaben A und B. Grundlage dafür ist die Annahme, daß der Schweregrad einer Störung von Patient zu Patient unterschiedlich sein kann (Annahme 9) und daß mit zunehmendem Schweregrad der Störung das Ausmaß der Beeinträchtigung wächst. Doch die Höhe des Korrelationskoeffizienten ist selten ein vertrauenswürdiges Datum. Ein geringer Korrelationskoeffizient kann nicht unbedingt als Beleg gegen einen funktionellen Zusammenhang der Beeinträchtigungen gewertet werden, sondern könnte auch durch eine reduzierte Leistungsvariation infolge systematischer Probandenselektion oder durch zu geringe Aufgabenreliabilitäten oder -validitäten bedingt sein. Ein hoher Korrelationskoeffizient kann umgekehrt auch nicht eindeutig als Stütze für die Hypothese eines funktionellen Zusammenhangs und als Beleg gegen einen hirnanatomisch bedingten Zusammenhang gewertet werden, weil es durchaus denkbar ist, daß eine Läsion, die zu einer relativ schweren Störung der psychischen Verarbeitungskomponente v(i) führt, tendenziell auch eine schwere Störung der Komponente v(j) zur Folge hat. Zudem wäre möglich, daß ein Großteil der Leistungsvarianz auf Faktoren zurückgeht, die bei beiden Aufgaben eine Rolle spielen, aber nichts mit der interessierenden Störung zu tun haben (z. B. Alter, Schulbildung, Testerfahrung, Leistungsmotivation, Konzentrationsfähigkeit).

(f) Oft geht es in der Forschung nicht um Assoziationsbefunde bei zwei speziellen Aufgaben A und B, sondern um die Assoziation von Beeinträchtigungen in größeren Leistungs*bereichen* (z. B. Beeinträchtigungen des Wortverständnisses / Beeinträchtigungen des »Verstehens« von Pantomime). In solchen Fällen kann es nützlich sein, die Leistungen in Serien von möglichst parallel konstruierten Aufgaben der beiden Aufgabenbereiche zu vergleichen. Die Hypothese eines funktionellen Zusammenhangs wird gestützt, wenn das Ausmaß der Beeinträchtigung von P(i) bei den parallel konstruierten Aufgaben etwa gleich ist, die Leistungsbesonderheiten qualitativ ähnlich sind und jede experimentelle Variation vergleichbare Effekte in den beiden Leistungsbereichen hat. Dies gilt allerdings nur, wenn die Leistungsprofile spezifisch für P(i) sind und nicht nur Unterschiede in den allgemeinen Aufgabenschwierigkeiten (wie sie in den Leistungen der Kontrollprobanden zum Ausdruck kommen) reflektieren.

(g) Eine bisher noch wenig genutzte Informationsquelle sind die Effekte therapeutischer Maßnahmen. Wenn sich eine therapeutische Behandlung allein auf die Leistung bei Aufgabe A, nicht aber auf die Leistungen bei Aufgabe B günstig auswirkt, deutet dies auf eine funktionelle Unabhängigkeit der Beeinträchtigungen bei Aufgabe A und B hin. Allerdings muß vorausgesetzt werden, daß durch die Therapie nicht nur spezielle Kompensationsstrategien zur Bewältigung der Aufgabe A erworben wurden. Wenn die Therapie hingegen zu Leistungsverbesserungen bei Aufgabe A *und* bei Aufgabe B führt, kann das nicht ohne weiteres als Beleg gegen die Hypothese eines hirnanatomisch bedingten Zusammenhangs gewertet werden, denn es ist noch kaum erforscht, wie sich therapeutische Maßnahmen auf der neuronalen Seite auswirken (Bakker, 1984).

Zusammenfassend ist festzustellen, daß es kein Verfahren gibt, um zweifelsfrei zu entscheiden, ob eine Assoziation von Beeinträchtigungen als funktionell begründet anzusehen ist oder ob sie als quasi zufälliges Ergebnis der hirnanatomischen Verhältnisse zu interpretieren ist. Daraus ergeben sich diverse Probleme für die Hypothesenbildung. Eine besonders schwerwiegende Konsequenz soll genauer erörtert werden.

Berichte über die Ergebnisse der Aphasieforschung (z. B. Caramazza & Berndt, 1978; Saffran, 1982) erwecken nicht selten den Eindruck, daß Aphasiker nur bei verbalen Aufgaben schlechter als andere Hirngeschädigte abschneiden und daß Broca-Aphasiker speziell bei der Satzverarbeitung und Wernicke-Aphasiker speziell bei der Wortproduktion und -rezeption Minderleistungen erbringen. Betrachtet man die empirischen Untersuchungsergebnisse unvoreingenommen, stellt man fest, daß sich die Beeinträchtigungen der Aphasiker nicht auf diese Domänen beschränken: Broca-Aphasiker sind auch im lexikalisch-semantischen Bereich beeinträchtigt (z. B. Butterworth et al., 1984), Wernicke-Aphasiker haben beim Satzverständnis offensichtlich ähnliche Probleme wie Broca-Aphasiker (z. B. Kolk & Friederici, 1985), und alle Aphasiker schneiden in bestimmten non-verbalen Aufgaben schlechter als andere Hirngeschädigte ab (vgl. Abschnitt 3.5.4). Dennoch sind die genannten Forschungsberichte völlig legitim. Die Hypothesenbildung der kognitionspsychologisch orientierten Klinischen Neuropsychologie hat in gewisser Hinsicht mehr Freiheitsgrade als die Hypothesenbildung anderer Disziplinen. Da kognitionspsychologische Theorien nur Aussagen über *funktionelle* Beziehungen zwischen Leistungen erlauben, andererseits nicht alle Beeinträchtigungen von P(i) funktionell miteinander verknüpft zu sein brauchen, muß eine klinisch-neuropsychologische Hypothese auch nicht notwendig sämtlichen Beeinträchtigungen von P(i) Rechnung tragen. Es ist im Prinzip nichts dagegen einzuwenden, wenn mit einer Hypothese nur ein Teil der Beeinträchtigungen erklärt wird und die restlichen Beeinträchtigungen als nicht-funktionell verknüpft deklariert und der Störung einer weiteren, noch unbekannten Verarbeitungskomponente zugeschrieben werden.

Es stellt sich dann aber die Frage, *welche* Beeinträchtigungen von P(i) durch eine Hypothese erklärt werden müssen und welche auf zusätzliche Störungen zurückgeführt werden dürfen (oder sollen). Muß beispielsweise eine Hypothese zum Agrammatismus von Broca-Aphasikern zugleich auch die Sprachanstrengung und die verlangsamte Sprechgeschwindigkeit der Patienten erklären oder dürfen/sollen für diese Beeinträchtigungen zusätzliche Störungen angesetzt werden, die nur aus hirnanatomischen Gründen oft mit dem aphasischen Agrammatismus assoziiert sind? Da es kein Verfahren gibt, um zweifelsfrei zwischen einer funktionell bedingten und einer hirnanatomisch bedingten Verknüpfung zu entscheiden, ist jede theoretische Unterteilung des Symptominventars von P(i) genauso akzeptabel wie jede andere. Im Prinzip kann jeder Forscher willkürlich die Beeinträchtigungen von P(i) auswählen, die durch seine Hypothese erklärt werden sollen, und die anderen Beeinträchtigungen einer nicht näher spezifizierten zusätzlichen Störung zuschreiben. Es gibt keinen Befund, der ihn zwingen könnte, die »abgeschobenen« Beeinträchtigungen als funktionell verknüpft mit den interessierenden Beeinträchtigungen anzuerkennen und dementsprechend eine Erklärung für sie zu liefern. Eine Korrektur der Hypothese wird nur bei bestimmten Dissoziationsbefunden nötig, wenn sich nämlich zeigt, daß P(i) entgegen der Vorhersage bei einer Aufgabe D *nicht* beeinträchtigt ist. In diesem Fall braucht die Hypothese aber nicht gänzlich aufgegeben zu werden. Es muß lediglich eine theoretische Begründung für eine noch feinere Untergliederung des Leistungsbereichs gefunden werden und die Hypothese dann entsprechend spezifiziert werden.

Klinisch-neuropsychologische Hypothesen sind also nur eingeschränkt falsifizierbar. Dies ist vor allem deshalb gefährlich, weil man sich in der Neuropsychologie an bestimmte theoretische Symptomeinteilungen so gewöhnt hat, daß andere Möglichkeiten der Einteilung von Symptomen kaum noch ernsthaft diskutiert werden. So wird auch unter dem kognitionspsychologischen Ansatz ganz selbstverständlich die klassische Unterscheidung zwischen Aphasien, Agnosien, Apraxien und Amnesien als zweckmäßig vorausgesetzt; Symptomeinteilungen, die »quer« zu den klassischen Syndromdefinitionen liegen, werden selten in Erwägung gezogen. In den aphasiologischen Erklärungsansätzen geht man beispielsweise fast immer davon aus, daß Aphasien Ausdruck der Störung *sprachspezifischer* Verarbeitungskomponenten sind. Daß Patienten mit bestimmten aphasischen Beeinträchtigungen auch bei manchen non-verbalen Aufgaben Minderleistungen zeigen, wird zumeist einer nur aus hirnanatomischen Gründen assoziierten Zusatzstörung zugeschrieben; und wenn eine Untersuchung zeigt, daß die aphasischen Patienten wider Erwarten nicht bei allen sprachlichen Aufgaben Minderleistungen erbringen, bei denen sie laut Hypothese beeinträchtigt sein sollten, wird eine Differenzierung der für die Sprachverarbeitung angesetzten Verarbeitungskomponenten vorgenommen. Die Tendenz, unerwartete Assoziationsbefunde mit dem Hinweis auf mögliche Zusatzstörungen »weg«zuerklären und unerwartete Dissoziationsbefunde für eine weitere theoretische Zerlegung der postulierten Sprachverarbeitungskomponenten zu nutzen, hat eine fortgesetzte theoretische »Fraktionierung« von Syndromen (Seron, 1982) zur Folge. Kein Aphasiologe glaubt heute noch, daß sämtliche Symptome der Broca-Aphasie funktionell miteinander verknüpft sind. Wurden aber bis vor kurzem zumindest noch alle Aspekte des aphasischen Agrammatismus als funktionelles Syndrom angesehen, so wird nun bereits eine Differenzierung zwischen dem »morphologischen« und dem »strukturellen« Agrammatismus in Erwägung gezogen. Manche Forscher halten sogar eine noch weitere Aufspaltung für notwendig (z. B. Caramazza & Berndt, 1985). Eine analoge Entwicklung ist in anderen Bereichen der Klinischen Neuropsychologie festzustellen. Inzwischen werden zahlreiche Formen von Aphasien, Alexien, Apraxien und Amnesien unterschieden. Nur selten wird untersucht, ob bestimmten sprachlichen Beeinträchtigungen dieselbe Störung zugrundeliegen könnte wie gewissen apraktischen Symptomen oder gewissen mnestischen Beeinträchtigungen.

2.5 Das Verhältnis von kognitiven Theorien und klinischer Hypothesenbildung: Der Blinde stützt den Lahmen

Die Formulierung von Hypothesen über die gestörten psychischen Verarbeitungskomponenten bei Hirngeschädigten setzt Annahmen über die Eigenart und Funktionsweise der intakten Verarbeitungskomponenten voraus. Die kognitionspsychologisch orientierte Klinische Neuropsychologie ist also in entscheidendem Maße vom Forschungsstand der Psychologie, der Linguistik und der anderen Zweige der Kognitiven Wissenschaft abhängig. Diese Disziplinen bieten gegenwärtig aber noch keine präzisen *und* allgemein akzeptierten Theorien an. Dies hat zur Folge, daß die klinisch-neuropsychologischen Hypothesen i. allg. entweder recht global sind (z. B. »Störung des semantischen Systems«), weil nur die allernötigsten und unstrittigsten Annahmen zu den psychischen Komponenten gemacht werden, oder aber zwar präzise sind, aber auf umstrittenen oder kaum empirisch erprobten kognitiven Theo-

rien beruhen. In der Aphasieforschung sind die Hypothesen zu den lexikalisch-semantischen Beeinträchtigungen meistens von der ersten Art, die Hypothesen zum Agrammatismus überwiegend von der zweiten Art.

Mit der Entstehung des kognitionspsychologischen Ansatzes wandelte sich die Untersuchungsmethodik der klinisch-neuropsychologischen Forschung. In den 40er, 50er und 60er Jahren waren in den empirischen Untersuchungen vor allem standardisierte und normierte Tests – z.B. der HAWIE, der Benton-Test, der Progressive-Matrizen-Test, der Street-Test u. ä. – verwendet worden. Unter der neuen Zielsetzung, die gestörten Verarbeitungskomponenten zu identifizieren, benötigt man hingegen »maßgeschneiderte« Aufgaben. Je nach Fragestellung muß eine Aufgabe vorgegeben werden, die einen bestimmten Verarbeitungsschritt verlangt (oder gerade nicht verlangt) und ansonsten möglichst wenige Verarbeitungsschritte erfordert oder zumindest nur solche, die bei den interessierenden Patienten aller Wahrscheinlichkeit nach ungestört sind. Daher werden in der empirischen Forschung der Klinischen Neuropsychologie heute meistens Aufgaben verwendet, die eigens für die jeweilige Untersuchung konstruiert werden, wobei die fehlende Normierung durch die Einbeziehung von Kontrollprobanden in die Untersuchung zu kompensieren versucht wird. Es ist offensichtlich, daß nun die Annahmen darüber, welche Verarbeitungsschritte eine Aufgabe verlangt, von größter Bedeutung sind. Die Frage der Konstruktvalidität der Aufgaben ist nicht weniger wichtig als die Hypothesen über die Art der Störung selbst. Wenn sich eine Vorhersage, die aus einer Hypothese zu der Störung von P(i) abgeleitet wurde, als nicht zutreffend erweist, kann dies daran liegen, daß die Hypothese über die Art der Störung falsch ist *oder* daß die psychologischen Annahmen über die zur Lösung der betrachteten Aufgaben notwendigen Verarbeitungskomponenten inadäquat sind. Und wenn sich eine Vorhersage als zutreffend erweist, ist streng genommen nicht auszuschließen, daß sich hier zwei Fehler gegenseitig aufhoben. Für die kognitionspsychologisch orientierte Neuropsychologie ist es daher wichtig, die psychologischen Befunde und Hypothesen zu experimentellen Paradigmen (z.B. Satz-Bild-Zuordnungsaufgaben, lexikalische Entscheidungsaufgaben usw.) zu berücksichtigen. Zu vielen Aufgabenstellungen liegen allerdings noch keine psychologischen Befunde vor. So müssen in der klinisch-neuropsychologischen Forschung häufig zugleich Annahmen über die Verarbeitungsschritte, die eine Aufgabe verlangt, und Annahmen über die Störung der betrachteten Hirngeschädigten gemacht werden. Dies erschwert die Hypothesenprüfung erheblich.

Kognitionspsychologisch orientierte Neuropsychologen weisen gern darauf hin, daß die Beziehung zwischen der Forschung an Hirngeschädigten und der kognitiven Psychologie und Linguistik wechselseitig ist. Die Klinische Neuropsychologie nutze zwar die Ergebnisse der Psychologie und Linguistik, liefere aber umgekehrt auch einen eigenständigen Beitrag zur kognitiven Theoriebildung. Dabei denkt man meist an Dissoziationsbefunde (z.B. Marshall & Newcombe, 1984; Shallice, 1979a, b). Diese können unter Umständen zeigen, daß für bestimmte Leistungen verschiedene Verarbeitungskomponenten anzusetzen sind, während die Forschung an Hirngesunden die Annahme ein und derselben Komponente nahelegt oder keine Möglichkeit bietet, zwischen verschiedenen Hypothesen zu entscheiden. Beispiele sind die Differenzierung zwischen Kurzzeitgedächtnis und Langzeitgedächtnis (Shallice, 1979a) und die Differenzierung zwischen verschiedenen post-sensorischen, kategorialen Verarbeitungsstufen bei der Objekterkennung (vgl. Warrington, 1985).

Dissoziationsbefunde werden allerdings nicht selten überinterpretiert. Betrachten wir ein fiktives Beispiel: P(i) ist beim Wiedererkennen von Gesichtern (Aufgabengruppe A) beeinträchtigt, hat aber bei der begrifflichen Identifikation von Objekten (Aufgabengruppe B) offenbar keine besonderen Schwierigkeiten. Kann die Dissoziation als Beleg dafür gewertet werden, daß es eine psychische Verarbeitungskomponente gibt, die das Wiedererkennen von Gesichtern besorgt? Natürlich nicht. Die Dissoziation belegt ja nicht, daß das Wiedererkennen von Gesichtern etwas *gänzlich* anderes als die begriffliche Identifikation von Objekten ist. Viele Forscher würden den Befund daher vorsichtiger interpretieren und ihn lediglich als Beleg dafür werten, daß es *mindestens* eine Verarbeitungskomponente gibt, die *spezifisch* für das Gesichtererkennen ist. Doch nicht einmal diese Interpretation ist gerechtfertigt. Der Befund zeigt, daß es mindestens eine Komponente gibt, die bei dem Wiedererkennen von Gesichtern, nicht aber bei der Objekterkennung mitwirkt. Dies impliziert aber nicht, daß diese Komponente spezifisch für das Gesichtererkennen ist – sie kann ja bei zahllosen anderen Leistungen, die noch nicht in die Betrachtung einbezogen wurden, mitwirken – bei der Pferdedressur, bei der Identifikation von Baustilen oder beim Stricken. Solch eine Überinterpretation von Dissoziationen ist möglicherweise auch einer der Gründe für das breite Interesse der Psycholinguistik und Linguistik an den Ergebnissen der Aphasieforschung. Berichte über Dissoziationen zwischen syntaktischer Satzverarbeitung, lexikalisch-semantischer Verarbeitung und bestimmten non-verbalen Leistungen werden manchmal als Stütze für das Postulat einer spezifischen syntaktischen bzw. lexikalischen Verarbeitungskomponente gewertet. Wenn man sich klar macht, daß solche Dissoziationen aber bestenfalls belegen, daß die Verarbeitungskomponenten, die bei der Satzverarbeitung bzw. der Wortproduktion und -rezeption mitwirken, nicht *gänzlich* dieselben sind wie jene, die für die Bewältigung der betrachteten non-verbalen Aufgaben nötig sind, ist das Ergebnis kaum noch faszinierend. Wen könnte es beispielsweise überraschen, daß sich das Verstehen eines Satzes und die Bearbeitung des Raven-Tests in »irgendwelchen« Aspekten unterscheiden?

Es wird so gut wie nie erwähnt, daß auch Assoziationsbefunde für die Theoriebildung der Kognitiven Wissenschaft nützlich sein können. Die Mängel der gegenwärtigen kognitiven Theorien bestehen wohl kaum allein darin, daß die Verarbeitungskomponenten nicht spezifisch genug konzipiert sind – Mängel also, die im günstigen Fall durch Dissoziationsbefunde aufgedeckt werden können. Es gibt vermutlich auch den komplementären Fehler, daß für die Leistungen in verschiedenen Bereichen gänzlich unterschiedliche Gruppen von Verarbeitungskomponenten postuliert werden, obwohl es zweckmäßiger wäre, einige Komponenten anzusetzen, die in beiden Leistungsbereichen mitwirken. Ein solcher Fehler kann sich in der klinisch-neuropsychologischen Forschung nur darin ausdrücken, daß bestimmte Beeinträchtigungen in theoretisch disparat erscheinenden Leistungsbereichen häufig miteinander assoziiert sind. Wenn wir regelhafte Assoziationen, für die unsere kognitiven Theorien keine Erklärung anbieten, nicht weiter beachten und schnell den hirnanatomischen Verhältnissen zuschreiben, nehmen wir uns die Möglichkeit, diese Mängel in den Theorien aufzudecken. Wir werden für jeden Leistungsbereich, der a priori von anderen Bereichen abgrenzbar erschien, eine eigene Menge von Verarbeitungskomponenten ansetzen und nicht mehr bemerken, daß die kognitiven Mechanismen, die den Leistungen in verschiedenen Bereichen zugrundeliegen, zum Gutteil dieselben sind.

2.6 Untersuchungen an der Gruppe oder am Einzelfall?

Die empirische Forschung der klassischen Hirnpathologie bestand in Einzelfallstudien, wobei das Ideal die theoretisch interessante Symptomatik in möglichst reiner Form war. Als sich in den 40er Jahren aus der Zusammenarbeit von Klinikern und Psychologen die Klinische Neuropsychologie entwickelte, wurden Untersuchungen an Probandengruppen und inferenzstatistische Analysen der aggregierten Daten üblich. Heute werden die Vor- und Nachteile von Einzelfallstudien und Gruppenuntersuchungen wieder diskutiert. Dabei ist mit dem Ausdruck »Guppenuntersuchung« die Aggregation der Daten einer Anzahl von Probanden gemeint.

2.6.1 Äquivalenzannahmen und Gruppenhomogenität

Verschiedene Forscher vertreten die Ansicht, daß unter dem kognitionspsychologischen Ansatz Gruppenuntersuchungen nicht mehr zu rechtfertigen sind, weil die Homogenität der Gruppen nicht sichergestellt werden kann (z.B. Caramazza & Martin, 1983; Marshall & Newcombe, 1984; McCloskey & Caramazza, 1988; Shallice, 1979b). Sie gehen dabei von der folgenden Überlegung aus: Eine Aggregation setzt voraus, daß die in einer Gruppe zusammengefaßten Probanden in bezug auf das Definitionsmerkmal äquivalent sind. Unter dem kognitionspsychologischen Theorieansatz der Hirngeschädigtenforschung werden jeweils solche Probanden als äquivalent angesehen, die in den gleichen Verarbeitungskomponenten gestört sind. Da die zugrundeliegenden Störungen der Probanden aber noch unbekannt sind, kann im konkreten Fall nicht festgestellt werden, welche Probanden in diesem Sinne äquivalent sind. Die Voraussetzung einer Aggregation läßt sich also nicht erfüllen. Das Problem wird auch nicht dadurch gelöst, daß nur solche Probanden in einer Gruppe zusammengefaßt werden, die in einer Voruntersuchung mit einer breiten Aufgabensammlung dasselbe Muster aus beeinträchtigten und unbeeinträchtigten Leistungen zeigten (z.B. »flüssige Spontansprache, keine syntaktischen oder morphologischen Auffälligkeiten, viele phonematische Paraphasien, schwere Beeinträchtigung des Nachsprechens, usw.«). Das Leistungsmuster könnte nämlich bei den verschiedenen Probanden durchaus auf unterschiedlichen Störungen beruhen. Die Ergebnisse einer Untersuchung an einer Probandengruppe, die bezüglich der zugrundeliegenden Störungen inhomogen ist, sind aber für die Theoriebildung wertlos – denn was bedeutet schon die »durchschnittliche Leistung« von Patienten mit unterschiedlichen Störungen? Unter dem kognitionspsychologischen Ansatz sollten daher in der Klinischen Neuropsychologie nur noch Einzelfalluntersuchungen durchgeführt werden.

Um die Stichhaltigkeit dieser Argumentation

einschätzen zu können, wollen wir zwei Fragen untersuchen: 1. Müssen bei der Einzelfallforschung keine Aussagen darüber gemacht werden, welche Probanden in bezug auf die zugrundeliegenden Störungen äquivalent sind? 2. Welche Fehlschlüsse ergeben sich bei der Gruppen- und bei der Einzelfallforschung aus unzutreffenden Äquivalenzannahmen?

Sieht man das Ziel klinisch-neuropsychologischer Forschung darin, die zugrundeliegenden Mechanismen der Beeinträchtigungen von Hirngeschädigten zu bestimmen, und soll nicht für jeden einzelnen Hirngeschädigten die gesamte Analyse durchgeführt werden, muß es eine Möglichkeit geben, von den untersuchten Probanden auf andere Probanden, an denen nicht sämtliche Untersuchungen durchgeführt wurden, zu generalisieren. Bei Gruppenuntersuchungen ist durch die Kriterien für die Probandenselektion festgelegt, auf welche anderen Probanden die Ergebnisse ggf. generalisiert werden können. Wenn beispielsweise für die Untersuchung eine Gruppe von Probanden zusammengestellt wurde, die in einer Voruntersuchung das Leistungsmuster A+B+C−D+E+ (z.B. die Symptome einer Leitungsaphasie) zeigten, gelten die (inferenzstatistisch abgesicherten) Ergebnisse für die Population der Probanden, die bei Aufgaben wie denen der Voruntersuchung das Leistungsmuster A+B+C−D+E+ zeigen würden. Wie wir noch sehen werden, ist dies wichtig, selbst wenn die durch das Leistungsmuster A+B+C−D+E+ definierte Population in bezug auf die zugrundeliegenden Störungen der Probanden inhomogen ist.

Autoren, die ausschließlich Einzelfallstudien für adäquat halten, vertreten die Ansicht, daß die Generalisierbarkeit von einzelnen Befunden weder notwendig noch nützlich ist. Das Forschungsziel sei die kognitive Theoriebildung. Die kognitive Theorie sei das, was zwischen verschiedenen Probanden vermittle und irgendwann auch Aussagen über noch nicht so eingehend untersuchte Hirngeschädigte ermögliche (z.B. Marshall, 1986). Bei genauerer Betrachtung der Rahmenbedingungen empirischer Forschung wird aber deutlich, daß man auch unter diesem Ansatz nicht ohne vorläufige Annahmen zur Äquivalenz von Probanden auskommt. Nehmen wir an, ein Forscher habe in extensiven Untersuchungen an dem Patienten X ein Muster aus beeinträchtigten und unbeeinträchtigten Leistungen bestimmt, das seiner Meinung nach die Störung einer gewissen Verarbeitungskomponente $v(i)$ belegt. Die Interpretation wird aber möglicherweise von anderen Forschern nicht akzeptiert. Einige Forscher halten die Theorie in bezug auf die Verarbeitungskomponente $v(i)$ für falsch, andere bieten eine andere Erklärung für die Beeinträchtigungen auf der Basis derselben Theorie an, und wieder andere argwöhnen, daß es sich bei den Ergebnissen um ein methodisches Artefakt handelt. Es wird sich nicht immer einrichten lassen, daß all diese Forscher denselben Probanden X untersuchen. Die Forscher müssen ihre Hypothesen also in Untersuchungen an anderen Probanden überprüfen können. Wenn dies *prinzipiell* ausgeschlossen ist, weil grundsätzlich keine Annahmen über die Äquivalenz von Probanden in bezug auf die zugrundeliegenden Störungen gemacht werden sollen, ist keine wissenschaftliche Auseinandersetzung mehr möglich. Hinzu kommt, daß eine einzelne Forschergruppe in der Regel nicht in der Lage ist, die Störung eines Probanden genau zu bestimmen; bestenfalls gelingt es ihr, die Zahl der möglichen Hypothesen zu reduzieren. Es müssen also mehrere Forschergruppen durch Untersuchungen an vergleichbaren Probanden zur Klärung der Eigenart der gestörten Verarbeitungskomponente beitragen. In der Praxis werden denn auch bei Einzelfallstudien durchaus (implizite oder explizite) Annahmen über die Äquivalenz von Probanden gemacht. Ein Blick in die Literatur, beispielsweise zur Leitungsaphasie, zu der fast ausschließlich Einzelfallstudien durchgeführt wurden, zeigt, daß jeder Forscher bei der Planung seiner Untersuchungen und bei der Interpretation seiner Ergebnisse selbstverständlich die Berichte anderer Autoren berücksichtigt. Selbst Forscher, die sich wegen der Äquivalenzproblematik vehement gegen Gruppenuntersuchungen in der kognitionspsychologischen Neuropsychologie aussprechen, fassen bei Forschungsberichten die Ergebnisse von Einzelfallstudien zusammen, um beispielsweise »die« Tiefendyslexie oder »die« phonologische Dyslexie zu kennzeichnen (z.B. Marshall, 1987). In Wirklichkeit kann und wird bei der Einzelfallforschung also ebenso wenig wie bei der Gruppenforschung auf vorläufige Annahmen zur Äquivalenz von Patienten bezüglich ihrer Störungen verzichtet.

Einzelfall- und Gruppenforschung unterscheiden sich auch nicht in bezug auf die Art der notwendigen Äquivalenzaussagen oder die Möglichkeiten, äquivalente Probanden zu definieren. Gewöhnlich werden solche Probanden vorläufig als äquivalent betrachtet, die in breiten Aufgabenbereichen das gleiche Muster aus Beeinträchtigungen und unbeeinträchtigten Leistungen zeigen. Welche Aufgabenbereiche für relevant gehalten werden, hängt von der Theorie ab. Allerdings werden auch heute noch oft die den klassischen Syndromen entsprechenden Leistungsmuster gewählt (z.B. »Broca-Aphasie, d.h. verlangsamte Sprechrate, Sprachanstrengung, Telegrammstil usw.«) oder ein spezieller Ausschnitt von ihnen (z.B. »agrammatische Sprachproduktion mit gut erhaltenem Wortverständnis«).

Es stellt sich die Frage, ob die Folgen unzutreffender Äquivalenzannahmen bei der Einzelfallforschung vielleicht weniger gravierend sind als bei der Gruppenforschung. Betrachten wir zunächst die Einzelfallforschung. Nehmen wir an, in einer Einzelfallstudie sei der Patient X untersucht worden, der in der Voruntersuchung bei einer breit angelegten Aphasieprüfung und einer nonverbalen Aufgabensammlung das Leistungsprofil $A+B+C-D+E+$ (z.B. »Leitungsaphasie«) zeigte. In der Einzelfallstudie wird bei dem Probanden in den für die Hypothesenbildung interessanten, neu konstruierten Aufgaben L, M und N das Leistungsmuster $L+M+N-$ festgestellt. Bei der Interpretation des Untersuchungsergebnisses bezieht der Forscher die Berichte anderer Autoren über Patienten mit dem Ausgangsmuster $A+B+C-D+E+$ (Leitungsaphasie) in seine Überlegungen mit ein, so etwa den Bericht über einen Patienten Y (mit dem Leistungsmuster $A+B+C-D+E+$), der in Aufgaben der Art O, P und Q das Leistungsmuster $O+P-Q-$ zeigte. Der Forscher fügt die beiden Leistungsmuster der beiden Probanden theoretisch zusammen und formuliert aufgrund des Gesamtmusters $A+B+C-D+E+L+M+N-O+P-Q-$ eine Hypothese über die zugrundeliegende Störung bei Hirngeschädigten mit dem Leistungsmuster $A+B+C-D+E+$. Wenn die Äquivalenzannahme unzutreffend war und bei den Probanden X und Y verschiedene Störungen vorlagen, besteht das synthetisierte Gesamtmuster aus Bruchstücken von verschiedenen charakteristischen Beeinträchtigungsmustern. Es entspricht möglicherweise keinem der Muster der untersuchten Probanden. Vielleicht gibt es überhaupt keine Störung oder Kombination von Störungen psychischer Verarbeitungskomponenten, die dieses synthetisierte Leistungsmuster verursachen könnte. Die Hypothesenbildung würde durch das Muster $A+B+C-D+E+L+M+N-O+P-Q-$ in die Irre geleitet. Unzutreffende Äquivalenzannahmen können bei der Einzelfallforschung also fatale Folgen haben. Andererseits ist die Chance groß, sie aufzudecken. Wenn in verschiedenen Einzelfallstudien an Probanden mit demselben Ausgangsmuster $A+B+C-D+E+$ einige weitere Leistungen F, J, M gemeinsam abgeprüft werden und die Ergebnisse nicht übereinstimmen (z.B. Proband X: J+, Proband Y: J−), kann in einer nachfolgenden Untersuchung gezielt geprüft werden, ob sich zwischen Probanden mit dem Ausgangsmuster $A+B+C-D+E+$ Unterschiede in bezug auf die Leistung J zufallskritisch absichern lassen. Wenn dies der Fall ist, ist offenbar zwischen Probanden mit dem Muster $A+B+C-D+E+F+J+M-$ und $A+B+C-D+E+F+J-M-$ zu differenzieren. Damit wäre das Äquivalenzkriterium strenger geworden und eine Fehlerquelle für die zukünftige Forschung eliminiert.

Betrachten wir nun die Folgen unzutreffender Äquivalenzannahmen bei der Gruppenforschung. Wenn die Daten von Probanden mit unterschiedlichen Störungen zusammengefaßt werden, hängt das resultierende mittlere Leistungsmuster von dem Anteil der Probanden ab, die in einer der für die Aufgaben relevanten Verarbeitungskomponenten v(i), v(j), v(k) usw. gestört sind, sowie von der Verteilung des Schweregrads dieser Störungen. Die Gruppe schneidet bei Aufgaben, die Verarbeitungskomponenten verlangen, die bei vielen Probanden der Gruppe schwer gestört sind, sehr schlecht ab und erscheint bei Aufgaben, die Verarbeitungskomponenten verlangen, die bei keinem oder nur wenigen Probanden gestört sind, so gut wie unbeeinträchtigt. Bemerkenswert ist, daß das Leistungsmuster prinzipiell mit dem eines einzelnen Probanden vergleichbar ist, sofern die Additivität der Effekte von mehreren Störungen auf die Leistungen eines Patienten angenommen wird (vgl. S. 23): Die mittlere Leistung der Gruppe bei einer beliebigen Aufgabe A entspricht der Leistung eines Probanden, bei dem genau diejenigen Verarbeitungskomponenten gestört sind, die bei den Probanden der Gruppe gestört sind, wobei der Schweregrad der Störung des Probanden in einer Komponente v(i) jeweils dem mittleren Schweregrad der Störung der Komponente v(i) in der Gruppe entspricht. Demnach ist die mittlere Leistung einer in bezug auf die zugrundeliegenden Störungen heterogenen Probandengruppe im Prinzip ein theoretisch interpretierbares Datum.

Wenn die Gruppe sehr inhomogen ist, kann das Leistungsmuster allerdings praktisch unanalysierbar werden, denn es entspricht dann ja der Überlagerung der Beeinträchtigungsmuster von vielen verschiedenen Störungen. In diesem Fall sind vergleichende Einzelfallstudien nützlich, in denen geprüft wird, ob sich bei Probanden mit dem Leistungsmsuter A+B+C−D+E+ in den interessierenden Aufgaben F, G usw. wesentliche Leistungsunterschiede finden. Darüber hinaus wirkt sich hier ein Aspekt von Gruppenuntersuchungen günstig aus, der ansonsten eher ein Nachteil ist. Bei der Gruppenforschung werden ja nicht die mittleren Leistungen der Gruppe, sondern die Ergebnisse der inferenzstatistischen Analysen für die Hypothesenbildung genutzt. Die Eigenschaften der üblichen inferenzstatistischen Verfahren bedingen, daß Minderleistungen, die auf in der Population seltenen Störungen beruhen, tendenziell »übersehen« werden. Die Gruppe erscheint bei einer Aufgabe P nicht beeinträchtigt, obwohl ein kleiner Teil der Probanden bei dieser Aufgabe aufgrund einer speziellen Störung Minderleistungen erbrachte. Wenn im Laufe der Zeit das Äquivalenzkriterium entsprechend den Untersuchungsergebnissen ergänzt wird (z.B. A+B+C−D+E+P−), wird die so definierte Population in bezug auf die zugrundeliegenden Störungen homogener, denn Probanden mit der in der ursprünglichen Population (definiert durch A+B+C−D+E+) seltenen Störung werden nun nicht mehr als äquivalent angesehen.

Im Unterschied zur Einzelfallforschung dürfen die Ergebnisse mehrerer Gruppenuntersuchungen theoretisch zusammengefügt werden – vorausgesetzt, es handelt sich um Zufallsstichproben derselben, durch das Ausgangsmuster A+B+C−D+E+ definierten Probandenpopulation. Das synthetisierte Leistungsmuster entspricht wiederum dem Leistungsmuster eines Probanden, der genau in all jenen Verarbeitungskomponenten gestört ist, die bei Probanden der betrachteten Population gestört sind, und bei dem der Schweregrad der Störung einer Komponente jeweils dem mittleren Schweregrad der Störung bei der Population entspricht. Das Muster kann dann wie üblich interpretiert werden: Ein der Kontrollgruppe vergleichbares Leistungsniveau indiziert, daß die Aufgabe nur Verarbeitungskomponenten erforderte, die bei den Probanden intakt sind, und alle beeinträchtigten Leistungen indizieren, daß die entsprechende Aufgabe mindestens eine der Verarbeitungskomponenten involvierte, die bei den Probanden der Population gestört sind. Es ließe sich sogar feststellen, *daß* in der Population mehrere verschiedene Verarbeitungskomponenten, z.B. v(i) und v(j), gestört sind. Die Beeinträchtigung bei einer Aufgabe A, die unter anderem die Verarbeitungskomponente v(i), nicht aber v(j) verlangt (oder umgekehrt), wäre geringer als bei einer Aufgabe B, die die Verarbeitungskomponenten v(i) *und* v(j) verlangt, ansonsten aber der Aufgabe A gut vergleichbar ist. Grundsätzlich können die gestörten Verarbeitungskomponenten also durch Untersuchungen an Gruppen von Probanden, die hinsichtlich eines definierenden Leistungsmusters äquivalent sind (wenn auch nicht unbedingt alle an derselben Störung leiden), identifiziert werden. Es darf nur nicht geschlossen werden, daß sämtliche als gestört identifizierten Verarbeitungskomponenten bei *jedem* Probanden der Population gestört sind; möglich wäre nämlich auch, daß bei jedem Probanden nur eine Untermenge der Störungen vorliegt.

Für viele klinisch-neuropsychologische Fragen – etwa zur Therapie oder zur Lokalisation der Läsionen bei bestimmten Beeinträchtigungen – sind allerdings Aussagen, die lediglich für eine Population, nicht aber für jeden einzelnen Probanden dieser Population gelten, von beschränktem Wert. Hier können kombinierte Gruppen/Einzelfall-Untersuchungen weiterhelfen (vgl. Caramazza & Martin, 1983). Wenn die Ergebnisse von Gruppenuntersuchungen darauf hindeuten, daß bei der Population von Probanden mit dem Leistungsmuster A+B+C−D+E+ die Verarbeitungskomponenten v(i), v(j) und v(k) gestört sind, kann an einer größeren Zahl von Probanden mit dem Leistungsmuster A+B+C−D+E+ in vergleichenden Einzelfallstudien gezielt geprüft werden, ob bei *jedem* Probanden alle drei Verarbeitungskomponenten v(i), v(j) und v(k) gestört sind oder ob bei dem einen oder anderen Probanden nur eine oder zwei dieser Komponenten gestört sind.

Bei genauerer Betrachtung zeigt sich also, daß Gruppen- *und* Einzelfalluntersuchungen nützlich sind. Gruppenuntersuchungen können Hinweise darauf geben, mit welchen Störungen bei den Probanden mit einem Ausgangsmuster A+B+C−D+E+ zu rechnen ist. Mit Hilfe von Einzelfallstudien kann man Aufschluß darüber erhalten, welche der Störungen bei einem bestimmten Probanden mit diesem Ausgangsmuster tatsächlich vorliegen.

2.6.2 Kontrolle von »sonstigen« leistungsrelevanten Faktoren

Bei der gegenwärtigen Auseinandersetzung um die Einzelfall- und Gruppenforschung werden kaum noch die Gründe erwähnt, die in den 40er Jahren bei der Entstehung der modernen Klinischen Neuropsychologie dazu führten, das Schwergewicht von Einzelfall- auf Gruppenuntersuchungen zu verlegen. Der Hauptgrund war die bessere Kontrolle von Faktoren, die die Leistungen beeinflussen, aber nichts mit den Hirnschädigungen zu tun haben und daher bei der klinisch-neuropsychologischen Hypothesenbildung nicht berücksichtigt werden. Da die Kontrolle solcher Faktoren heute nicht weniger wichtig ist als damals, sollte dieser Punkt bei der Diskussion um die Vor- und Nachteile von Gruppenuntersuchungen nicht unberücksichtigt gelassen werden.

Bei manchen Leistungen ist »mit dem bloßen Auge« zu sehen, daß eine Beeinträchtigung vorliegt. Wenn P(i) beispielsweise bei der Aufgabe, Abbildungen von alltäglichen Gegenständen zu benennen, 80% der Gegenstände falsch oder nicht benennt, besteht kein Zweifel, daß er beeinträchtigt ist. Bei vielen Aufgaben läßt sich aber nicht so ohne weiteres sagen, welche Leistung als beeinträchtigt zu gelten hat. In diesen Fällen muß die Leistung des interessierenden Probanden P(i) mit der Leistung eines Kontrollprobanden K(i) verglichen werden, von dem vorausgesetzt werden kann, daß er in keiner der psychischen Verarbeitungskomponenten, die für die Bearbeitung der betrachteten Aufgabe A nötig sind, spezifisch gestört ist. Aber nicht nur Störungen beeinflussen die Leistungen, sondern auch viele andere Faktoren, die beispielsweise mit dem Alter, dem Geschlecht, der Schulbildung u. ä. zusammenhängen können. K(i) müßte daher dem Experimentalprobanden P(i) in diesen Variablen vergleichbar sein. Aber selbst das wäre nicht ausreichend. Zwei hirngesunde 28jährige männliche Autoschlosser mit Volksschulabschluß werden nicht bei allen Aufgaben exakt dieselben Leistungen erbringen. Man muß davon ausgehen, daß es eine Reihe von leistungsrelevanten Faktoren gibt, die uns noch unbekannt sind oder die nicht so einfach zu erfassen sind (z.B. das Interesse an der Aufgabe). Um abzuschätzen, welche Leistungsunterschiede bei Aufgabe A auf derartige Faktoren zurückgehen, gibt es nur eine einzige Möglichkeit: Es müssen *mehrere* Probanden untersucht werden, die sich bezüglich der interessierenden Variable *nicht* unterscheiden. In Frage kommt beispielsweise eine Gruppe von hirngesunden Probanden oder auch eine Gruppe von für äquivalent erachteten hirngeschädigten Probanden. Die Leistungsunterschiede, die sich *innerhalb* einer solchen Probandengruppe bei Aufgabe A finden, sind dann den (bekannten und unbekannten) »sonstigen« Faktoren zuzuschreiben.

Bei Gruppenuntersuchungen wird diese Information genutzt, um zu prüfen, ob die bei Aufgabe A festgestellten Leistungsunterschiede *zwischen* Experimental- und Kontrollprobanden etwa dem entsprechen, was bei zwei Zufallsstichproben aufgrund der Varianz der Leistungen infolge der »sonstigen« Faktoren zu erwarten ist. Wenn die Experimentalgruppe so viel schlechter als die Kontrollgruppe abschneidet, daß dies nur mit sehr geringer Wahrscheinlichkeit daran liegen kann, daß für die Experimentalgruppe zufällig viele Probanden gewählt wurden, deren »sonstige« Eigenschaften für die Leistung bei dieser Aufgabe ungünstig waren, und für die Kontrollgruppe zufällig viele Probanden, deren »sonstige« Eigenschaften günstig waren, wird geschlossen, daß etwas anderes hinzukam – nämlich eine Störung bei den Experimentalprobanden. Wenn manche Forscher Gruppenuntersuchungen mit dem Argument ablehnen, es würden dort Probanden mit ganz unterschiedlicher Bildung, Erfahrungen, Interessen, Intelligenz, Motivation u.ä. zusammengefaßt (z.B. Shallice, 1979b), ist das also unsinnig. Gruppenuntersuchungen dienen gerade dazu, den Einfluß all dieser Faktoren von dem Einfluß der interessierenden Variable (d.h. der Störung) zu trennen.

Bei Einzelfallstudien kann nur anhand der Leistungen der Kontrollprobanden abgeschätzt werden, welche Leistungsvariation bei der Aufgabe durch die »sonstigen« Faktoren bedingt sein kann. Es wird geprüft, wie wahrscheinlich es ist, daß die Leistung von P(i) nur aufgrund der »sonstigen« Faktoren so schlecht (oder gut) ist, wie sie ist. Gibt es kaum Kontrollprobanden, die eine ebenso schlechte oder eine noch schlechtere Leistung als P(i) erbringen, wird geschlossen, daß bei P(i) ein weiterer leistungsmindernder Faktor hinzukommt, nämlich die Störung einer Verarbeitungskomponente.

Das Verfahren hat einen gravierenden Nachteil: Die Entscheidung, ob P(i) als beeinträchtigt oder als unbeeinträchtigt gelten soll, hängt immer noch von den »sonstigen« Faktoren ab. Wenn P(i) in einer der Verarbeitungskomponenten, die bei Aufgabe A notwendig sind, gestört ist, aber in bezug auf die »sonstigen« Faktoren begünstigt ist (z.B. hochmotiviert, hochintelligent), und daher vielleicht keine allzu schlechten Leistungen erbringt, wird er zu Unrecht als bei Aufgabe A unbeeinträchtigt angesehen. Nur wenn er in bezug auf die »sonstigen« Faktoren weniger begünstigt wäre, wäre er (vielleicht) als beeinträchtigt klassifiziert worden. Selbstverständlich hängt die Wahrscheinlichkeit einer solchen Fehlklassifikation davon ab, wo der Scheidepunkt (»cut-off point«) zwischen »beeinträchtigter« und »unbeeinträchtigter« Leistung festgelegt wird. Da er meist so gewählt wird, daß nur wenige Kontrollprobanden fälschlicherweise als »beeinträchtigt« klassifiziert werden, sind die Entscheidungen i. allg. tendenziell konservativ: Patienten, die in einer der für die betrachtete Aufgabe relevanten Verarbeitungskomponente gestört sind, werden nicht selten als »unbeeinträchtigt« klassifiziert. Bei Einzelfalluntersuchungen ist also das Ergebnis, daß der Patient P(i) bei einer Aufgabe A *un*beeinträchtigt ist, oft nicht sehr vertrauenswürdig. Gerade der Befund einer Dissoziation, dem manche Neuropsychologen ja besondere Bedeutung beimessen, ist daher bei Einzelfallstudien nur mit Zurückhaltung zu interpretieren.

Überraschenderweise wird in manchen Einzelfallstudien dem Experimentalprobanden P(i) nur ein einziger Kontrollproband K(i) gegenübergestellt. Damit lassen sich nur diejenigen Faktoren kontrollieren, hinsichtlich derer die beiden Probanden vergleichbar sind (z.B. Alter, Schulbildung). Trivialerweise kann die Leistung eines einzelnen Kontrollprobanden aber keine Auskunft über den Einfluß der anderen »sonstigen« Faktoren auf die Leistung geben, so daß in dem Leistungsunterschied zwischen P(i) und K(i) der Effekt einer etwaigen Verarbeitungskomponenten-Störung von P(i) und die Effekte sämtlicher Unterschiede zwischen P(i) und K(i) in bezug auf die sonstigen Faktoren konfundiert sind. Hier ist also der Einwand, der fälschlicherweise gegen Gruppenuntersuchungen vorgebracht wird, berechtigt: Bei solchen Einzelfallstudien bleibt unberücksichtigt, daß neben etwaigen Störungen von Verarbeitungskomponenten auch Faktoren wie die Leistungsmotivation, die Interessen, die Lebenserfahrung usw. einen wesentlichen Einfluß auf die Leistungen haben können.

2.7 Zusammenfassung

Die Kognitive Neuropsychologie versteht sich als Zweig der Kognitiven Wissenschaft. Die psychische Tätigkeit wird als Informationsverarbeitungsprozeß begriffen. Beobachtbare Leistungen werden als das Ergebnis einer Reihe regelhaft erfolgender Verarbeitungsschritte aufgefaßt, die verschiedenen, spezialisierten psychischen Verarbeitungskomponenten zugeschrieben werden. Die Kognitive Neuropsychologie versucht, die Beziehung zwischen neuronalen Funktionseinheiten und psychischen Verarbeitungskomponenten zu bestimmen.

In der kognitiven Klinischen Neuropsychologie geht man davon aus, daß durch umschriebene Hirnläsionen psychische Verarbeitungskomponenten selektiv gestört werden. Unter dem kognitionspsychologischen Ansatz zielt die Forschung darauf ab, aus dem Leistungsmuster von hirngeschädigten Patienten zu rekonstruieren, welche Verarbeitungskomponenten gestört sind.

Ein gravierendes Problem für die Hypothesenbildung ergibt sich daraus, daß durch eine Hirnschädigung mehr als eine Verarbeitungskomponente gestört werden kann. Verfahren, um zweifelsfrei zu entscheiden, welche Beeinträchtigungen eines Patienten auf dieselbe Störung zurückzuführen sind und welche verschiedenen Störungen zuzuschreiben sind, gibt es nicht. Die Hypothesen zu der funktionellen Verursachung der Beeinträchtigungen sind daher nur eingeschränkt falsifizierbar. Dies hat unter anderem eine Tendenz zur theoretischen »Fraktionierung« von Syndromen zur Folge.

Da nach dem kognitiven Theorieansatz bei jeder Leistung mehrere psychische Verarbeitungskomponenten mitwirken, kann die Beeinträchtigung einer Leistung verschiedene Ursachen haben. Dies bedeutet, daß nicht angegeben werden kann, welche Patienten bezüglich der zugrundeliegenden Störung(en) äquivalent sind. Manche Forscher vertreten daher die Ansicht, daß keine Gruppenuntersuchungen, sondern nur noch Einzelfallstudien durchgeführt werden sollten. Bei genauerer Betrachtung zeigt sich hingegen, daß beide Methoden spezielle Vor- und Nachteile haben, so daß auf keine von ihnen verzichtet werden sollte.

3 Beeinträchtigungen auf Wortebene

3.1 Historischer Hintergrund

In den Lokalisationsmodellen der klassischen Aphasielehre des letzten Jahrhunderts wurde angenommen, daß es verschiedene »Erinnerungsbilder« für Wörter gibt (z.B. Sprechbewegungsbilder, Wortklangbilder), die in separaten, untereinander durch Assoziationsbahnen verbundenen Zentren im Gehirn niedergelegt sind. Aphasien wurden als Folge der Zerstörung eines Zentrums oder der Unterbrechung einer Assoziationsbahn aufgefaßt. Ein Beispiel ist das in Abbildung 3.1 wiedergegebene Schema von Lichtheim (1885). Um zu bestimmen, welches Zentrum oder welche Assoziationsbahn bei einem Patienten zerstört sei, wurden die Leistungen bei verschiedenen Aufgaben, von denen man annahm, daß sie unterschiedliche Zentren bzw. Assoziationsbahnen abprüften, miteinander verglichen. Wie wir sehen werden, sind die modernen Modellvorstellungen ähnlich.

Der assoziationistische Ansatz hatte trotz mancher Einwände (z.B. schon Freud, 1891) bis in die 20er Jahre hinein viele Anhänger, wobei die Modelle allerdings im Laufe der Zeit immer komplexer wurden, um allen Symptomkombinationen, auf die man stieß, Rechnung zu tragen. Daneben wuchs im ersten Drittel des Jahrhunderts die Bedeutung von Hypothesen, in denen die aphasischen Beeinträchtigungen auf eine breite Grundstörung zurückgeführt wurden (z.B. Marie, 1906; Goldstein, 1924, 1948; Head, 1926).

In den 30er Jahren begann der behavioristische Ansatz in der Hirngeschädigten-Forschung populär zu werden, der dann die Aphasieforschung, vor allem in den USA, bis zu den 70er Jahren prägte. Ziel der Forschung war nun, Art und Ausmaß der »reduction of vocabulary« bei Aphasikern genau zu beschreiben und zu bestimmen, welche Wörter von den Patienten produziert werden können und welche nicht. Man fand beispielsweise heraus, daß die »Reduktion« seltene Wörter im stärkeren Maße als hochfrequente Wörter betrifft (z.B. Newcombe et al., 1965), lange Wörter mehr als kurze (Barton, 1971), abstrakte Wörter mehr als kon-

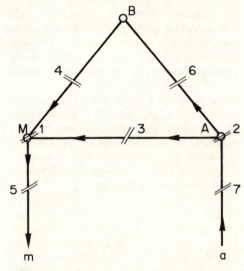

Abb. 3.1: Schema von Lichtheim (1885). M = motorisches Sprachzentrum, B = Begriffszentrum, A = akustisches Sprachzentrum. Zerstörungen 1 und 2 bedingen Kernaphasien (motorische Aphasie bzw. sensorische Aphasie), Zerstörungen 3, 4 und 6 haben zentrale Leisungsaphasien zur Folge, Zerstörungen 5 und 7 führen zu peripheren Leitungsaphasien.

krete (Halpern, 1965) und Verben und Adjektive mehr als Substantive (Holmes et al., 1971).

Die Leistungen eines Aphasikers können sogar bei ein und demselben Wort von Mal zu Mal ganz unterschiedlich ausfallen. Vermutlich gab es schon immer Forscher, die deshalb bezweifelten, daß die Reduktion des Wortschatzes bei Aphasikern auf einem *Verlust* von Wörtern beruht (z.B. Schneider, 1925). Geeignete theoretische Konzepte standen aber erst zur Verfügung, als die Psychologie die kognitive Wende vollzogen hatte. Zu Beginn der 60er Jahre wurde man sich in der Lernpsychologie klar darüber, daß die beobachtete Leistung eines Menschen nicht mit seinem Wissen gleichzusetzen sei: Wenn ein Item bei einer Behaltensprüfung nicht reproduziert werden könne, müsse das nicht unbedingt am mangelnden Wissen liegen, sondern könne auch durch Schwierigkeiten beim »retrieval« (Abruf) bzw. »access« (Zugang) bedingt sein. Diese Idee faszinierte viele Aphasiologen. Die Hypothese, daß Aphasiker die Wörter nicht »verloren« hätten, sondern nur besondere Schwierigkeiten beim Abruf der Wörter hätten, wurde rasch populär und führte Ende der 60er Jahre zu einer Änderung der Forschungsrichtung in der Aphasiologie: Nun interessierte nicht mehr, über welche Wörter ein Aphasiker verfügt, sondern *unter welchen Bedingungen* er ein bestimmtes Wort produzieren kann und unter welchen nicht. Es zeigte sich, daß die Wortproduktionsleistungen in der Tat von Faktoren wie der Aufgabenstellung, dem verbalen Kontext, der Modalität der Reizdarbietung und der Ausgestaltung des Reizmaterials beeinflußt werden (vgl. 3.2.1).

Doch die Ähnlichkeit der Formulierung der Fragestellung von Gedächtnispsychologie und Aphasiologie hatte darüber hinweggetäuscht, daß man sich in Wirklichkeit für ganz unterschiedliche Dinge interessierte: In der Gedächtnispsychologie ging es um den Abruf eines kognitiven Inhalts, der beim Lernen mit einem anderen kognitiven Inhalt verknüpft werden sollte. In der Aphasiologie ging es hingegen um den Abruf einer verbalen Lautstruktur zu einem gegebenen kognitiven Inhalt. Die Aphasiologie konnte daher die Theorien der Gedächtnispsychologie nicht übernehmen. Die Hypothese einer »Abrufstörung« bei Aphasikern blieb vage und beinhaltete kaum mehr als die Ablehnung der These eines Wortverlusts.

Die Situation änderte sich erst, als in den 70er Jahren in der psycholinguistischen und gedächtnispsychologischen Forschung, vor allem zur Worterkennung und lexikalischen Entscheidung, eine differenziertere Auffassung des Begriffs »Wort« entwickelt wurde und zwischen der mentalen Repräsentation der Bedeutung eines Wortes (semantische Repräsentation) und der der Lautstruktur eines Wortes (phonologische oder phonetische Repräsentation) unterschieden wurde. Die Aphasiologie übernahm diese Unterscheidung und konnte nun die Hypothese einer Abrufstörung präzisieren: Den Patienten bereitet es Schwierigkeiten, der semantischen Repräsentation eines Wortes die passende lautliche Form zuzuordnen. Zugleich konnte alternativ dazu die Hypothese einer semantischen Störung formuliert werden: Bei den Patienten liegt eine Störung des lexikalisch-semantischen Systems selbst vor.

Die Ähnlichkeit der heutigen Modellvorstellungen mit denen der klassischen Aphasielehre ist offensichtlich: Auch heute werden verschiedene »Zentren« mit unterschiedlichen »Erinnerungsbildern« von Wörtern postuliert – das System für die semantischen Repräsentationen, das System für die phonologischen Repräsentationen usw. Doch es gibt auch Unterschiede. Zum einen ist die Frage der Lokalisation in den Hintergrund getreten. Zum zweiten werden die »Zentren« heute als psychische Verarbeitungssysteme mit differenzierter Struktur und die »Associationsbahnen« als regelhafte Zuordnungsprozesse aufgefaßt, und es wird angenommen, daß sie bei Aphasien *gestört*, nicht *zerstört* sind. Freilich wird die moderne aphasiologische Hypothesenbildung diesem Anspruch nicht immer gerecht – manchmal kommt sie nicht über Flußdiagramme wie die der »diagram-makers« (Head, 1926) zu Beginn des Jahrhunderts hinaus.

3.2 Empirische Ergebnisse

3.2.1 Wortproduktion

Aphasikern fallen bei der Sprachproduktion nicht alle Wörter gleich schwer. Eine wichtige Variable ist die Verwendungshäufigkeit des Wortes. In der Spontansprache von Aphasikern sind hochfrequente Wörter überrepräsentiert (Howes, 1967a; Wepman et al., 1956), und bei Benennaufgaben werden Objekte, die mit einem hochfrequenten Wort zu bezeichnen sind, häufiger richtig benannt als Objekte, die mit einem seltenen Wort zu bezeichnen sind (z.B. Feyereisen et al., 1988; Gardner, 1973; Newcombe et al., 1965; Oldfield, 1966; Rochford & Wiliams, 1965). Auch die Silbenzahl (Barton, 1971; Goodglass et al., 1976) und die Wortlänge (Howard et al., 1984), sowie die »Konkretheit« der Bedeutung (Halpern, 1965) sind für die Benennleistung relevant. »Operative« Dinge, d.h. Objekte, die sich anfassen und gebrauchen lassen (z.B. SCHLÜSSEL), sind leichter zu benennen als nichtmanipulierbare »figurative« Dinge (z.B. DORF) (Gardner, 1973; vgl. aber Feyereisen et al., 1988). Die Benennung von Handlungen (durch Verben) bereitet mehr Schwierigkeiten als die Benennung von Objekten, wobei noch unklar ist, ob dies nur für Patienten mit aphasischem Agrammatismus gilt (Miceli et al., 1984) oder für Patienten mit Broca-, Wernicke- oder amnestischer Aphasie gleichermaßen (Williams & Canter, 1987).

Hin und wieder wurde über einzelne Patienten berichtet, deren Benennschwierigkeiten sich auf bestimmte Kategorien (Buchstaben, Körperteile, Gemüse u.a.) beschränkten oder die bei bestimmten Kategorien sehr viel bessere Leistungen als bei anderen erbrachten (z.B. Goodglass et al., 1986; Hart et al., 1985).

Die Leistung eines Aphasikers kann bei ein und demselben Wort von Mal zu Mal erheblich variieren. Ein Teil der Variation ist vermutlich spontanen Schwankungen der Leistungsfähigkeit zuzuschreiben (Howard et al., 1984; Huff et al., 1988). Es gibt aber auch systematische Einflußfaktoren. Bei Benennaufgaben können Aphasiker ein Wort mit größerer Wahrscheinlichkeit und schneller korrekt produzieren, wenn der Referent visuell wahrgenommen werden kann, als wenn er nur betastet werden darf, lediglich sein Geruch bzw. sein typisches Geräusch geboten (Goodglass et al., 1968; Spreen et al., 1966) oder eine verbale Definition des Referenten gegeben wird (Barton et al., 1969; Goodglass & Stuss, 1979). Bei visueller Darbietung werden reale Objekte, realistische Zeichnungen und Photographien von den Patienten häufiger korrekt benannt als einfache Strichzeichnungen oder Zeichnungen, die von irrelevanten Strichen überlagert sind (Benton et al., 1972; Bisiach, 1966; North, 1972). Daß solche Effekte in den Untersuchungen von Corlew und Nation (1975) und Hatfield et al. (1977) nicht beobachtet werden konnten, ist vermutlich darauf zurückzuführen, daß dort die Zahl der Stimuli, die benannt werden sollten, sehr gering war und die Stimuli zudem wiederholt unter allen experimentellen Bedingungen zur Benennung vorgelegt wurden.

Whitehouse et al. (1978) und Caramazza et al. (1982) boten ihren Probanden schematische Zeichnungen von Gefäßen, die sich in verschiedenen Aspekten (Höhe × Breite; mit/ohne Henkel; Kontext) voneinander unterschieden. Die Probanden sollten jeweils angeben, ob es sich bei dem gezeichneten Gefäß um eine »Tasse«, eine »Schale« oder ein »Glas« handle. Es zeigte sich, daß manche Aphasiker mit retrorolandischen Läsionen bei ihrer Entscheidung weniger Merkmale der Abbildung berücksichtigten als die Kontrollprobanden.

Die Benennleistungen von Aphasikern hängen auch von der Instruktion (Benennen vs. Bildbeschreibung; Williams & Canter, 1982), dem Aufgabenkontext (Brookshire, 1972) und der Dauer der Reizdarbietung und des Intertrial-Intervalls ab (Brookshire, 1970; vgl. auch die Übersicht von Williams, 1983). Der verbale Kontext ist ebenfalls relevant: Die Benennleistungen verbessern sich erheblich, wenn zusätzlich zum Referenten, der benannt werden soll, ein unvollständiger Satz oder eine unvollständige Redewendung geboten wird, deren fehlendes letztes Wort die Bezeichnung des Referenten ist (z.B. Abbildung: PALME; verbaler Kontextreiz: »der Kerl bringt mich noch auf die...«; Kelter, 1978; Love & Webb, 1977; Pease & Goodglass, 1978; Podraza & Darley, 1977). Ähnlich wirkungsvoll ist die Vorgabe des Anlauts oder der ersten Silbe des Zielwortes (z.B. Abbildung: KAMEL; verbaler Kontextreiz: »ka...«; Goodglass & Stuss, 1979; Kohn & Goodglass, 1985; Love & Webb, 1977; Pease & Goodglass, 1978; Podraza & Darley, 1977). Demgegenüber haben einzelne Wörter, die zusammen mit dem Referenten geboten werden und die seiner Bezeichnung semantisch (z.B. »Giraffe« zur Abbildung KAMEL) oder phonematisch (z.B. »Kanal« zur Abbildung KAMEL) ähnlich sind, nur einen bescheidenen positiven (Kelter et al., 1989; Pease & Goodglass, 1978), unter Umständen sogar einen negativen Effekt (Kelter et al., 1989; Podraza & Darley, 1977).

Die Latenzen der richtigen Benennungen sind bei Aphasikern gegenüber denen von Kontrollprobanden verlängert (Newcombe et al., 1965; Oldfield, 1966; Williams & Canter, 1982). Bei aphasischen und nicht-aphasischen Probanden ist die Latenz einer richtigen Benennung gewöhnlich um so größer, je geringer die Wortfrequenz des Zielwortes ist. Bei Aphasikern ist dieser Worthäufigkeitseffekt aber ausgeprägter als bei nicht-aphasischen Probanden: die Latenzen der Aphasiker sind bei Zielwörtern mit geringer Wortfrequenz gegenüber Kontrollprobanden noch mehr verlängert als bei Zielwörtern großer Frequenz (Newcombe et al., 1965; Oldfield, 1966).

Die häufigsten Fehler von Aphasikern bei Benennaufgaben sind semantische Paraphasien, Umschreibungen des zu benennenden Objekts und phonematische Paraphasien. Neologismen und Perseverationen sind seltener (Butterworth et al., 1984; Coughlan & Warrington, 1978; Kelter et al., 1989; Kohn & Goodglass, 1985; Williams & Canter, 1982). Korrelationsstatistische Analysen deuten auf einen engen Zusammenhang zwischen phonematischen Paraphasien und Neologismen hin, während semantische Paraphasien von ihnen unabhängig zu sein scheinen (Butterworth et al., 1984). Analoges gilt für die Korrelationen zwischen solchen Fehlern in der Spontansprache (Hofmann & Cohen, 1979; Wagenaar et al., 1975).

Patienten mit globaler Aphasie schneiden bei Benennaufgaben gewöhnlich am schlechtesten ab, gefolgt von Wernicke-Aphasikern, Broca-Aphasikern und schließlich Patienten mit amnestischer Aphasie. Verzögerte korrekte Benennungen kommen vor allem bei Patienten mit amnestischer Aphasie oder Broca-Aphasie vor (Williams & Canter, 1982, 1987). In bezug auf die Häufigkeit semantischer Paraphasien bei Benennaufgaben unterscheiden sich Patienten mit Wernicke-, Broca-, Leitungs- oder amnestischer Aphasie nicht wesentlich voneinander (Butterworth et al., 1984; Kelter et al., 1989; Kohn & Goodglass, 1985; Williams & Canter, 1982, 1987); in bezug auf die Spontansprache sind die Ergebnisse uneinheitlich (Farmer, 1977; Hofmann & Cohen, 1979; Kerschensteiner et al., 1972; Wagenaar et al., 1975). Umschreibungen sind für Patienten mit amnestischer Aphasie typisch, kommen aber auch bei Wernicke-Aphasikern vor, kaum jedoch bei Broca-Aphasikern (Farmer, 1977; Kohn & Goodglass, 1985; Williams & Canter, 1982, 1987). Phonematische Paraphasien finden sich fast nie bei amnestischen Aphasien (Butterworth et al., 1984; Kohn & Goodglass, 1985; Williams & Canter, 1982); ob sie bei Broca-Aphasien bzw. Aphasien mit nicht-flüssigem Sprechverlauf häufiger sind als bei Wernicke-Aphasien bzw. Aphasien mit flüssigem Sprechverlauf, ist nach wie vor strittig (Hofmann & Cohen, 1979; Wagenaar et al., 1975; aber: Butterworth et al., 1984; Kerschensteiner et al., 1972; Kohn & Goodglass, 1985; Williams & Canter, 1982). Neologismen sind ebenfalls so gut wie nie bei amnestischen Aphasien zu beobachten; sie finden sich bekanntlich häufig bei Wernicke-Aphasien; die Angaben über ihre Häufigkeit bei Broca-Aphasien differieren beträchtlich (Butterworth et al., 1984; Williams & Canter, 1982). Perseverationen kommen bei allen Aphasieformen vor, aber es ist noch unklar, ob sie bei Patienten mit Wernicke- oder amnestischer Aphasie besonders häufig sind (Albert & Sandson, 1986; Santo-Pietro & Rigrodsky, 1982; Williams & Canter, 1982) oder aber bei Aphasien mit nicht-flüssigem Sprechverlauf genauso oder gar häufiger auftreten (Howes, 1967a; Kohn & Goodglass, 1985; Santo-Pietro & Rigrodsky, 1986; Wagenaar et al., 1975).

3.2.2 Referentielles Wortverständnis

Das referentielle Wortverständnis wird üblicherweise durch Wort-Bild-Zuordnungsaufgaben abgeprüft, bei denen der Proband den Referenten eines (mündlich oder schriftlich) gebotenen Wortes in einer Vorlage von zwei oder mehr Objekten zeigen soll (z.B. verbaler Reiz: »Traube«; Auswahlbilder: TRAUBE, KIRSCHEN, TAUBE, STUHL).

Anders als beim Benennen hat die Wortfrequenz beim Wortverständnis nur einen geringen Einfluß auf die Fehlerzahl von Aphasikern und einen »normalen« Einfluß auf die Reaktionslatenz (Butterworth et al., 1984; Baker & Goodglass, 1979). Das gleiche gilt im übrigen für lexikalische Entscheidungsaufgaben (Gerratt & Jones, 1987). Der Worthäufigkeitseffekt auf die Fehlerzahl ist auch bei Patienten mit unterschiedlich schwerer Aphasie ähnlich groß und bleibt auch im Laufe der Rückbildung der Aphasie etwa konstant, sieht man von Bodeneffekten ab (Schuell et al., 1961).

Die typischen Fehler von Aphasikern sind semantische Verwechslungsfehler: Es wird ein Objekt gewählt, das dem Referenten des Testwortes konzeptuell ähnlich ist (z.B. zu »Traube«: KIRSCHEN); phonematische Verwechslungsfehler (z.B. zu »Traube«: TAUBE) sind bei den meisten Aphasieformen seltener (Baker et al., 1981; Gainotti et al., 1975; Gardner et al., 1975a). Zu unterstreichen ist, daß entgegen dem klinischen Eindruck auch Broca-Aphasiker bzw. Patienten mit motorischer Aphasie und Patienten mit amnestischer Aphasie im Wortverständnis beeinträchtigt sind und bei entsprechend konstruierten Aufgaben eine substantielle Zahl von phonematischen und semantischen Verwechslungsfehlern begehen (Baker et al., 1981; Butterworth et al., 1984; Gainotti et al., 1975; Romero, 1976; Pizzamiglio & Appicciafuoco, 1971).

Wie schon die semantische Fehlertendenz der Patienten erwarten läßt, hängt die Diskriminationskraft von Wortverständnisprüfungen wesentlich von der Art der Ablenker ab. Aphasiker schneiden besonders schlecht bei Aufgaben ab, bei denen die Ablenker-Objekte dem Referenten des Testwortes sämtlich konzeptuell ähnlich sind (z.B. zum Testwort »Traube« die Auswahlobjekte: TRAUBE, KIRSCHEN, NÜSSE, BIRNE). Sie erbringen hingegen recht gute Leistungen, wenn die Ablenker aus ganz anderen begrifflichen Kategorien stammen als der Referent (z.B. zu »Traube« die Objekte TRAUBE, SCHUH, LAMPE, FLUGZEUG). Bei den letztgenannten Aufgaben schneiden höchstens Patienten mit sehr schwerer Aphasie noch schlechter als Kontroll-Probanden ab (Butterworth et al., 1984; Duffy & Watkins, 1984).

In einigen Untersuchungen wurden anstelle der üblichen Basisbezeichnungen (»Apfel«, »Fahrrad«, ...) die Bezeichnungen von Oberbegriffen (z.B. »Kleidungsstück«, »Frucht«, »Fahrzeug«) als Testwörter vorgegeben. Die Probanden hatten anzugeben, welche Stimulus-Objekte (z.B. TRAUBE, BLUMENKOHL, HOSE, FLUGZEUG) durch das Testwort (z.B. »Frucht«) korrekt bezeichnet werden (Burger & Muma, 1980; Grober et al., 1980; Kudo, 1987). Wernicke-Aphasiker bzw. Aphasiker mit flüssigem Sprechverlauf schnitten signifikant, Broca-Aphasiker bzw. Aphasiker mit nicht-flüssigem Sprechverlauf tendenziell schlechter als Hirngesunde ab. Alle drei Probandengruppen begingen den größten Teil ihrer Fehler an den »Kategoriengrenzen«. Objekte, die untypische Exemplare des im Testwort genannten Begriffs darstellten (z.B. FEIGE bei dem Testwort »Frucht«), wurden häufiger nicht als Referenten erkannt als typische Exemplare (z.B. BIRNE – »Frucht«), und Objekte, die unter einen eng benachbarten Oberbegriff fielen, wurden häufiger fälschlich als Referent des Testwortes angesehen als Vertreter entfernter Oberbegriffe (z.B. Testwort »Frucht«: BLUMENKOHL vs. HOSE).

Verschiedentlich wurde über einzelne Patienten mit kategorienspezifischen Beeinträchtigungen des Wortverständnisses berichtet (z.B. Warrington & McCarthy, 1983; Yamadori & Albert, 1973).

3.2.3 Relationales Wortverständnis

Zum Wortverständnis gehört nicht nur, den Referenten eines genannten Wortes identifizieren zu können, sondern auch, die assoziativen und semantischen Beziehungen des Wortes zu anderen Wörtern einschätzen zu können. Letzteres wollen wir als »relationales Wortverständnis« bezeichnen. In der Aphasieforschung wird das relationale Wortverständnis meistens mit Hilfe von Skalierungsaufgaben geprüft. Dabei soll der Proband die Beziehung zwischen zwei oder mehr schriftlich oder mündlich gebotenen Wörtern einschätzen (z.B. »Ist die semantische Beziehung zwischen den Wörtern ›Fisch‹ und ›Wasser‹: eng? locker? nicht vorhanden?«) oder ein Vergleichsurteil fällen und angeben, zwischen welchen Wörtern die engere Beziehung besteht (z.B. Triadenvergleich; Wort-Wort-Zuordnungsaufgaben wie etwa: »Ist das Wort ›Hund‹ enger mit ›Pfoten‹ oder mit ›Hufen‹ verbunden?«).

Durchweg wurden bei solchen Aufgaben erhebliche Abweichungen zwischen den Urteilen von Aphasikern und denen von Kontrollprobanden festgestellt. Dabei fanden sich in einigen Untersuchungen keine wesentlichen Unterschiede zwischen Patienten mit verschiedenen Aphasieformen (Koemeda-Lutz et al., 1987; Pierce, 1984; Woll et al., 1980), während in anderen Untersuchungen Broca-Aphasiker bzw. Aphasiker mit anterioren Läsionen unbeeinträchtigt erschienen oder zumindest signifikant besser als Wernicke-Aphasiker abschnitten (Grober et al., 1980 Exp. 2; McCleary, 1988; McCleary & Hirst, 1986; Zurif et al., 1974).

Die aphasischen Beeinträchtigungen des relationalen Wortverständnisses betreffen offenbar alle Arten von Beziehungen zwischen Wortbedeutungen. Eine Untersuchung von Doehring und Swisher (1972), in der Wörter auf dem Semantischen Differential eingestuft werden mußten, zeigt, daß Aphasiker konnotative Beziehungen nicht wie sprachgesunde Probanden erfassen. Lhermitte et al. (1971) stellten erhebliche Minderleistungen von Aphasikern bei einer Aufgabe fest, bei der es überwiegend um situativ-referentielle Beziehungen ging (z.B. »Fisch«-»Ozean«, »Fisch«-»Küche«). Woll et al. (1980) fanden, daß Aphasiker mehr Fehler als Kontrollprobanden begehen, wenn zu einem Reizwort dasjenige von zwei Wörtern auszuwählen ist, welches den typischen Kontext des Referenten (z.B. »Schornsteinfeger«: »Dach« oder »Garage«?), ein typisches Accessoire oder einen Teil des Referenten (z.B. »Schornsteinfeger«: »Zylinder« oder »Mütze«?) oder ein typisches Merkmal des Referenten bezeichnet (z.B. »Schornsteinfeger«: »schwarz« oder »weiß«?). Die Ergebnisse von McCleary und Hirst (1986; McCleary, 1988) lassen darauf schließen, daß es Aphasikern, insbesondere solchen mit posterioren Läsionen, große Schwierigkeiten bereitet, Referenten mit vergleichbarer Funktion zu erkennen (z.B. Objekte zum Schneiden). McCleary und Hirst (1986) sowie Grober et al. (1980) berichten, daß diese Patienten häufiger als Kontrollprobanden Fehlurteile über Hyperonymie- bzw. Hyponymie-Beziehungen abgeben (z.B. »Was fällt unter den Begriff »Frucht«: »Traube«? »Salat«? usw.). Zurif et al (1979) fanden bei einer Lernaufgabe Evidenz dafür, daß Broca- und Wernikke-Aphasiker thematische und klassifikatorische Beziehungen zwischen Wörtern nur mangelhaft erfassen.

Einige Untersuchungsergebnisse deuten darauf hin, daß Aphasikern die Erfassung bestimmter Arten von Beziehungen zwischen Wörtern mehr Schwierigkeiten bereitet als andere. Zurif et al. (1974) und Brownell et al. (1984) stellten fest, daß Aphasiker mit posterioren Läsionen bei Triadenvergleichen weniger als nicht-aphasische Probanden klassifikatorische Beziehungen (Überordnung, Unterordnung, Nebenordnung, Antonymie) berücksichtigen und sich statt dessen mehr nach den affektiven und konnotativen Aspekten der Wortbedeutungen (z.B. Zuordnung von »weise« nicht zu »närrisch«, sondern zu »tief«) oder dem vorgestellten situativen Kontext der Objekte richten.

McCleary und Hirst (1986) und Woll et al. (1980), die die Erfassung bestimmter Arten von Beziehungen in separaten Aufgabenserien abprüften, berichten, daß die Patienten bei Aufgaben, bei denen es um die typischen Teile, Eigenschaften oder Funktionen der Referenten von vorgegebenen Wörtern geht, ausgeprägtere Minderleistungen zeigen als bei Aufgaben, bei denen klassifikatorische Relationen oder situativ-referentielle Beziehungen erfaßt werden müssen.

Zunächst scheint es diesen Befunden zu widersprechen, wenn Goodglass und Baker (1976) die ausgeprägtesten Beeinträchtigungen von Aphasikern gerade bei der Erfassung des »functional context« von Referenten fanden. Doch hier spielt möglicherweise die besondere Aufgabenstellung eine Rolle. Während die Probanden in der zuvor erwähnten Untersuchung von Woll et al. (1980) den typischen Kontext des Referenten eines gegebenen Testwortes bestimmen sollten (z.B. »Schornsteinfeger« – was paßt besser dazu: »Dach« oder »Garage«?), sollten die Probanden bei Goodglass und Baker (1976) bei einem Testwort entscheiden, ob es in einer Beziehung zu einem zuvor bildlich gebotenen Referenz-Objekt stand. Unter der experimentellen Bedingung der »functional context«-Beziehung bezeichnete das *Testwort* den Kontext des Objekts. Beispielsweise sollte angegeben werden, ob das Wort »band« irgendetwas mit dem Referenz-Objekt SCHLAGZEUG zu tun hat. Es ist denkbar, daß die Probanden bei dieser Aufgabenstellung das Testwort, nicht das Objekt, zum Ausgangspunkt ihrer Suche nach einer Beziehung machten. Wenn dies der Fall war, konnten sie aber nicht über situativ-referentielle Assoziationen zum Referenz-Objekt gelangen (»band«-Kontext = z.B. JAZZKELLER), sondern bestenfalls über Referent-Teil-Beziehungen (»band«-Teil = z.B. SCHLAGZEUG). Dies bedeutet, daß die Aufgabenserie von Goodglass und Baker (1976) nicht die Erfassung von situativ-referentiellen Beziehungen, sondern von Referent-Teil-Beziehungen abprüfte. Damit löst sich der Widerspruch auf, denn Referent-Teil-Beziehungen sind auch nach Woll et al. (1980) für Aphasiker besonders schwierig.

Zusammengenommen deuten die Ergebnisse auf eine bestimmte Hierarchie der Diskriminationskraft der Aufgaben hin. Am deutlichsten sind die Beeinträchtigungen von Aphasikern bei Aufgaben, bei denen es um einzelne Teile, Eigenschaften und Funktionen von Referenten geht, etwas geringer sind sie, wenn klassifikatorische Beziehungen erfaßt werden sollen, und am geringsten sind sie, wenn situativ-referentielle oder konnotative Beziehungen für die Lösung relevant sind.

Allerdings kann man sich fragen, ob tatsächlich der inhaltliche Aspekt der entscheidende ist. Um konnotative oder situativ-referentielle Beziehungen zwischen Wörtern zu entdecken, reicht oft ein ungefähres, globales Wortverständnis aus. Um die Übereinstimmung in einer einzelnen Eigenschaft, einem Teil oder einer bestimmten Funktion der Referenten zu entdecken, muß hingegen meistens die Bedeutung der Wörter präzise erfaßt werden. Möglicherweise ist für Aphasiker entscheidend, ob eine Aufgabe ein präzises oder nur ein globales Wortverständnis verlangt. Zu prüfen wäre also, ob die Patienten bei ein und derselben Art von Relation unterschiedliche Leistungen erbringen, je nachdem, ob in der Aufgabe einzelne ausgewählte Bedeutungsaspekte beachtet werden müssen oder ob die korrekte Zuordnung von vielen Bedeutungsaspekten redundant indiziert wird. Eine Untersuchung, in der dies gezielt geprüft worden wäre, gibt es nicht. Grober et al. (1980) stellten aber fest, daß Aphasiker eine Hyponymie-Relation leichter entdecken, wenn es sich um ein typisches Exemplar der gegebenen Kategorie handelt, das also viele der für diese Kategorie charakteristischen Eigenschaften besitzt, als wenn es sich um ein untypisches Exemplar handelt. Dieses Ergebnis spricht für die Vermutung, daß die Anforderungen an die Präzision der semantischen Verarbeitung die entscheidende Variable ist. Die bisher referierten Untersuchungsergebnisse lassen kaum einen Zweifel daran, daß das relationale Wortverständnis von Aphasikern, insbesondere von Wernicke-Aphasikern, beeinträchtigt ist. Um so bemerkenswerter ist der Befund von Blumstein und Mitarbeitern, daß Wernicke-Aphasiker und Patienten mit globaler Aphasie bei lexikalischen Entscheidungsaufgaben mit visueller oder auditiver Reizdarbietung im gleichen Maße von einem semantischen Priming profitieren wie Hirngesunde (Blumstein et al., 1982; Milberg & Blumstein, 1981; Milberg et al., 1987). Bei lexikalischen Entscheidungsaufgaben werden nacheinander einzelne Wörter (z. B. »Brand«) und Pseudo-Wörter (z. B. »Kaft«) geboten, und der Proband hat bei jedem Reiz möglichst schnell anzugeben, ob es sich um ein Wort oder um ein Nicht-Wort handelt. In den Untersuchungen von Blumstein und Mitarbeitern zeigte sich, daß Patienten mit Wernicke- oder globaler Aphasie genau wie Kontroll-Probanden ein Wort (z. B. »Hund«) dann schneller als »Wort« klassifizieren konnten, wenn unmittelbar zuvor ein semantisch ähnliches Wort geboten wurde (z. B. »Katze«) als wenn zuvor ein semantisch unähnliches Wort (z. B. »Tisch«) oder ein Nicht-Wort (z. B. »Kisch«) geboten wurde (Blumstein et al., 1982; Milberg & Blumstein, 1981; vgl. auch Milberg et al., 1987). Bei Broca-Aphasikern fand sich demgegenüber nur bei auditiver Reizdarbietung ein Prime-Effekt, und dort auch nicht immer (Blumstein et al., 1982; Milberg & Blumstein, 1981; Milberg et al., 1987).

3.2.4 Zusammenhang zwischen Wortproduktion und -rezeption

Zwischen Benennleistung und referentiellem Wortverständnis besteht bei Aphasikern ein signifikanter korrelativer Zusammenhang (Butterworth et al., 1984; Cohen et al., 1980a; Woll et al., 1980). Die Häufigkeit semantischer Verwechslungsfehler beim Wortverständnis korreliert signifikant mit der Häufigkeit semantischer Paraphasien bei der Wortproduktion, nicht aber mit der Häufigkeit phonematischer Paraphasien oder Neologismen (Butterworth et al., 1984; Gainotti, 1976).

Einige Ergebnisse deuten einen noch direkteren Zusammenhang zwischen Wortproduktions- und Rezeptionsstörungen an: Bei Wortverständnisprüfungen begeht ein Proband i. allg. überzufällig häufig bei denjenigen Wörtern Fehler, die er auch bei Benennaufgaben nicht produzieren kann (Goodglass & Baker, 1976; McCleary & Hirst, 1986; Woll et al., 1980; aber: Butterworth et al., 1984).

3.3 Erklärungsversuche

Vor mehr als 20 Jahren stellte Howes (1967b) einen Erklärungsansatz für die aphasischen Besonderheiten der Sprachproduktion vor, der heute noch als Musterbeispiel kognitionspsychologischer Hypothesenbildung in der Aphasiologie angesehen werden kann. Howes postuliert zwei kognitive Systeme. Das »Beta«-System wählt von den Informationen aus Wahrnehmung, Gedanken, Erinnerungen, Wünschen, Gefühlen die Inhalte aus, die mitgeteilt werden sollen, und integriert die Information in einem »Impuls«, der die Bedeutung des gemeinten Wortes in kodierter Form wiedergibt. Dieser Impuls ist der Input für das »Alpha«-System. Das Alpha-System besteht aus einer großen Menge funktioneller Knotenpunkte und stellt zu jedem Input ein spezifisches Erregungsmuster als Output her. Das Erregungsmuster wird zu den für die Steuerung der Sprechmotorik relevanten Systemen weitergeleitet, so daß das intendierte Wort gesprochen werden kann. Nach Howes beruhen die Wernicke-Aphasie und amnestische Aphasie auf einer Störung des Beta-Systems, wobei nur der Schweregrad der Störung variiert. Das Beta-System integriert nicht mehr genügend Information in seinem Impuls. Durch die mangelnde Spezifität des Impulses wählt das (eigentlich intakte) Alpha-System oft inhaltlich inadäquate Wörter aus. Die Sprechweise des Patienten ist aber flüssig, unter Umständen ist die Sprechgeschwindigkeit sogar größer als beim Hirngesunden, weil die geringeren Vorgaben des Beta-Systems dem Alpha-System die Arbeit leichter machen. Das Syndrom der Broca-Aphasie beruht nach Howes demgegenüber auf einer Störung des Alpha-Systems. Ein Teil der funktionellen Knotenpunkte fällt aus, so daß der Weg vom Impuls bis zur Erstellung des neuronalen Erregungsmusters verlängert ist und das resultierende Muster in einigen Aspekten lückenhaft oder inkorrekt ist. Eine Verringerung der Sprechgeschwindigkeit, Verzögerungen beim Benennen und phonematische Paraphasien sind die Folge.

Howes' Arbeit ist in zweierlei Hinsicht beispielhaft für die kognitionspsychologische Hypothesenbildung zu den aphasischen Beeinträchtigungen auf Wortebene. Zum einen stellt Howes zunächst ein Modell zur Informationsverarbeitung beim *Hirngesunden* vor und formuliert erst auf dieser Basis seine Hypothesen zur funktionellen Verursachung der aphasischen Beeinträchtigungen. Zum zweiten postuliert Howes verschiedene Stufen der Informationsverarbeitung bei der Wortproduktion, von denen die eine zur mentalen Repräsentation der *Bedeutung* eines Wortes und die andere zur mentalen Repräsentation der *lautlichen Form* des Wortes führt.

Nur wenige andere Erklärungsansätze (z.B. Howard & Orchard-Lisle, 1984; Kelter, 1977; Merdian, 1984) sind so präzise ausgearbeitet wie der Ansatz von Howes (1967a), der hier nur in seinen Grundzügen wiedergegeben wurde. Zumeist werden lediglich die Hauptkomponenten eines kognitiven Modells benannt, und darin der »Ort« der Störung gekennzeichnet. Die Modellannahmen sind in der Regel ähnlich, auch wenn die Terminologie recht unterschiedlich ist. Um die Erklärungsversuche zu systematisieren, ist es zweckmäßig, sich zunächst einen Überblick über die üblichen Modellannahmen zu verschaffen (vgl. auch Butterworth et al., 1984).

3.3.1 Kognitionspsychologische Annahmen

Für unser Thema hat zwar die Modellbildung in bezug auf die lexikalische Verarbeitung die größte Bedeutung, aber die wichtigsten »peripheren« Verarbeitungskomponenten, die beim Benennen und beim Wortverständnis eine Rolle spielen, seien doch genannt (vgl. Abb. 3.2). Auf der Wahrnehmungsseite werden üblicherweise sogenannte Sensorische Register (u.a. das Ikonische und das Echoische Gedächtnis) angesetzt, bei denen es sich um modalitätsspezifische Speicher handelt, die die sensorische Reizinformation für sehr kurze Zeit praktisch unverändert, zumindest präkategorial, verfügbar halten (z.B. Klatzky, 1980 Kap. 3). Wie die Weiterverarbeitung der Information der Sensorischen Register im einzelnen vonstatten geht, ist noch recht unklar. Für die Verarbeitung verbal-akustischer Information wird häufig ein akustisch-phonetisches System postuliert, das für die kategoriale Erfassung und Repräsentation der phonetischen Merkmale sorgt (vgl. Pisoni & Luce, 1987). Die nicht-sprachliche Information gelangt vermutlich erst über Zwischenschritte der Verarbeitung zum Konzeptuellen System (Marr, 1982; Warrington, 1985). Um das Schema 3.2 nicht allzu komplex werden zu lassen, wurde auf eine Kennzeichnung dieser Komponenten verzichtet.

Auf der motorischen Seite sind Verarbeitungssysteme für die Planung und Steuerung der non-verbalen Reaktionen anzunehmen, die hier aber nicht näher spezifiziert zu werden brauchen. Für die lautsprachlichen Reaktionen wird i. allg. ein artikulatorisch-phonetisches System angesetzt, das bei der Sprachproduktion die benötigten artikulatorischen Programme zusammenstellt. Zudem muß mindestens ein weiteres System für die Steuerung und Überwachung der lautsprachlichen Realisierung postuliert werden.

Die *lexikalische* Verarbeitung besteht bei der Wortproduktion darin, daß (1) festgelegt wird, welche Bedeutung ausgedrückt werden soll (z.B. Dackel? Hund? Köter? Gebell?), und (2) die zugehörige Lautstruktur bestimmt wird. Beim Verstehen eines Wortes besteht die lexikalische Verarbeitung darin, daß (1) der gehörte verbale Reiz als die Lautstruktur eines bestimmten Wortes identifiziert und (2) die zugehörige Wortbedeutung erfaßt wird.

In den aphasiologischen Erklärungsversuchen werden (implizit oder explizit) unterschiedliche Annahmen zu diesen Verarbeitungsschritten gemacht. Im wesentlichen unterscheiden sich die Annahmen in den folgenden zwei Aspekten:

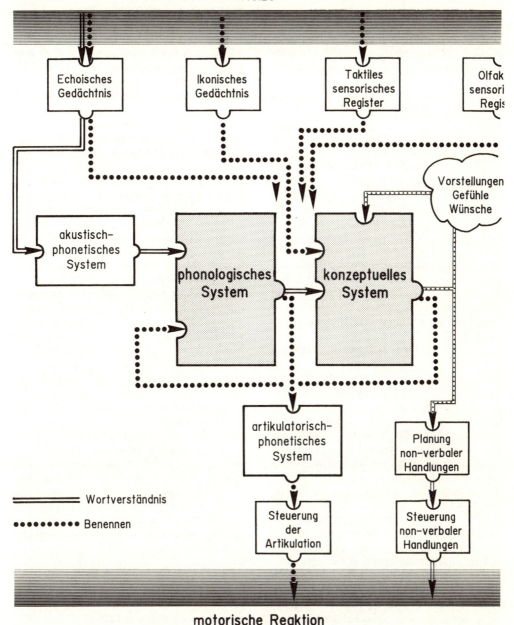

Abb. 3.2: Hauptkomponenten eines Modells vom Typ 1.1 mit einem konzeptuellen System für die Repräsentation der Bedeutung sprachlicher und nicht-sprachlicher Inhalte sowie einem phonologischen System für die phonologische Repräsentation gehörter und geplanter Wörter.

1. System für die Repräsentation der Wortbedeutungen:
Einige Forscher postulieren ein System, das Zugriff auf begriffliches *und* wortsemantisches Wissen hat und für die mentale Repräsentation von Wortbedeutungen und begrifflich erfaßten non-verbalen Inhalten (aus der Wahrnehmung, Vorstellung, Erinnerung usw.) sorgt. Dieses System soll als »konzeptuelles System« bezeichnet werden (vgl. Abb. 3.2). Andere Forscher postulieren anstelle des konzeptuellen Systems zwei oder mehr separate Bedeutungssysteme (vgl. Abb. 3.3): Zum einen wird ein spezielles sprachliches Bedeutungssystem angesetzt, das über das wortsemantische Wissen verfügt und bei der Sprachplanung und Sprachrezeption die Bedeutung des geplanten oder gehörten Wortes mental repräsentiert (»semantisches System«). Für die begriffliche Repräsentation von nicht-sprachlichen Inhalten werden ein allgemeines oder mehrere modalitätsspezifische nicht-sprachliche Bedeutungssysteme postuliert (vgl. Butterworth et al., 1984).

2. System(e) für die Repräsentation der Lautstrukturen:
In den meisten Erklärungsansätzen wird ein Lautstruktur-System angesetzt, das sowohl bei der Sprachproduktion als auch bei der Sprachrezeption mitwirkt. Dieses »lexikalisch-phonologische« System hat Zugriff auf die Kenntnis der idiosynkratischen lautlichen Eigenschaften der einzelnen Wörter (vgl. Abb. 3.2 und 3.3).

Einige Forscher halten hingegen die Annahme eines modalitätsübergreifenden Lautstruktur-Systems für problematisch (z.B. Morton, 1985). Sie postulieren lediglich ein artikulatorisch-phonetisches System (»articulatory output logogens« oder »output lexicon«), das bei der Sprach*produktion* mitwirkt, und ein separates akustisch-phonetisches System (»auditory input logogens« oder »input lexicon«), das bei der Sprach*rezeption* mitwirkt (vgl. Abb. 3.4 und 3.5).

Insgesamt sind damit 2 × 2 Modelltypen zu unterscheiden:

Typ 1.1 (Abb. 3.2): Modell mit einem konzeptuellen und einem lexikalisch-phonologischen System. Ein Beispiel für diesen Typ ist das Modell von Howes (1967b). Das Beta-System ist ein konzeptuelles System; das Alpha-System wird – wie in einer späteren Arbeit deutlich wird (Howes, 1974) – als phonologisches System konzipiert. Ein zweites Beispiel ist das von Butterworth et al. (1984) beschriebene »Single Lexicon Model« (das die Autoren allerdings nicht für optimal halten).

Typ 2.1 (Abb. 3.3): Modell mit einem separaten semantischen System und einem lexikalisch-phonologischen System. Dieser Modelltyp liegt implizit den meisten aphasiologischen Erklärungsansätzen zugrunde. Explizit wählen ihn Butterworth et al. (1984). In ihrem Modell der »Functional Lexicons« differenzieren die Autoren – terminologisch etwas unglücklich – zwischen dem »semantic lexicon« (= semantisches System) und einem System für »semantic representations« (= nicht-sprachliches Bedeutungssystem).

Typ 1.2 (Abb. 3.4): Modell mit einem konzeptuellen System, ohne lexikalisch-phonologisches System. Es gibt keinen aphasiologischen Erklärungsansatz, dem explizit ein Modell dieses Typs zugrundegelegt wird.

Typ 2.2 (Abb. 3.5): Modell mit separatem semantischen System, ohne lexikalisch-phonologisches System. Modelle dieses Typs werden von Morton (1985) und Howard et al. (1985) verwendet.

Der Einfachheit halber werden wir uns bei der folgenden Darstellung, wenn nicht anders erwähnt, auf die Modelltypen mit einem lexikalisch-phonologischen System beziehen (Typen 1.1 und 2.1). Es ist ohne Schwierigkeiten zu erkennen, wie die analogen Sachverhalte bei einem Modell aussehen würden, bei dem kein übergreifendes Lautstruktur-System angenommen wird.

3.3.2 Hypothesen

Störungen nicht-lexikalischer Verarbeitungsschritte

Eine Störung der Reizabbildung in einem Sensorischen Register würde bereits bei Aufgaben, die keine begriffliche Erfassung von Reizen verlangen, zu Leistungseinbußen füh-

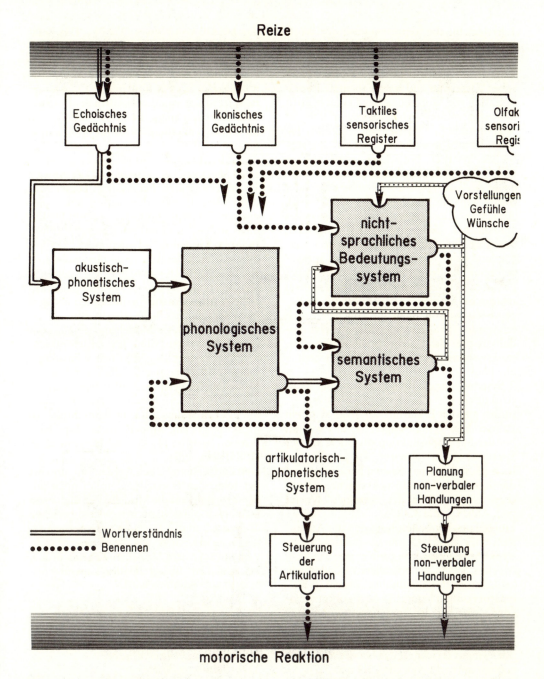

Abb. 3.3: Hauptkomponenten eines Modells vom Typ 2.1 mit separaten Systemen für die Repräsentation der Bedeutung sprachlicher und nicht-sprachlicher Inhalte sowie einem phonologischen System.

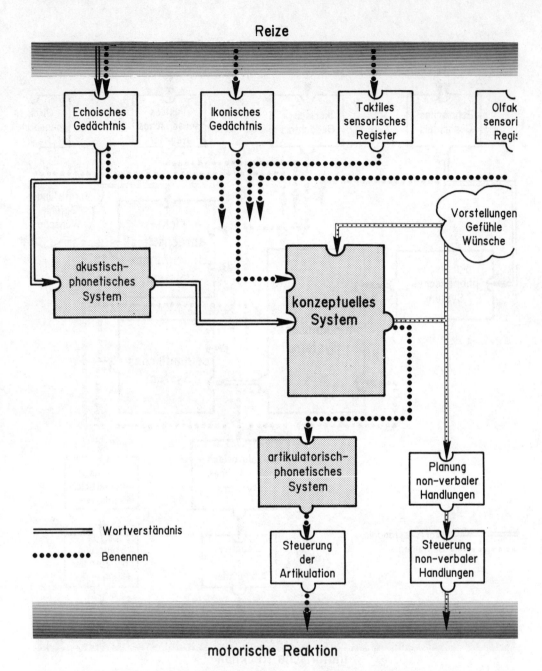

Abb. 3.4: Hauptkomponenten eines Modells vom Typ 1.2 mit einem konzeptuellen System und zwei separaten lexikalischen Systemen für die Repräsentation der lautlichen Wortform bei der Wortproduktion und der Wortrezeption.

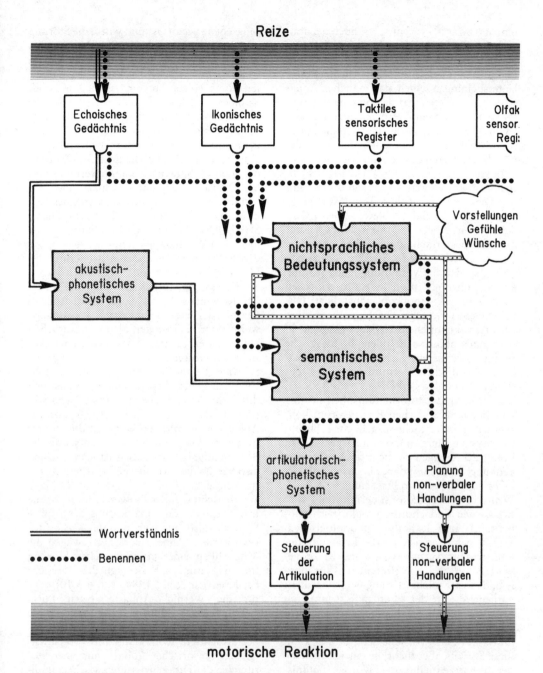

Abb. 3.5: Hauptkomponenten eines Modells vom Typ 2.2. mit separaten lexikalischen Systemen für die Repräsentation der lautlichen Form der Wörter bei der Wortproduktion und Wortrezeption sowie zwei separaten Systemen für die Repräsentation der Bedeutung von Wörtern und von nicht-sprachlichen Inhalten.

ren, und zwar bei verbalen wie auch bei nonverbalen Reizen. Es ist nicht undenkbar, daß bei manchen Aphasikern eine Störung des Echoischen Gedächtnisses vorliegt. Einige Untersuchungen zeigen, daß manchen Aphasikern die Differenzierung von schnell wechselnden akustischen – verbalen oder non-verbalen – Reizen und die Bestimmung ihrer Reihenfolge mehr Schwierigkeiten als anderen Hirngeschädigten bereitet (vgl. die Übersicht von Hammond, 1982). Die Beeinträchtigungen korrelieren sogar signifikant mit der Fehlerzahl im Token Test (Swisher & Hirsh, 1972; Tallal & Newcombe, 1978). Andererseits gibt es empirische Hinweise auf analoge Beeinträchtigungen bei optischen Reizen (Efron, 1963; Swisher & Hirsh, 1972), so daß die Vermutung einer Störung einer höheren, modalitätsunspezifischen Verarbeitungskomponente näher liegt. Ohnehin ließen sich mit der Hypothese eines gestörten Echoischen Gedächtnisses wohl bestenfalls phonetische oder phonologische Beeinträchtigungen, nicht aber die lexikalisch-semantischen Beeinträchtigungen des Wortverständnisses erklären.

Eine Störung der Informationsübermittlung von einem Sensorischen Register zum konzeptuellen bzw. nicht-sprachlichen Bedeutungssystem führt zu modalitätsspezifischen Beeinträchtigungen der begrifflichen Reizerkennung. Sie kommt daher höchstens als Ursache von Agnosien in Betracht.

Wenn die Informationsübermittlung vom Echoischen Gedächtnis zum akustisch-phonetischen und lexikalisch-phonologischem System behindert ist, ist die Erfassung der Lautstruktur verbal-akustischer Reize gestört. Miceli et al. (1980) halten es für möglich, daß eine solche Störung bei Aphasikern vorliegt, die in der Phonemdiskrimination beeinträchtigt sind, aber keine phonematischen Paraphasien bei der Sprachproduktion erbringen. Nach Ansicht der Autoren kann diese Störung aber nicht die einzige Ursache der Beeinträchtigung des Wortverständnisses der Patienten sein.

Es ist unstrittig, daß viele Aphasiker mit nicht-flüssigem Sprechverlauf im artikulatorischen Bereich beeinträchtigt sind, auch wenn noch nicht geklärt ist, welche Verarbeitungsebene gestört ist und worin die Störung besteht (vgl. MacNeilage, 1982; Nespoulous et al., 1987). Es stellt sich die Frage, inwieweit die Benennschwierigkeiten der Patienten durch solche Störung(en) bedingt sind. Kohn et al. (1984) versuchten, dadurch Aufschluß in dieser Frage zu gewinnen, indem sie Broca-Aphasikern neben einer üblichen Benennaufgabe eine Homonymentdeckungsaufgabe vorgaben, bei der die Objekte nur in der inneren Sprache benannt werden mußten. Die Aufgabe bestand darin, zu einer Objektabbildung, die den Referenten eines Homonyms darstellte (z.B. (Vorhänge-) SCHLOSS), diejenige Objektabbildung aus mehreren Alternativen herauszusuchen, die den Referenten der anderen Bedeutung des Homonyms darstellte (z.B. (Königs-) SCHLOSS; vgl. auch Kelter et al., 1976 Part III). Es zeigte sich, daß einige Broca-Aphasiker bei der Homonymentdeckungsaufgabe weit bessere Leistungen als beim lautlichen Benennen erbrachten. Dies deutet nach Ansicht von Kohn et al. darauf hin, daß die Schwierigkeiten der Patienten bei der üblichen lautlichen Benennaufgabe wesentlich durch postlexikalische, artikulatorische Störungen verursacht waren. Andere Broca-Aphasiker bewältigten hingegen die Homonymentdeckungsaufgabe nicht besser als die Benennaufgabe; bei diesen Patienten schien also bereits die lexikalische Verarbeitung gestört zu sein.

Wie berichtet, führt Howes (1967a, b) die Broca-Aphasie auf eine Störung des Alpha-Systems, also auf eine phonologische Störung zurück. Andere Forscher erwägen die Möglichkeit einer phonologischen Störung für die Leitungsaphasie (vgl. die Übersicht bei Friedrich et al., 1984; vgl. 4.3.10) oder für die Wernicke-Aphasie. Nach Luria (1970; Luria & Hutton, 1977) beruhen die phonematischen Paraphasien, aber auch das beeinträchtigte Wortverständnis von Patienten mit sensorischer Aphasie auf einer Störung bei der Differenzierung zwischen ähnlichen Phonemen und der gezielten Selektion von Phonemen. Auch Blumstein et al. (1977a, b) vermuten, daß Wernicke-Aphasiker in der Identifikation und Selektion von Phonemen gestört sind. Daß diese Störung die (einzige) Ursache der Beeinträchtigung des Wortverständnisses ist, halten die Forscher aber für unwahrscheinlich, da nur ein sehr lockerer Zusammenhang zwischen den phonologischen Beeinträchtigungen und den Wortverständnisschwierigkeiten festzustellen ist (vgl. auch Baker et al., 1981; Miceli et al., 1980).

Störungen der lexikalisch-phonologischen Verarbeitung

Unter einer »Abrufstörung« (»retrieval deficit«) versteht man gewöhnlich eine Beeinträchtigung der Fähigkeit, bei der Sprachproduktion zu einer korrekt gebildeten konzeptuellen bzw. semantischen Repräsentation die passende Lautstruktur zu finden, obwohl das dafür notwendige sprachliche Wissen nicht »verloren gegangen« ist. Phonologische Störungen, wie wir sie zuvor besprochen haben, würde man nicht als Abrufstörungen bezeichnen, weil sie Veränderungen der phonologischen Repräsentationen selbst bedingen, und zudem nicht nur Wörter, sondern auch sinnfreie Lautfolgen betreffen. Als Abrufstörungen können aber beispielsweise jene Störungen des lexikalisch-phonologischen Systems bezeichnet werden, die von Rochford und Williams (1962, 1963) als Ursache von aphasischen Benennschwierigkeiten erwogen werden: Nach Ansicht der Autoren ist denkbar, daß die Patienten in der Fähigkeit beeinträchtigt sind, die sich bei der Wortsuche aufdrängenden unpassenden »word forms« zu inhibieren (Rochford & Williams, 1962). In einer späteren Arbeit erörtern die Forscher zudem die Hypothese, daß die Schwelle für den Abruf (»evocation«) der phonologischen Wortrepräsentationen der Wörter pathologisch erhöht ist (Rochford & Williams, 1963).

Eine pathologische Veränderung der Abrufschwellen halten auch Milberg, Blumstein und Dworetzky (1988) für möglich, die sich allerdings primär mit der Wort*rezeption* beschäftigen. Milberg et al. stellen in einer Untersuchung mit lexikalischen Entscheidungsaufgaben fest, daß Prime-Wörter, die dem Zielwort semantisch ähnlich sind, bei Aphasikern mit nicht-flüssigem Sprechverlauf schon bei minimaler phonematischer Entstellung keinerlei Effekt mehr auf die Entscheidungslatenz beim nachfolgenden Zielwort haben (z.B. Hond-Katze), während sie bei Hirngesunden lediglich etwas geringere Effekte als nicht-entstellte Primes haben. Bei Aphasikern mit flüssigem Sprechverlauf haben hingegen selbst Primes, die phonematisch erheblich entstellt sind, noch einen ebenso großen Effekt wie die entsprechenden korrekten Wörter. Milberg et al. schließen daraus, daß das lexikalisch-phonologische System bei Aphasikern mit nicht-flüssigem Sprechverlauf schwerfällig ist. Durch einen Reiz werde nicht mehr – wie beim Hirngesunden – jeweils ein ganzes Feld von Lexikoneinträgen aktiviert. Als Ursache dafür komme unter anderem eine allgemeine Erhöhung der lexikalisch-phonologischen Identifikationsschwellen in Betracht. Für die Aphasiker mit flüssigem Sprechverlauf, die eine mangelnde Sensibilität für phonologische Abweichungen zeigen, sei das Umgekehrte zu vermuten. Bei diesen Probanden würden beim Hören eines Wortes – aber vielleicht auch in der Wortselektion beim Sprechen – immer mehr phonologische Lexikoneinträge verfügbar werden als beim Hirngesunden. Als Ursache sei u.a. eine allgemeine Erniedrigung der lexikalisch-phonologischen Schwellen denkbar.

Zugangsstörungen (»access deficits«)

Eine andere Art der Abrufstörung liegt vor, wenn bei der Sprachproduktion der Zugang zum (intakten) lexikalisch-phonologischen System erschwert ist. Hier ist also die Informationsübermittlung vom konzeptuellen bzw. semantischen System zum lexikalisch-phonologischen System gestört. Eine solche Störung wird in vielen Publikationen als mögliche Ursache aphasischer Wortproduktionsschwierigkeiten genannt (z.B. Hadar et al., 1987; Mills et al., 1979; vgl. auch schon Geschwind, 1967), aber nur selten genauer beschrieben. Nach Weigl (z.B. 1969, 1979) sind die Wortfindungsschwierigkeiten amnestisch-aphasischer Patienten darauf zurückzuführen, daß zu den Bedeutungsstrukturen (Wortbedeutungen), die völlig normal gebildet werden können, nicht mehr die entsprechenden Lautstrukturen »reaktiviert« werden können. In zahlreichen Untersuchungen erprobte Weigl Methoden zur »De-Blockierung« dieser Prozesse (vgl. Weigl, 1979). Gainotti und Mitarbeiter (1986 b) kommen bei einer breit angelegten Untersuchung der Sprachproduktion und -rezeption amnestisch-aphasischer Patienten zu dem Schluß, daß es zwei distinkte Formen amnestischer Aphasie gibt. Zum einen gebe es die rein expressive amnestische Aphasie. Die Patienten seien im Wortverständnis praktisch ungestört, begingen selbst im Token Test kaum Fehler und verfügten über eine gewisse Kenntnis der lautlichen Form der Wörter, die sie nicht produzieren könnten. Die zugrundeliegende Störung ist nach Gainotti et al. etwa dort anzusiedeln, wo normalerweise dem gewählten lexikalischen Item (in unserer Terminologie: der semantischen Repräsentation) die entsprechende phonologische Struktur zugeordnet wird (Gainotti et al., 1986 b). Die zweite Form sei die amnestische Aphasie mit beeinträchtigtem Wortverständnis. In diesem Fall liege eine Störung im lexikalisch-semantischen Bereich vor. Auf diese Hypothese werden wir später eingehen.

Es liegt nahe, die komplementäre Zugangsstörung – eine Störung der Informationsübermittlung vom lexikalisch-phonologischen zum konzeptuellen bzw. semantischen System – als Ursache von Wortverständnisschwierigkeiten in Betracht zu ziehen. Nach Weigl (1969, 1979) beruht die sensorische Aphasie auf einer solchen Störung. Bei einer korrekt wahrgenommenen und mental adäquat repräsentierten Lautstruktur eines Wortes kann die korrespondierende Bedeutungsstruktur nicht mehr reaktiviert werden. Ähnlich äußern sich Brownell et al. (1984). Auch Blumstein und Mitarbeiter (Blumstein et al., 1982; Milberg & Blumstein, 1981; Milberg et al., 1987; vgl. 3.2.3) kommen aufgrund ihrer Ergebnisse bei lexikalischen Entscheidungsaufgaben mit semantischem Priming zu dem Schluß, daß die Minderleistungen von Patienten mit Wernicke-Aphasie oder globaler Aphasie bei den üblichen Benenn- und Wortverständnisprüfungen auf einer Behinderung des Zugangs zur lexikalisch-semantischen Information beruhen. Ihrer Ansicht nach ist dabei allerdings wohl nur der bewußte Zugang zu der spezifischen lexikalisch-semantischen Information behindert. Möglicherweise seien die aufmerksamkeitsgesteuerten Verarbeitungsprozesse, die beim Hirngesunden die automatisch aktivierten semantischen Merkmale einzeln zugänglich machen und klassifizieren, gestört.

Störungen des Bedeutungswissens

Viele Aphasiologen vertreten die Ansicht, daß die lexikalisch-semantischen Beeinträchtigungen von (manchen) Aphasikern auf einer pathologischen Veränderung der mentalen Repräsentationen der Wortbedeutungen beruhen. Je nachdem, welches Lexikonmodell gewählt wird, sieht die Hypothese etwas anders aus. Wird ein Modell zugrundegelegt, bei dem die Bedeutungsrepräsentation von sprachlichen Inhalten und die von nichtsprachlichen Inhalten demselben System zugeschrieben werden (Modelltypen 1.1 und 1.2), ist eine Störung dieses Systems eine *konzeptuelle Störung*, d. h. sie hat neben den lexikalisch-semantischen Beeinträchtigungen auch Beeinträchtigungen im *nicht*-sprachlichen Bereich zur Folge. Wird hingegen ein Modell angenommen, bei dem ein für die Bedeutungen von *Wörtern* spezialisiertes System angesetzt wird (Modelltypen 2.1 und 2.2), so handelt es sich um eine *semantische Störung*, und dies impliziert, daß die Beeinträchtigungen auf Leistungen beschränkt sind, bei denen *Wort*bedeutungen eine Rolle spielen. Betrachten wir zunächst den letztgenannten, üblicheren Hypothesentyp.

Semantische Störung

In gewisser Hinsicht kann schon Lurias Erklärungsansatz zur reinen amnestischen Aphasie als eine Hypothese einer semantischen Störung gelten (Luria, 1973; Luria & Hutton, 1977). Luria faßt das Lexikon als ein Netzwerk von vielfältigen Beziehungen zwischen Wörtern auf. Die Bedeutung eines Wortes ergibt sich aus seinen semantischen Beziehungen zu anderen Wörtern. Wenn bei der Planung einer Äußerung nach einem passenden Wort gesucht wird, werden zahlreiche miteinander assoziierte Wörter mit unterschiedlicher Stärke hervorgerufen. Dem Hirngesunden bereitet die Wortwahl gewöhnlich keine Schwierigkeiten, weil das »richtige« Wort normalerweise am stärksten aktiviert ist. Bei amnestisch-aphasischen Patienten ist aber die komplexe »semantische Matrix« der Wörter zusammengebrochen – alle möglichen Assoziationen drängen sich mit ähnlicher Stärke auf. Damit wird die Wortselektion für die Patienten zu einem Problem. Paraphasien und Wortfindungsschwierigkeiten sind die Folge.

In den Arbeiten jüngeren Datums wird die Hypothese einer semantischen Störung meistens in bezug auf Wernicke-Aphasien bzw. Aphasien infolge von retrorolandisch gelegenen Läsionen vertreten (z.B. Caramazza & Berndt, 1978; Caramazza et al., 1982; Grober et al., 1980; Whitehouse et al., 1978). Aber es gibt auch Autoren, die eine solche Störung generell für die Ursache lexikalisch-semantischer Beeinträchtigungen von Aphasikern halten (z.B. Butterworth et al., 1984). Unabhängig von diesen Unterschieden kennzeichnen die Forscher die Art der Störung ähnlich. Nach Grober et al. (1980) haben die definierenden semantischen Merkmale, die für die klassifikatorischen Beziehungen zwischen Wörtern entscheidend sind, in den semantischen Repräsentationen der Patienten nicht mehr das Gewicht, das ihnen eigentlich zukommt. Dafür haben Merkmale, die lediglich charakteristisch sind oder gar nur mit den persönlichen Erfahrungen zusammenhängen, an Gewicht gewonnen. Butterworth et al. (1984) äußern die Vermutung, daß Aphasiker nur noch über »partielle« semantische Repräsentationen verfügen und daher beim Wortverständnis semantische Verwechslungsfehler begehen und bei der Wortproduktion semantische Paraphasien erbringen. Howard und Orchard-Lisle (1984; vgl. auch Howard et al., 1985) präzisieren die Hypothese für die Wortproduktion: Weil die semantischen Repräsentationen (»codes«) »unterspezifiziert« sind, werden immer mehrere phonologische Lexikoneinträge zugleich aktiviert. Beim Hirngesunden werde hingegen durch den vollständigen semantischen Kode immer nur ein einziger phonologischer Lexikoneintrag aktiviert. Caramazza et al. (1982; Caramazza & Berndt, 1978) vertreten die Ansicht, daß bei den Patienten die Merkmalslisten, die die Bedeutung von Wörtern ausmachen, teilweise zusammengebrochen sind. Dies führe zu semantischen Paraphasien bei der Sprachproduktion und semantischen Verwechslungsfehlern beim Wortverständnis. Da das lexikalisch-semantische Wissen zudem quasi »von oben« den Prozeß der Objekterkennung steuere, habe die semantische Störung auch Besonderheiten bei der begrifflichen Erfassung non-verbaler Reize zur Folge (Caramazza et al., 1982). Die non-verbalen Minderleistungen der Patienten werden hier also als indirekte Folge einer sprachspezifischen Störung aufgefaßt.

Konzeptuelle Störung

Howes' (1967b) Kennzeichnung der Ursache der Aphasien mit flüssigem Sprachverlauf läßt sich als Hypothese einer konzeptuellen Störung auffassen. Wie berichtet, führt Howes die Wernicke-Aphasie und die amnestische Aphasie auf eine Störung des Beta-Systems zurück, das für die Selektion und Integration der mitteilungsrelevanten nicht-sprachlichen Information zuständig ist.

Goodglass et al. (1968; Goodglass & Baker, 1976) postulieren ein mentales Lexikon, dessen Struktur einem Netzwerk gleicht, das nach semantisch-konzeptuellen Beziehungen organisiert ist. Eine Benennreaktion wird ausgelöst (d.h. eine phonologische Repräsentation kann erstellt werden), wenn die Informationen von den Knotenpunkten, die die verschiedenen Aspekte des Konzepts repräsentieren, konvergieren. Zu einem Konzept gehören sowohl die semantischen Beziehungen zwischen Wörtern, als auch nichtsprachliche Informationen wie beispielsweise die wahrnehmbaren Merkmale eines Reizes (Goodglass & Baker, 1976 S. 361; Goodglass et al., 1968 S. 494). Die Minderleistungen von Wernicke-Aphasikern beim Benennen und beim Wortverständnis beruhen nach Ansicht von Goodglass et al. auf einem Mangel an spezifischer, auf das Wort hinleitender Information. Die Ursache sei möglicherweise eine generelle Verminderung der Erregung (»arousal«) im konzeptuellen Bereich (Goodglass et al., 1968; vgl. auch Bisiach, 1966, 1976). In einer späteren Arbeit fassen sie die Hypothese genauer: Die Ursachen seien Lücken (»gaps«) im semantischen Feld (Goodglass & Baker, 1976). Der Ausdruck »Lücken im semantischen Feld« könnte vermuten lassen, daß die Autoren eine *semantische* Störung im Sinn haben. Aber ihre Angaben zum lexikalischen Netzwerk zeigen, daß wohl doch ein *konzeptuelles* System gemeint ist. Zudem sprechen die Forscher in einer späteren Arbeit, die sich mit den Ursachen der Beeinträchtigungen des referentiellen Wortverständnisses beschäftigt, explizit von einer Störung auf der konzeptuellen Ebene (Baker & Goodglass, 1979).

Gainotti und Mitarbeiter (1979, 1983, 1986a; Gainotti, 1982) halten ebenfalls eine konzeptuelle Störung bei Aphasikern für möglich. Ihrer Ansicht nach liegt eine solche Störung aber bei allen Aphasikern mit lexikalisch-semantischen Beeinträchtigungen vor. Es habe sich nämlich gezeigt, daß bei non-verbalen Aufgaben, die eine begriffliche Erfassung der Reize verlangen, nicht speziell Wernicke-Aphasiker, sondern generell jene Aphasiker schlechter als Kontrollprobanden abschneiden, die bei Wortverständnisprüfungen viele semantische Verwechslungsfehler begehen und bei Benennaufgaben viele semantische Paraphasien produzieren. Was die Art der konzeptuellen Störung angeht, so vermuten Gainotti et al. (1986a) einen partiellen Verlust semantisch-konzeptuellen Wissens. Allerdings halten sie auch eine Störung der analytischen Fähigkeit für möglich (siehe unten).

Merdian (1984) stellt ein präzises Lexikonmodell vor und zeigt, daß sich auf dieser Basis die vorliegenden empirischen Ergebnisse zu den verbalen und non-verbalen Beeinträchtigungen von Aphasikern als Ausdruck einer mangelnden Verfügbarkeit der einzelnen Komponenten von Konzepten interpretieren lassen. Als Ursache der Beeinträchtigungen kommt nach Merdian zum einen eine strukturelle Störung des Konzeptspeichers, zum anderen eine Störung des Zugangs zur konzeptuellen Information oder ihres Gebrauchs in Frage. In einer empirischen Untersuchung erprobt Merdian verschiedene konzeptuelle Trainingsmaßnahmen und stellt fest, daß sich zwar die verbalen und nonverbalen Leistungen bei den trainierten Konzepten verbessern, kaum jedoch die Leistungen bei untrainierten Konzepten. Dies deutet nach Ansicht von Merdian (1984) darauf hin, daß die Störung die konzeptuelle Struktur betrifft, nicht etwaige Verarbeitungsprozesse. Es sei zu vermuten, daß Aphasiker nur noch über unvollständige Konzepte verfügen.

Auch die Erklärungsansätze von Bay (1963, 1969), Duffy et al. (1975, 1984) und Tsvetkova (1975) können grundsätzlich als Hypothesen einer konzeptuellen Störung aufgefaßt werden, obwohl sie nicht im Rahmen kognitionspsychologischer Theorien entwickelt wurden. Nach Bay (1963, 1969) beruht jede echte Aphasie auf einer mangelhaften aktualgenetischen Ausdifferenzierung von Begriffen. Übersetzt in die Sprache der Kognitiven Wissenschaft heißt dies, daß die Patienten keine vollwertigen konzeptuellen Repräsentationen bilden können. Duffy und Mitarbeiter (1975, 1984; Duffy & Watkins, 1984; Coelho & Duffy, 1987) sehen in den sprachlichen und nicht-sprachlichen Beeinträchtigungen von Aphasikern den Ausdruck einer Störung der zentralen symbolisierenden Tätigkeit. Tsvetkova (1975) vertritt die Ansicht, daß Patienten mit bestimmten Formen einer amnestischen Aphasie nicht mehr zuverlässig zwischen konzeptuell relevanten und irrelevanten Merkmalen unterscheiden, weil ein Teil der gnostischen Basis von Sprache pathologisch verändert ist: Die »Standardbilder« – die vorstellungsmäßigen und begrifflichen Repräsentationen von Objekten – sind »ausgewaschen«.

Eine Beeinträchtigung der analytischen Fähigkeit

Cohen und Mitarbeiter vermuten, daß Aphasiker in der analytischen Fähigkeit beeinträchtigt sind (Cohen et al., 1976, 1980a, b; Gutbrod et al., 1985). Gainotti und Mitarbeiter (1986a) erwägen diese Hypothese als Alternative zu der Hypothese einer Störung des konzeptuellen Systems (vgl. auch Grossman, 1981). Wie mit der Hypothese einer konzeptuellen Störung wird mit der Hypothese einer beeinträchtigten analytischen Fähigkeit ein funktioneller Zusammenhang zwischen aphasischen Beeinträchtigungen und Beeinträchtigungen bei bestimmten nonverbalen Aufgaben postuliert. Die Hypothese hat allerdings einen anderen theoretischen Hintergrund.

Die Ergebnisse der Forschung zu den funktionellen Hemisphärenunterschieden des Menschen deuten darauf hin, daß nicht so sehr der Leistungsbereich (z. B. Sprache, Musikwahrnehmung, visuelle Wahrnehmung, Sensomotorik usw.), sondern eher die Art der geforderten Leistung bestimmt, ob sich die kognitiven Verarbeitungskomponenten der linken Hemisphäre oder die der rechten Hemisphäre als überlegen erweisen (vgl. Bradshaw & Nettleton, 1981). Welches die entscheidenden Variablen im einzelnen sind, ist allerdings noch recht unklar. Die diversen Hypothesen, die aufgestellt wurden, haben aber durchaus Gemeinsamkeiten, und diese können nach Bradshaw und Nettleton (1981) am besten mit dem Begriffspaar »analytisch/holistisch« (Levy, 1974) gekennzeichnet werden. Die linke Hemisphäre ist in bezug auf die analytische Heraushebung von Einzelheiten überlegen, die rechte Hemisphäre hingegen in bezug auf die Erfassung der Gestalt von Gesamtkompositionen. Hier setzt die Hypothese von Cohen et al. an. Bei Aphasikern sei die analytische Fähigkeit beeinträchtigt – die Fähigkeit, bestimmte Aspekte der jeweiligen Situation kognitiv zu isolieren und klassifikatorisch zu erfassen (Cohen et al., 1976). In zahlreichen empirischen Untersuchungen fanden Cohen et al. Evidenz dafür, daß Aphasiker in denjenigen non-verbalen Aufgaben Minderleistungen erbringen, in denen eine kognitive Analyse, der Vergleich oder die Speicherung von spezifischen Einzelheiten eines wahrnehmungsmäßig oder gedanklich als Ganzes gegebenen Inhalts verlangt wird (Gutbrod et al., 1985). Nach Ansicht der Forscher läßt sich allerdings kaum entscheiden, ob die Beeinträchtigung der analytischen Fähigkeit durch die Störung eines domänenübergreifenden kognitiven Verarbeitungsprozesses verursacht ist oder ob sie eine Folge der sprachlichen Beeinträchtigungen der Patienten ist, denn jede kognitive Analyse sei auf das Engste mit verbaler Kodierung verbunden: Einerseits sei die analytische Isolierung und kognitive Verarbeitung von Einzelheiten eines gegebenen Ganzen die Voraussetzung für propositionale Sprache und für den Abruf verbaler Kodes. Andererseits seien verbale Kodes für die mentale Repräsentation von spezifischen Einzelheiten nützlich und vielleicht sogar unabdingbar, wenn Einzelaspekte über verschiedene begriffliche Bereiche hinweg verglichen werden müßten (Cohen et al., 1983).

3.4 Zur Einschätzung der Erklärungsversuche

Die meisten Erklärungsversuche zu den aphasischen Besonderheiten auf Wortebene sind noch nicht so weit ausgearbeitet, daß im einzelnen geprüft werden könnte, mit welchen der in Abschnitt 3.2 referierten Untersuchungsregebnisse sie vereinbar sind und mit welchen nicht. Ihr Wert läßt sich also noch nicht einschätzen. Es stellt sich aber die Frage, ob nicht doch schon festgestellt werden kann, welche Hypothesen*klasse* (z. B. Zugangsstörung, semantische Störung, konzeptuelle Störung, Störung der analytischen Fähigkeit) für die aphasischen Beeinträchtigungen auf Wortebene am aussichtsreichsten ist. In vielen Publikationen werden Kriterien zur Differenzierung zwischen dem einen und anderen Erklärungsansatz diskutiert, aber eine systematische Erörterung der Frage hat noch nicht stattgefunden (vgl. aber Shallice, 1988). Im Zentrum des Interesses steht zumeist die Unterscheidung zwischen Prozeßstörungen, speziell Zugangsstörungen einerseits und strukturellen Störungen (z.B. Störung des semantischen oder konzeptuellen Systems) andererseits. Es wurden aber auch die Möglichkeiten zur Differenzierung zwischen sprachspezifischen Störungen (z.B. semantischen Störung, Zugangsstörungen) und domänenübergreifenden Störungen (z.B. konzeptuellen Störung) erörtert.

3.4.1 Störung des Zugangs oder Störung der Struktur?

Um Aufschluß darüber zu erhalten, ob eine Abrufstörung oder eine semantische Störung vorliegt, muß nach Ansicht von Caramazza et al. (1982) das Wortverständnis eines Patienten untersucht werden. Eine Abrufstörung könne lediglich Besonderheiten der Sprach*produktion* zur Folge haben, während eine Störung des semantischen Systems Auswirkungen auf die Produktion *und* Rezeption haben müsse. Bei Aphasikern, die sowohl in der Wortproduktion als auch im Wortverständnis beeinträchtigt seien, liege daher wohl eine semantische Störung vor. Butterworth et al. (1984) geben zu bedenken, daß die Assoziation von beeinträchtigter Wortproduktion und -rezeption auch hirnanatomisch bedingt sein könnte. Es sei durchaus möglich, daß die Beeinträchtigung der Wortproduktion durch eine Abrufstörung verursacht sei und die Beeinträchtigung des Wortverständnisses durch eine Störung des Zugangs vom phonologischen System zum semantischen System. Um zwischen den Möglichkeiten zu entscheiden, sei auch der korrelative Zusammenhang zwischen der Häufigkeit semantischer Paraphasien beim Benennen und der Häufigkeit semantischer Verwechslungsfehler bei Wortverständnistests in die Betrachtung einzubeziehen. Dieser sei in der Tat bei Aphasikern so eng, daß insgesamt wohl doch die Hypothese einer Störung des lexikalisch-semantischen Systems plausibler sei. Goodglass et al. (1986) halten eine noch feinere Datenanalyse für notwendig. Ihrer Meinung nach sollen die Produktions- und Rezeptionsleistung jeweils bei denselben Konzepten bzw. Wörtern miteinander verglichen werden. Die Autoren weisen darauf hin, daß sich in ihren Untersuchungen Patienten fanden, die ein Objekt korrekt benennen konnten, obwohl sie die Bedeutung des entsprechenden Wortes bei einer Wortverständnisprüfung nicht genau erfaßten, und Patienten, die ein Objekt nicht benennen konnten, obwohl sie das entsprechende Wort durchaus verstanden. Unter der Annahme, daß es dasselbe lexikalisch-semantische Wissen ist, auf das bei der Wortproduktion und beim Wortverständnis zurückgegriffen wird, ist nach Ansicht der Forscher aus der Diskrepanz der Leistungen zu schließen, daß das lexikalisch-semantische Wissen dieser Patienten intakt ist und lediglich der Zugang zu ihm gestört ist.

Ein weiteres Kriterium, das viele Autoren für nützlich halten, ist das Ergebnis wiederholter Testung. Sind es immer dieselben Items, bei denen ein Patient bei wiederholter Testung versagt, und immer dieselben Items, bei denen er eine normale Leistung erbringt, liegt vermutlich eine Störung des lexikalisch-semantischen Wissens vor. Sind die Leistungen hingegen sehr »inkonsistent«, deutet das auf Störungen des Zugangs zum lexikalisch-semantischen System hin (z.B. Huff et al., 1988; Stachowiak, 1979 S. 142 ff; Warrington & McCarthy, 1983).

Patterson et al. (1983) halten ähnlich wie Merdian (1984) Trainingseffekte für aufschlußreich. Wenn eine Generalisierung positiver Trainingseffekte auf untrainierte Wörter festzustellen sei, habe das Training offensichtlich den *Prozeß* des Abrufs verbessert. Dies spreche dann indirekt dafür, daß die Abrufprozesse gestört seien, nicht das lexikalisch-semantische Wissen.

Blumstein et al. (1982; Milberg & Blumstein, 1981; Milberg et al., 1987) vertreten die Ansicht, daß die Hypothese einer strukturellen Störung des lexikalisch-semantischen Systems bei Patienten mit Wernicke-Aphasie oder globaler Aphasie verworfen werden muß, weil die Patienten nicht bei allen Aufgaben, die die Erfassung der Bedeutung von Wörtern verlangen, beeinträchtigt sind. Wie berichtet, stellten die Forscher fest, daß Patienten mit Wernicke-Aphasie oder globaler

Aphasie in lexikalischen Entscheidungsaufgaben im gleichen Maße wie Hirngesunde von einem semantischen Priming profitierten (vgl. auch Gerratt & Jones, 1987).

Die genannten Kriterien werden gewöhnlich als allgemeingültig betrachtet. Sie sollen eine Entscheidung zwischen der *Klasse* der Hypothesen einer Zugangsstörung und der *Klasse* der Hypothesen einer strukturellen Störung ermöglichen. Bei genauerer Betrachtung zeigt sich allerdings, daß sie nur bei Zugrundelegung bestimmter kognitiver Modelle brauchbar sind, bei anderen nicht. Beispielsweise verliert das Kriterium des Zusammenhangs zwischen den Beeinträchtigungen der Wortproduktion und des Wortverständnisses seinen Wert, wenn man voraussetzt, daß beim Sprechen eine präartikulatorische Kontrolle, die das Sprachverständnis involviert, durchgeführt wird. Die Konsistenz der Leistungen gibt keinen Aufschluß über die Art der Störung, wenn ein probabilistisches Verarbeitungsmodell zugrundegelegt wird. Keines der Kriterien – auch keines der noch spezifischeren Kriterien, die Shallice (1988) nennt – verhilft zu einer Entscheidung zwischen der Zugangsstörungshypothese, die in Abschnitt 3.5.2 vorgestellt wird, und der Hypothese einer semantischen Störung, die in Abschnitt 3.5.3 beschrieben wird. Es ist fraglich, ob sich überhaupt Kriterien zur Differenzierung zwischen den Hypothesenklassen unabhängig von der Art der zugrunde gelegten kognitiven Theorie entwickeln lassen. Vermutlich wird man es nicht umgehen können, konkrete Hypothesen auszuformulieren und empirisch zu prüfen.

3.4.2 Sprachspezifische Störung oder Störung des konzeptuellen Systems?

Die Klasse der Hypothesen einer semantischen Störung und die der Hypothesen einer konzeptuellen Störung unterscheiden sich in bezug auf das zugrundeliegende kognitive *Modell*. Bei den Hypothesen einer semantischen Störung wird für die Repräsentation der Bedeutung von Wörtern ein separates System – getrennt von einem oder mehreren nicht-sprachlichen Bedeutungssystemen – angesetzt, während bei den Hypothesen einer konzeptuellen Störung ein einheitliches konzeptuelles System für die Wortbedeutungen *und* die Bedeutungen von non-verbalen Inhalten postuliert wird. Wenn in der Aphasiologie zwischen diesen beiden Hypothesenklassen entschieden werden soll, ist es naheliegend zu fragen, ob sich nicht schon einer der beiden Modelltypen in der psycholinguistischen oder psychologischen Forschung als unbrauchbar erwiesen hat. Dies ist leider nicht der Fall. In der psycholinguistischen Forschung sind zwar aus historischen Gründen Modelle mit einer klaren Trennung zwischen sprachlicher und nicht-sprachlicher Informationsverarbeitung populär, aber es gibt auch angesehene Erklärungsansätze, in denen eine enge Verflechtung von lexikalisch-semantischem Wissen und »Weltwissen« angenommen wird (z. B. Johnson-Laird, 1987). In der gedächtnispsychologischen Forschung ist trotz intensiver Diskussion ebenfalls noch keine Entscheidung zwischen der Annahme eines sprachspezifischen semantischen Systems und der eines konzeptuellen Systems gefallen (vgl. Snodgrass, 1984).

Manche Aphasiologen vertreten die Ansicht, daß die Hypothesen einer konzeptuellen Störung zu global sind, um den empirischen Ergebnissen im einzelnen Rechnung tragen zu können (z. B. Butterworth et al., 1984). In der Tat waren in der Vergangenheit die aphasiologischen Grundstörungsthesen für unsere heutige Auffassung zu unpräzise. Das bedeutet aber nicht, daß auch unter Zugrundelegung des kognitiven Theorieansatzes Hypothesen einer konzeptuellen Störung unpräziser als Hypothesen semantischer Störungen sein müssen. In Abschnitt 3.5.4 wird eine Hypothese einer konzeptuellen Störung vorgestellt, die einer analogen Hypothese einer semantischen Störung in dieser Hinsicht mindestens ebenbürtig ist.

Der entscheidende Unterschied zwischen Hypothesen einer konzeptuellen und denen einer semantischen Störung sind die Aussagen zum non-verbalen Leistungsbereich. Wenn bei einem Aphasiker eine konzeptuelle Störung vorliegt, sollte er bei non-verbalen Aufgaben, für deren Lösung eine intakte konzeptuelle Repräsentation der Reize nötig ist, genauso beeinträchtigt sein wie bei Aufgaben, für deren Lösung eine intakte semantische Repräsentation der verbalen Stimuli nötig ist. Eine semantische Störung (oder Zugangsstörung) kann hingegen nur bei Aufgaben zu Minderleistungen führen, bei denen lexikalisch-semantische Sprachverarbeitungsprozesse von Bedeutung sind. Eine Entscheidung zwischen den Hypothesen ist in der Praxis dennoch sehr schwierig. Wenn nämlich Aphasiker bei einer non-verbalen Aufgabe schlechter als sprachgesunde Probanden abschneiden, gibt es immer mindestens zwei Erklärungsmöglichkeiten, die mit der Hypothese einer sprachspezifischen Störung (semantische Störung, Zugangsstörung) vereinbar sind:

(1) Innere verbale Mediation: Denkbar ist, daß die non-verbale Aufgabe eine verkappte verbale Aufgabe in dem Sinne ist, daß sie von sprachgesunden Menschen mit Hilfe der inneren Sprache gelöst wird. Die Minderleistungen der Aphasiker sind dann eine Folge der sprachlichen Beeinträchtigungen und der sich daraus ergebenden »Nötigung, mit Objektvorstellungen statt mit Wortvorstellungen zu denken« (Déjérine, 1914, zitiert nach Lotmar, 1919 S. 207).

Bisher ist allerdings noch kaum erforscht, bei welchen non-verbalen Aufgaben die innere Sprache eine Rolle spielt. So besteht die Gefahr, daß post hoc alle möglichen non-verbalen Aufgaben zu verkappten verbalen Aufgaben erklärt werden, nur weil Aphasiker darin schlechter als andere Hirngeschädigte abschneiden. Der einzige Bereich, in dem empirische Evidenz für innere verbale Mediationsprozesse vorliegt, ist die Forschung zum Kurzzeitgedächtnis (z.B. Brewer, 1969; Goodglass et al., 1974; Kelter et al., 1977a).

(2) Hirnanatomisch bedingte Assoziationen: Zwischen den Minderleistungen, die Aphasiker bei einer non-verbalen Aufgabe zeigen, und den sprachlichen Beeinträchtigungen muß nicht unbedingt ein funktioneller Zusammenhang bestehen. Möglicherweise verlangt die non-verbale Aufgabe einen Verarbeitungsschritt, für den eine Hirnstruktur relevant ist, die den für sprachliche Leistungen relevanten Hirnstrukturen anatomisch benachbart ist, so daß Hirnschädigungen, die Aphasien zur Folge haben, oft auch diese Hirnstruktur betreffen (vgl. 2.4).

Allerdings gibt es heute noch keine ausgearbeitete Theorie, die spezifiziert, welche psychischen Systeme an die den sprachrelevanten Gebieten benachbarten Hirngebiete gebunden sind. Im Prinzip können daher *beliebige* Befunde zu non-verbalen Minderleistungen von Aphasikern auf die Störung einer hirnanatomisch benachbarten Verarbeitungskomponente zurückgeführt werden. Daß dies ein entscheidender Nachteil des Interpretationsansatzes ist, wird von den meisten Forschern gesehen. Gewöhnlich wird der Interpretationsansatz daher nur gewählt, wenn sich bestimmte Argumente für die Vermutung einer bloß hirnanatomisch bedingten Assoziation anführen lassen. Der Interpretationsansatz wird bevorzugt, wenn die non-verbalen Minderleistungen als Symptom eines anderen klinisch-neuropsychologischen Syndroms (z.B. einer konstruktiven Apraxie oder einer ideomotorischen Apraxie) aufgefaßt werden können. Darüber hinaus werden die folgenden Ergebnisse häufig als Hinweis auf eine hirnanatomisch begründete Assoziation gewertet:

(a) Es finden sich Patienten mit schwerer Aphasie, die keine nennenswerten Minderleistungen bei der betrachteten non-verbalen Aufgabe erbringen, oder umgekehrt Patienten mit nur leichten aphasischen Beeinträchtigungen, die sehr schlechte non-verbale Leistungen zeigen (z.B. Butterworth et al., 1984; De Renzi et al., 1972).

(b) Der korrelative Zusammenhang zwischen den sprachlichen und den nichtsprachlichen Leistungen der Aphasiker ist nicht signifikant oder nur locker (z.B. De Renzi & Spinnler, 1967; Goodglass & Kaplan, 1963),

(c) Der Unterschied zwischen Aphasikern und Kontrollprobanden hinsichtlich der non-verbalen Leistungen ist auch dann noch signifikant, wenn eine Kovarianzanalyse durchgeführt wird, bei der ein Maß für die Schwere der Aphasie als Kovariate verwendet wird (z.B. Basso et al., 1973; De Renzi et al., 1972).

Eine Reihe von Problemen, die mit den Kriterien (a) und (b) verbunden sind, wurden in

Abschnitt 2.4 dargestellt und sollen hier nicht noch einmal diskutiert werden. Im vorliegenden Fall geht es aber nicht um die Entscheidung zwischen hirnanatomisch bedingter Assoziation und funktioneller Verknüpfung allgemein, sondern um die Entscheidung zwischen einer hirnanatomisch bedingten Assoziation und einer durch eine *konzeptuelle Störung* bedingten funktionellen Assoziation. In den modernen Hypothesen einer konzeptuellen Störung (z.B. Gainotti et al., 1986a; Merdian, 1984; sowie Abschnitt 3.5.4) wird kein Zusammenhang zwischen beliebigen non-verbalen Minderleistungen und beliebigen aphasischen Beeinträchtigungen postuliert, sondern ein Zusammenhang zwischen Minderleistungen bei non-verbalen Aufgaben, die eine *begriffliche Erfassung* von non-verbalen Reizen verlangen, und *lexikalisch-semantischen* Beeinträchtigungen von Aphasikern. Das Kriterium (a) ist daher unzureichend. Es spricht nicht gegen die Hypothesen einer konzeptuellen Störung, wenn beispielsweise ein Patient mit schwerem aphasischem Agrammatismus oder schweren phonologischen Störungen bei non-verbalen Aufgaben gute Leistungen erbringt. Relevant wäre höchstens der Befund, daß Patienten, die nachweislich im lexikalisch-semantischen Bereich beeinträchtigt sind, im non-verbalen Bereich ungestört sind. Aus dem gleichen Grund ist auch unerheblich, ob der korrelative Zusammenhang zwischen den non-verbalen Minderleistungen von Aphasikern und globalen Maßen für die Schwere der Aphasie eng oder locker ist (Kriterium (b)). Interessant für die Hypothesenprüfung wäre bestenfalls, ob die non-verbalen Minderleistungen signifikant mit Indizes für *lexikalisch-semantische* Beeinträchtigungen korrelieren – etwa mit der Häufigkeit semantischer Fehler in Wortverständnisprüfungen, semantischer Paraphasien beim Benennen u.ä. Analoge Überlegungen sind in bezug auf das Kriterium (c) anzustellen. Darüber hinaus ist das Kriterium (c) aus methodischen Gründen fragwürdig. Wenn die Leistung in einer Aufgabe, in der die aphasischen Probanden spezifisch beeinträchtigt sind, als Kovariate bei dem Vergleich zwischen Aphasikern und Kontroll-Probanden bezüglich einer vielleicht ebenfalls spezifische Störungen erfassenden Aufgabe verwendet wird, ist eine der Voraussetzungen für eine Kovarianzanalyse – die Homogenität der Steigungskoeffizienten der Regressionsgleichungen – mit großer Wahrscheinlichkeit nicht erfüllt.

Es gibt kein einfaches Verfahren, um zweifelsfrei zu bestimmen, ob eine Assoziation von verbalen und non-verbalen Beeinträchtigungen hirnanatomisch bedingt ist oder als Ausdruck einer konzeptuellen Störung interpretiert werden soll. Es bleibt wohl kaum etwas anderes übrig, als auch hier konkrete Hypothesen einer konzeptuellen Störung und konkrete Hypothesen zur funktionellen Verursachung von Apraxien und anderen non-verbalen Beeinträchtigungen auszuarbeiten und dann ihren Erklärungswert über ein breites Spektrum non-verbaler Aufgaben hinweg zu vergleichen.

3.5 Beispiele für Hypothesen

Es ist durchaus möglich, so konkrete Hypothesen zu den aphasischen Beeinträchtigungen auf Wortebene zu formulieren, daß Vorhersagen über die Leistungen bei Benenn- und Wortverständnisprüfungen abgeleitet und mit den in Abschnitt 3.2 referierten empirischen Ergebnissen verglichen werden können. Im folgenden werden drei Hypothesen vorgestellt, und zwar je eine Hypothese aus den gegenwärtig populärsten Klassen: eine Zugangsstörungs-Hypothese, eine Hypothese einer semantischen Störung und eine Hypothese einer konzeptuellen Störung.

3.5.1 Annahmen zum mentalen Lexikon

Für die Hypothesen der Zugangsstörungen und der semantischen Störung wird ein Modell des Typs 2.1 (vgl. S. 46) verwendet, das im folgenden beschrieben wird. Die Hypothese einer konzeptuellen Störung kann aus den bekannten Gründen nicht auf demselben Modell wie die Hypothese einer semantischen Störung basieren. Das veränderte Modell wird zusammen mit der Hypothese einer konzeptuellen Störung in Abschnitt 3.5.4 dargestellt.

Bei der Modellbildung wurde kein Wert auf Originalität gelegt. Die Annahmen entstammen zum größten Teil den Modellen von Morton (1970), Merdian (1984) und Stemberger (1985 b), sowie den Arbeiten der PDP-Gruppe zur parallel distribuierten Verarbeitung (insbesondere McClelland & Elman, 1986; Rumelhart et al., 1986).

Die drei Hauptkomponenten des Modells sind das lexikalisch-semantische System, das lexikalisch-phonologische System und das nicht-sprachliche Bedeutungssystem.

Das lexikalisch-semantische System

Dieses System verfügt über die Kenntnis der Wortbedeutungen, die »semantischen Lexikoneinträge«, welche distribuiert gespeichert sind: Es gibt eine große Zahl von Bedeutungseinheiten, die als kleinste Bausteine lexikalisch-semantischen Wissens fungieren. Jeder semantische Lexikoneintrag ist eine spezifische Teilmenge der Einheiten. Verschiedene Lexikoneinträge haben mehr oder minder viele Bedeutungseinheiten gemeinsam – sie »überlappen« sich zu einem größeren oder geringeren Teil. Die Relation zwischen zwei semantischen Lexikoneinträgen ergibt sich aus der Art und Anzahl der Bedeutungseinheiten, die die beiden Lexikoneinträge gemeinsam haben.

Die Bedeutungseinheiten sind nicht mit den Primitiva von Fodor et al. (1980) zu vergleichen, sondern ähneln eher den Bedeutungsaspekten, auf die Rosch (1978) abhebt, sind aber elementarer als jene. Bedeutungsaspekte wie »belebt«, »groß«, »bewegt« werden durch mehrere Bedeutungseinheiten repräsentiert. Zudem repräsentieren die Einheiten nicht nur denotative, sondern auch konnotative Bedeutungsaspekte.

Bei der Wort*produktion* wird ausgehend von der Repräsentation des nicht-sprachlichen Bedeutungssystems eine Menge von Bedeutungseinheiten des semantischen Systems aktiviert (vgl. Abb. 3.6). Bei der Wort*rezeption* werden ausgehend vom lexikalisch-phonologischen System Bedeutungseinheiten des semantischen Systems aktiviert. Die Menge aktivierter Bedeutungseinheiten stellt jeweils die »semantische Repräsentation« (SR) des gemeinten bzw. gehörten Wortes dar.

Die Aktivierung einer Gruppe von Bedeutungseinheiten impliziert die Aktivierung mehrerer semantischer Lexikoneinträge, denn jede Bedeutungseinheit ist ja ein Teil verschiedener Lexikoneinträge. Bei der Wahrnehmung eines Wortes oder Objekts (z. B. Pferd) wird also nicht nur der am besten passende semantische Lexikoneintrag aktiviert, sondern in gewissem Maße auch semantisch verwandte Lexikoneinträge (z. B. (Kuh), (Löwe)), die einige der aktivierten Bedeutungseinheiten beinhalten. Die Aktivierung ist um so schwächer, je weniger semantische Aspekte der Eintrag mit dem am besten passenden Eintrag gemeinsam hat. Die sogenannte »Ausbreitung der Aktivierung« ist also nach unserem Modell kein Prozeß, der Zeit benötigt, sondern eine direkte Konsequenz der Überlappung der semantischen Lexikoneinträge (vgl. Ratcliff & McKoon, 1981).

Während in den älteren Merkmalsmodellen angenommen wurde, daß die einzelnen Bedeutungseinheiten nur unabhängig voneinander aktiviert werden (z. B. Smith et al., 1974), wollen wir annehmen, daß es auch inner-semantische Aktivierungs- und Hemmungsprozesse gibt: Wenn eine Bedeutungseinheit vom phonologischen System oder vom nicht-sprachlichen Bedeutungssystem her aktiviert wird, kann sie ihrerseits innerhalb des semantischen Systems andere Bedeutungseinheiten aktivieren, und zwar um so stärker, je enger ihre Aktivierung in der Vergangenheit mit der der anderen Einheit verknüpft war. In analoger Weise de-aktiviert sie Einheiten, deren Aktivierung mit der ihren in der Vergangenheit negativ korrelierte (für genauere Angaben, vgl. Rumelhart et al., 1986). Ein semantischer Lexikoneintrag läßt sich als ein Ensemble von Bedeutungseinheiten auffassen, die bezüglich ihres Aktivationsgrads hoch miteinander korrelieren. Wenn einige Elemente eines Lexikoneintrags von irgendeiner Seite her stark aktiviert werden, werden mit großer Wahrscheinlichkeit

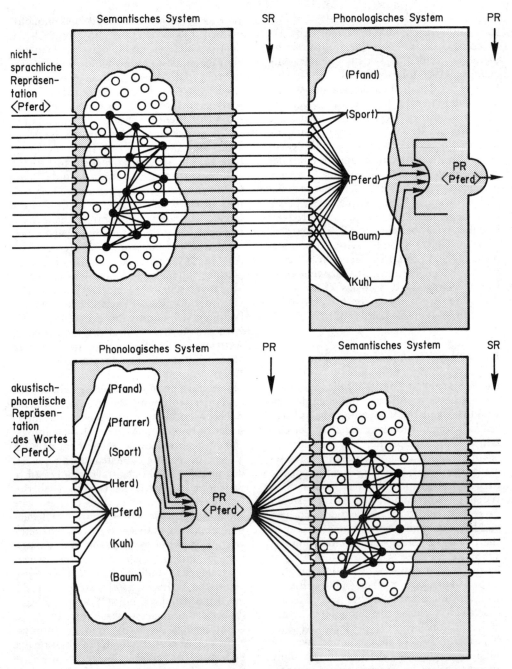

Abb. 3.6: Lexikalische Aktivierungsprozesse bei der Wortproduktion (obere Hälfte) und Wortrezeption (untere Hälfte).
● und ○ Bedeutungseinheiten
● Bedeutungseinheit, die bei der Produktion bzw. Rezeption des Wortes »Pferd« aktiviert ist
——— Aktivierungsbahn

sogleich auch andere Elemente des Eintrags stark aktiviert. Durch innersemantische Aktivierungsprozesse kann eine SR also »komplettiert« werden (vgl. den »default«-Mechanismus bei Johnson-Laird, 1987). Dies heißt nicht, daß die Bedeutung eines Wortes immer durch exakt dieselbe Menge von Bedeutungseinheiten repräsentiert wird. Je nach Art des Reizes, der Aufgabenstellung und der Kontextreize, die ja ebenfalls Bedeutungseinheiten aktivieren, kann die eine oder andere Einheit oder Gruppe von Einheiten besonders stark aktiviert oder aber auch de-aktiviert werden. Wenn beispielsweise bei einem Liederabend die Sängerin am Klavier begleitet wird, besteht die SR, die zu dem Wort »Klavier« gebildet wird, vermutlich nicht aus exakt derselben Menge von Bedeutungseinheiten, die aktiviert sind, wenn beim Umzug gefragt wird, wer das »Klavier« in den dritten Stock hinaufschafft (vgl. Barclay et al., 1974; Johnson-Laird et al., 1978).

Das lexikalisch-phonologische System

Dieses System hat Zugriff auf die »phonologischen Lexikoneinträge«, in denen das abstrakte lexikalische Wissen über die idiosynkratischen lautlichen Eigenschaften der einzelnen Wörter gespeichert ist. Es bildet zu gehörten Wörtern und den SR, die das semantische System erstellt, »phonologische Repräsentationen« (PR). Wir wollen offen lassen, ob Wortstämme und Affixe getrennt dargestellt sind oder ob flektierte Formen und Derivata grundsätzlich komplett gespeichert sind (vgl. Stemberger & McWhinney, 1986).

Bei der Wort*rezeption* aktiviert die vom phonetisch-akustischen System gebildete Repräsentation des gehörten Wortes (z.B. »Pferd«) gleichzeitig verschiedene, phonologisch ähnliche Lexikoneinträge (z.B. (Pferd), (Herd), (Fährte), (mehr), (Pfahl) usw.), und zwar um so stärker, je größer die Übereinstimmung zwischen der in der Repräsentation enthaltenen akustisch-phonetischen Information und der im phonologischen Lexikoneintrag spezifizierten lautlichen Wortform ist (vgl. Abb. 3.6).

Je größer der Aktivationsgrad eines phonologischen Lexikoneintrags im Vergleich zu dem der anderen phonologischen Lexikoneinträge ist, desto größer ist die Wahrscheinlichkeit, daß dieser Eintrag »abgerufen« wird. Wenn ein Eintrag »abgerufen« wird, wird die entsprechende PR erstellt, so daß die darin enthaltene phonologische Information für einige Zeit verfügbar ist. Nach dem Abruf sinkt die Aktivation des Lexikoneintrags langsam ab. Sie geht aber nicht mehr ganz auf das vorherige Ausgangsniveau der Aktivation zurück. Ihr Ausgangsniveau liegt von nun an ein wenig höher als zuvor. Da die Lexikoneinträge von hochfrequenten Wörtern per definitionem häufiger abgerufen werden als die von seltenen Wörtern, ist das Ausgangsniveau der Aktivation der Lexikoneinträge von hochfrequenten Wörtern höher als das von selten verwendeten Wörtern. Der Grad der Aktivation eines Lexikoneintrags bestimmt sich additiv aus dem Ausgangsniveau der Aktivation und der momentanen Aktivierung durch semantische und/oder akustisch-phonetische Repräsentationen.

Wenn zu einem gehörten Wort (z.B. »Pferd«) ein phonologischer Lexikoneintrag abgerufen wurde und die entsprechende PR <Pferd> erstellt wurde, aktiviert diese ihrerseits eine bestimmte Menge von Bedeutungseinheiten im semantischen System, nämlich all jene Bedeutungseinheiten, die zu der Bedeutung des Lexikoneintrags gehören (d.h. Bedeutungseinheiten von (belebt), (wiehern), (schaukeln) usw.). Durch innersemantische Aktivierungsprozesse werden weitere Bedeutungseinheiten aktiviert oder auch de-aktiviert. Kontextreize, Wünsche und Vorstellungen aktivieren ggf. zusätzliche Bedeutungseinheiten und setzen damit innersemantische Aktivierungsprozesse in Gang, die mit den durch das gehörte Wort ausgelösten Prozessen interagieren. Das Endresultat, die Gesamtmenge der aktivierten Bedeutungseinheiten, ist die mentale Repräsentation der Bedeutung des gehörten Wortes.

Bei der Wort*produktion* wird zunächst zu dem gewählten Mitteilungsinhalt eine SR erstellt. Jede einzelne Bedeutungseinheit der SR aktiviert dann ihrerseits alle phonologischen Lexikoneinträge, zu deren Bedeutung sie gehört. Nehmen wir an, bei einer Benennaufgabe sei zu dem non-verbalen Reiz PFERD die SR <Pferd> erstellt worden. Es ist also eine Menge von Bedeutungseinheiten aktiviert, die Bausteine für die Aspekte »belebt«, »groß«, »vertraut« usw. sind. Nun aktiviert jede Bedeutungseinheit sämtliche ihr zugeordneten phonologischen Lexikoneinträge. Eine Bedeutungseinheit von »belebt« aktiviert also die phonologischen Lexikoneinträge (Pferd), (Hund), (Alge), (Ameise) und andere Einträge, die belebte Dinge, Belebtheit, usw. bezeichnen. Analoges gilt für die anderen Einheiten der SR <Pferd>, so daß insgesamt viele verschiedene phonologische Lexikoneinträge aktiviert werden. Das Ausmaß der Aktivierung ist allerdings unterschiedlich, denn manche Lexikoneinträge werden von vielen Bedeutungseinheiten, andere nur von wenigen oder gar keiner Bedeutungseinheit aktiviert. Ein phonologischer Lexikoneintrag wird durch die SR um so stärker aktiviert, je mehr Bedeutungseinheiten der SR <Pferd> mit ihm verbunden sind. Der richtige phonologische Lexikoneintrag (Pferd) wird in der Regel am stärksten aktiviert, die Einträge von semantisch ähnlichen Wörtern (z.B. (Kuh)) werden etwas weniger, jene von ganz anderen semantischen Kategorien (z.B. (Herd), (Umstand), (kaum)) nicht mehr oder nur noch minimal. Welcher phonologische Lexikoneintrag abgerufen wird, hängt dann – wie oben beschrieben – von dem relativen Grad der Gesamtaktivation der Einträge ab.

Das nicht-sprachliche Bedeutungssystem

Dieses System verfügt über begriffliches Wissen und erstellt zu einer gegebenen SR sowie zu Informationen aus den sensorischen Registern und anderen psychischen Bereichen begriffliche Repräsentationen. Die Struktur des Systems und die Aktivierungsprozesse, die zur Erstellung einer begrifflichen Repräsentation führen, sind analog zu denen des semantischen Systems konzipiert.

3.5.2 Zugangsstörungen

Wir nehmen an, daß bei Aphasikern mit Beeinträchtigungen der Wortproduktion und des Wortverständnisses zwei Störungen vorliegen, nämlich eine »Produktions-Zugangsstörung«, die den Zugang vom semantischen zum phonologischen System behindert, und eine »Rezeptions-Zugangsstörung«, die den Zugang vom phonologischen zum semantischen System behindert. Wir wollen zunächst die Produktions-Zugangsstörung betrachten.

Produktions-Zugangsstörung

Diese Störung besteht darin, daß ein Teil der Aktivierung, die von den aktivierten Bedeutungseinheiten des semantischen Systems ausgeht, nicht mehr das phonologische System erreicht (vgl. Abb. 3.7). Die Bedeutungseinheiten, deren Aktivierung »verloren geht«, sind eine Zufallsstichprobe aus der Menge aller Bedeutungseinheiten. Die Zahl der betroffenen Einheiten kann bei den Patienten unterschiedlich groß sein; je größer sie ist, desto schwerer ist die Produktions-Zugangsstörung.

Vorhersagen

Eine triviale Folge dieser Zugangsstörung ist, daß von der SR, die zu einem Begriff gebildet wurde (z.B. Pferd), weniger Aktivierung zum phonologischen System gelangt, als dies beim Sprachgesunden in derselben Situation der Fall wäre. Die Einbuße des »richtigen« phonologischen Lexikoneintrags (Pferd) ist am größten, denn dieser wäre ja normalerweise von allen Einheiten, deren Aktivierung nun verlorengeht, aktiviert worden. Generell ist die Aktivierungseinbuße bei phonologischen Lexikoneinträgen, die der gegebenen SR gut entsprechen ((Pferd), (Stute), (Pony) usw.), größer als bei den semantisch weniger gut passenden Einträgen (z.B. (Kaulquappe), (Pfote)), die ohnehin nur von relativ wenigen Elementen aktiviert würden. Die Aktivierung, die die gut passenden Einträge erreicht,

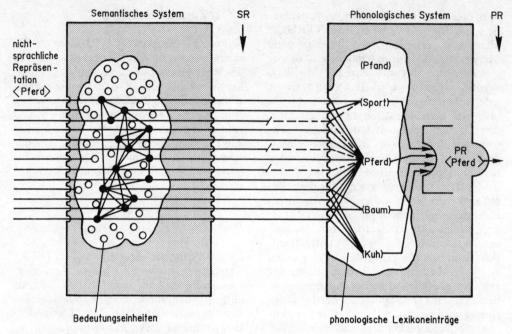

Abb. 3.7: Produktions-Zugangsstörung.
● aktivierte
○ nicht-aktivierte } Bedeutungseinheit bei der Benennung des Objekts PFERD
——— Bahn der Aktivierung bei aphasischen und nicht-aphasischen Sprechern
– – – Bahn der Aktivierung bei nicht-aphasischen Sprechern; Ausfall der Aktivierung beim Aphasiker.

übertrifft daher die Aktivierung der weniger gut passenden Einträge nicht mehr in dem Maße, in dem dies bei sprachgesunden Probanden der Fall ist: Die Hierarchie der Aktivierung ist tendenziell abgeflacht. Der Gesamtaktivations*grad* der phonologischen Lexikoneinträge ist daher mehr als beim gesunden Menschen durch das Ausgangsniveau der Aktivation bestimmt. Dementsprechend sind auch die Abrufwahrscheinlichkeiten weniger als beim Gesunden durch die vom semantischen System kommende Aktivierung und mehr als beim Gesunden durch die Worthäufigkeit bestimmt (genauere Angaben vgl. Kelter, 1977). Dies erklärt, warum Aphasiker das passende Wort häufiger als sprachgesunde Probanden nicht produzieren können und warum diese Beeinträchtigung bei seltenen Wörtern ausgeprägter ist als bei hochfrequenten Wörtern (vgl. 3.2.1).

Der Ausfall der Aktivierung einer bestimmten Bedeutungseinheit x hat inhaltsspezifische Konsequenzen. Er führt bei all jenen phonologischen Lexikoneinträgen zu Aktivierungseinbußen, zu deren Bedeutung dieses Element x gehört. Geht beispielsweise die Aktivierung einer Bedeutungseinheit verloren, die eine Art von Bewegung repräsentiert, werden die phonologischen Lexikoneinträge aller Wörter, deren Bedeutung etwas mit diesem Bewegungsaspekt zu tun hat, bei den entsprechenden SR durchweg weniger aktiviert als dies normalerweise der Fall wäre. Wenn die Störung zufällig mehrere Bedeutungseinheiten betrifft, die Aspekte desselben lexikalisch-semantischen Merkmals (z. B. belebt) repräsentieren, resultieren kategorienspezifische Benennschwierigkeiten wie sie von Hart et al. (1985) und anderen Autoren beschrieben wurden.

Durch einen non-verbalen Reiz, an dem viele der begrifflich relevanten Aspekte eines Objekts unmittelbar wahrnehmbar sind, werden mehr Bedeutungseinheiten aktiviert, als durch einen schlichten Reiz, der nur ein Minimum der relevanten Merkmale wiedergibt. Beispielsweise werden bei der Wahrnehmung eines wiehernden Pferdes in einem nach Pferd riechenden Stall mehr Bedeutungseinheiten aktiviert als bei der Betrachtung einer dürftigen Schwarz-Weiß-Zeichnung eines Pferdes. Sofern die zusätzlich aktivierten Bedeutungseinheiten relevante semantische Aspekte des Zielwortes repräsentieren, gelangt von der SR mehr Aktivierung zum richtigen phonologischen Lexikoneintrag als zu den anderen Einträgen. Die Abrufwahrscheinlichkeit des richtigen phonologischen Lexikoneintrags erhöht sich. Dies ist der Grund dafür, warum die Reizmodalität und die »Redundanz« der Reize die Benennleistungen von Aphasikern und – in gewissem Umfang auch die Leistungen von nichtaphasischen Probanden – beeinflußt (vgl. 3.2.1).

Daß die Vorgabe des Anlauts oder der ersten Silbe des gesuchten Wortes Aphasikern die Benennung entscheidend erleichtert (vgl. 3.2.1), ist nach unserem Modell wie folgt zu erklären: Durch den auditiven Zusatzreiz werden sämtliche phonologische Lexikoneinträge, die Wörter mit dem entsprechenden Anfang repräsentieren (z.B. Pfand, Pfahl, Pfeffer), ein wenig aktiviert. Bei dem phonologischen Eintrag des Zielwortes (Pferd) summieren sich diese Aktivierung und die vom semantischen System kommende Aktivierung, so daß er gegenüber den anderen phonologischen Lexikoneinträgen im Vorteil ist, die zumeist ja nur entweder durch den auditiven Reiz *oder* durch den zu benennenden non-verbalen Reiz über die semantische Route aktiviert werden. In ähnlicher Weise ist der positive Effekt einer unvollständigen Redewendung zu erklären (z.B. »Der Kerl bringt mich noch auf die...« (Palme)). Untersuchungen an Hirngesunden deuten nämlich darauf hin, daß eine automatisierte Wortsequenz im Lexikon komplett durch einen einzigen phonologischen Lexikoneintrag repräsentiert ist (Swinney & Cutler, 1979).

Schwieriger zu beantworten ist die Frage, welchen Effekt es nach unserer Hypothese haben sollte, wenn bei einer Benennaufgabe zusätzlich ein Wort geboten wird, das dem Zielwort semantisch und/oder phonematisch ähnlich ist (z.B. »Tisch« zum Objekt STUHL; »Schuh« zum Objekt STUHL). Das Wort aktiviert zwar in gewissem Maße den richtigen Lexikoneintrag, aber noch stärker aktiviert es ja den phonologischen Lexikoneintrag des Reizes selbst. Unter Umständen kann der Zusatzreiz also die Konkurrenz zum richtigen Eintrag verschärfen. Es hängt von der Beziehung zwischen den Aktivierungsverteilungen, die durch den non-verbalen Zielreiz und den verbalen Zusatzreiz ausgelöst werden, ab, ob die Abrufwahrscheinlichkeit des richtigen Lexikoneintrags durch den Zusatzreiz insgesamt wächst oder aber geringer wird. Allgemeine Aussagen sind hier nicht möglich. Es entspricht unserem Erklärungsansatz daher recht gut, wenn die empirischen Ergebnisse zur Wirkung solcher Zusatzreize sehr unterschiedlich sind (vgl. 3.2.1).

Nicht erklärt werden kann, warum die Vorgabe eines unvollständigen Satzes, der auf das Zielwort hinleitet (z.B. »In der Oase steht eine hohe grüne...« (Palme)), für die Benennung günstiger ist als die Vorgabe eines kompletten, beschreibenden Satzes (z.B. »Es handelt sich um einen hohen grünen Baum, der oft in Oasen steht«) oder die Vorgabe syntaktisch unverbundener, semantisch verwandter Wörter (z.B. Barton et al., 1969; Pease & Goodglass, 1978; Podraza & Darley, 1977). Diesem Befund kann möglicherweise nur ein Modell, in dem auch die syntaktische Verarbeitung berücksichtigt wird, Rechnung tragen.

Welche Aussagen können zu den Fehlertendenzen von Aphasikern gemacht werden? Eine der Modellannahmen war, daß das Ausgangsniveau der Aktivation eines phonologischen Lexikoneintrags nach jeder »Verwendung« des Eintrags ein wenig höher liegt als zuvor. Für den Aphasiker kann dieser Mechanismus fatale Folgen haben: Aufgrund der Produktions-Zugangsstörung sind bei ihm die Abrufwahrscheinlichkeiten der phonologischen Lexikoneinträge mehr als beim

Gesunden von dem Ausgangsniveau der Aktivation der Einträge bestimmt. Der Patient neigt also zu dem Gebrauch hochfrequenter Wörter, genauer: der ihm geläufigen Wörter. Der vermehrte Gebrauch der ihm geläufigen Wörter führt zu einer weiteren Erhöhung des Ausgangsniveaus der Aktivation der entsprechenden Lexikoneinträge und damit zu einem weiteren Anstieg der Abrufwahrscheinlichkeiten dieser Einträge, so daß der Patient bei der nächsten Gelegenheit noch stärker dazu neigt, einen dieser ihm geläufigen Einträge abzurufen, usw. Auf diese Weise wächst das Ausgangsniveau von einem oder einigen wenigen Einträgen extrem an: Es bilden sich Stereotypien heraus. Mit jeder stereotypen Äußerung verstärkt der Patient seine Tendenz, dieselbe Stereotypie bei der nächsten Gelegenheit zu wiederholen. Je schwerer die Produktions-Zugangsstörung ist und je weniger Aktivierung vom semantischen zum phonologischen System durchdringt, desto mehr prägt das Ausgangsniveau der Aktivation die Abrufwahrscheinlichkeiten der phonologischen Lexikoneinträge und desto stärker ist der Sog in diesen Teufelskreis. Dies erklärt, warum Patienten mit sehr schwerer Aphasie nicht zahlreiche, unterschiedliche Sprachbrocken, sondern i. allg. nur einige wenige Automatismen und Stereotypien produzieren.

Perseverationen haben nach unserer Hypothese eine andere Ursache. Wir hatten angenommen, daß die Aktivation eines phonologischen Lexikoneintrags nach seinem Abruf noch für eine gewisse Zeit erhöht ist und erst langsam absinkt. Bei sprachgesunden Probanden hat das kaum Konsequenzen. Die Abrufprozesse, die u. U. während dieser Zeit ablaufen, sind ohnehin primär durch die Aktivierung der jeweiligen neuen SR des semantischen Systems bestimmt. Ist die vom semantischen System kommende Aktivierung jedoch durch eine Produktions-Zugangsstörung reduziert, hat jede andere Determinante der Aktivation mehr Gewicht. Dazu gehört nicht nur die Geläufigkeit der Wörter, sondern auch die zeitweilige Erhöhung der Aktivation nach dem Abruf eines Eintrags. Ein Lexikoneintrag, der kurz zuvor verwendet wurde, ist nun ein Konkurrent für den »richtigen« Lexikoneintrag. Dies ist insbesondere dann der Fall, wenn ein Wort intendiert ist (z. B. »Pferd«), das einem zuvor verwendeten Wort (z. B. »Rind«) semantisch ähnlich ist, so daß die gewählte SR (Pferd) dann den vorangegangenen phonologischen Eintrag (Rind) re-aktiviert. Dies macht verständlich, warum Aphasiker häufiger als sprachgesunde Menschen Perseverationen erbringen und warum Perseverationen dem Zielwort oft semantisch ähnlich sind (Albert & Sandson, 1986; Santo-Pietro & Rigrodsky, 1986). Gestützt wird die Hypothese durch die Tatsache, daß die Zahl von Perseverationen bei Benennaufgaben abnimmt, wenn das Zeitintervall zwischen den Items verlängert wird (Santo-Pietro & Rigrodsky, 1982; vgl. auch Brookshire, 1970). Nach unserem Modell ist die Ursache von Perseverationen also nicht eine Störung von Hemmungsprozessen, wie manche Autoren meinen (die Übersicht bei Sandson & Albert, 1984), sondern eine Schwächung jener semantischen Aktivierung, durch die der Sprachgesunde normalerweise die noch bestehenden Repräsentationen vorangegangener Wörter überwinden kann.

Nicht erklärt werden kann, warum Aphasiker auch Perseverationen produzieren, die dem Zielwort phonematisch ähnlich sind (Santo-Pietro & Rigrodsky, 1986). Auch zu phonematischen Paraphasien und Neologismen lassen sich keine Aussagen aus unserer Hypothese ableiten. Zwei Möglichkeiten sind denkbar. Zum einen könnte das Modell modifiziert werden. Untersuchungsergebnisse von Stemberger und MacWhinney (1986) an Hirngesunden legen die Modellannahme nahe, daß der Aktivationsgrad eines phonologischen Lexikoneintrags nicht nur für seine Abrufwahrscheinlichkeit, sondern auch noch für die nachfolgenden artikulatorisch-phonetischen Verarbeitungsprozesse wichtig ist. Für diese Annahme spricht unter anderem, daß phonematische Fehler häufiger bei Wörtern geringer Frequenz als bei hochfrequenten Wörtern auftreten (Hirngesunde: Stemberger & McWhinney, 1986; Aphasiker: Feyereisen et al., 1988). Die phonematischen Paraphasien und Neologismen von Aphasikern ließen sich dann darauf zurück-

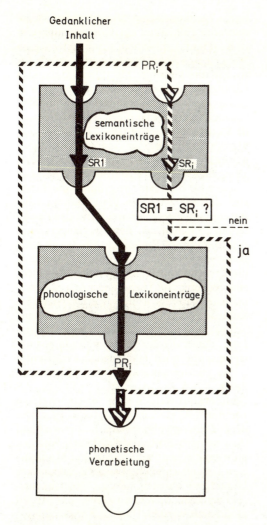

Abb. 3.8: Abruf-Kontroll-Schleife bei der Wortproduktion. Nachdem zu dem ausgewählten begrifflichen Inhalt eine SR1 gebildet wurde und vom lexikalisch-phonologischen System eine PR abgerufen worden ist, wird durch eine Kontroll-Schleife geprüft, ob die Bedeutung dieser PR hinreichend gut mit der intendierten Bedeutung SR1 übereinstimmt. Wenn dies der Fall ist, wird die PR zur lautlichen Realisierung freigegeben. Wenn dies nicht der Fall ist, wird der phonologische Abrufprozeß neu gestartet.

führen, daß durch die Reduktion der Aktivierung, die vom semantischen zum phonologischen System gelangt, auch die Aktivation des abgerufenen Eintrags im Schnitt geringer als beim sprachgesunden Menschen ist. Dabei würden Neologismen als extreme phonematische Entstellungen aufgefaßt (vgl. aber Butterworth, 1979). Die Ursache von phonematisch basierten Perseverationen bliebe allerdings weiter unklar.

Die zweite Möglichkeit wäre, für die lautlichen Besonderheiten der aphasischen Wortproduktion eine weitere Störung, zusätzlich zu der hier betrachteten Störung, zu postulieren. Für diesen Ansatz spricht, daß zwischen semantischen Paraphasien (die nach unserer Hypothese Ausdruck einer Produktionszugangsstörung sind, s.u.) und phonematischen Paraphasien bzw. Neologismen kein bedeutsamer korrelativer Zusammenhang besteht (Butterworth et al., 1984; Hofmann & Cohen, 1979). Für eine Entscheidung zwischen den beiden Möglichkeiten reichen die empirischen Befunde aber noch nicht aus.

Untersuchungen an Hirngesunden deuten darauf hin, daß Sprecher noch *vor* der lautlichen Realisierung einer Äußerung überprüfen, ob diese ihren Intentionen entspricht (Levelt, 1983). Wir wollen die Möglichkeit einer solchen prä-artikulatorischen Ausgabe-Kontrolle in die Betrachtung einbeziehen (vgl. Garnsey & Dell, 1984; Schlenck et al., 1987). Denkbar wäre, daß die Ausgabe-Kontrolle in bezug auf die Wortwahl in einem innerlichen Wortverständnistest besteht (vgl. Levelt, 1983), so daß der Prozeß der Wortselektion etwa wie folgt aussieht: Wenn zu einer ausgewählten SR1 (z.B. <Pferd>) ein phonologischer Lexikoneintrag abgerufen und eine PRi erstellt worden ist, wird geprüft, welche Wortbedeutung dieser PRi zuzuordnen ist und ob diese SRi mit der gemeinten SR1 hinreichend gut übereinstimmt (vgl. Abb. 3.8). Wenn die Übereinstimmung unzureichend ist, wird die PRi zurückgewiesen und der phonologische Abrufprozeß erneut gestartet – es wird wieder eine PR erstellt, diese der Abruf-Kontrolle unterzogen und so fort, bis schließlich eine PR gefunden ist, deren Bedeutung dem Gemeinten, d.h. der SR1, hinreichend ähnlich ist. Erst diese

PR wird dann zur phonetischen Ausarbeitung freigegeben.

Wenn man annimmt, daß die Durchführung einer Abruf-Kontroll-Schleife eine gewisse Zeit kostet, läßt sich für Sprachgesunde und Aphasiker ein Worthäufigkeitseffekt bei den Benennlatenzen vorhersagen: Da der phonologische Lexikoneintrag eines hochfrequenten Wortes im Schnitt eine höhere Abrufwahrscheinlichkeit hat als der eines seltenen Wortes, ist der Erwartungswert der Anzahl von Abruf-Kontroll-Schleifen bis zum Abruf des Zielwortes geringer, wenn das Zielwort ein hochfrequentes Wort ist, als wenn es ein seltenes Wort ist. Mit anderen Worten: Ein Objekt, dessen Bezeichnung ein hochfrequentes Wort ist (z.B. »Mann«), kann im Schnitt schneller benannt werden als ein Objekt, dessen Bezeichnung ein seltenes Wort ist (z.B. »Kranz«). Die Ergebnisse von Untersuchungen an Sprachgesunden und Aphasikern entsprechen dieser Erwartung (vgl. 3.2.1). Aus unserer Hypothese lassen sich zudem Aussagen über die Besonderheiten der Latenzen von Aphasikern ableiten. Da bei Aphasikern die Abrufwahrscheinlichkeit des »richtigen« phonologischen Lexikoneintrags im Schnitt geringer ist als beim Hirngesunden, müssen die Patienten im Schnitt mehr Abruf-Kontroll-Schleifen als Hirngesunde durchführen, bis sie endlich den richtigen Eintrag finden. Dies muß zu einer generellen Verlängerung der Latenzen richtiger Benennungen führen. Da bei Aphasikern die Abrufwahrscheinlichkeiten mehr als beim Hirngesunden durch das Ausgangsniveau der Aktivation und damit durch die Wortfrequenz bestimmt sind, sollten die Latenzen der Aphasiker bei hochfrequenten Wörtern relativ wenig und bei seltenen Wörtern besonders stark gegenüber den Latenzen von Hirngesunden verlängert sein. Die empirischen Ergebnisse von Newcombe et al. (1965) entsprechen beiden Vorhersagen.

Bisher haben wir angenommen, daß Aphasiker wie Hirngesunde in der Lage sind, bei der inneren Ausgabe-Kontrolle unpassende PRs zu erkennen und zurückzuweisen. Für einen Teil der Aphasiker ist diese Annahme plausibel. Selbst wenn das Wortverständnis nicht völlig intakt ist, kann die Ausgabe-Kontrolle noch recht zuverlässig funktionieren, denn für die Identifikation einer unpassenden PR reicht ja schon aus, daß nur eine Bedeutungseinheit der SRi entdeckt wird, die nicht in der ausgewählten SR1 enthalten ist. Wenn beispielsweise die Abbildung eines Pferds benannt werden soll und zu der SRi <Pferd> zunächst der phonologische Lexikoneintrag (Kuh) abgerufen wird, so genügt es schon, daß in der SR <Kuh> eine Einheit von den Bedeutungsaspekten ›Euter‹ oder ›Hörner‹ repräsentiert ist, um den Fehlgriff zu bemerken.

Bei Aphasikern mit schwer beeinträchtigtem Wortverständnis kann man aber wohl nicht mehr davon ausgehen, daß die Ausgabe-Kontrolle intakt ist. Vielmehr ist anzunehmen, daß hier unpassende PRs oft nicht als solche erkannt werden und daher zur lautlichen Realisierung freigegeben werden. Das Ergebnis sind verbale Paraphasien. Die ungenügende Ausgabe-Kontrolle hat aber noch eine zweite Konsequenz: Es werden keine oder nur sehr wenige Abruf-Kontroll-Schleifen durchgeführt, so daß die (passenden und unpassenden) Antworten schnell produziert werden. Die Benennlatenzen der Patienten sollten daher kürzer sein als die anderer Aphasiker oder sprachgesunder Kontrollprobanden. Ob die Vorhersage zutreffend ist, läßt sich noch nicht entscheiden, denn es gibt bisher keine Untersuchungen, die speziell die Benennlatenzen von Aphasikern mit schweren Beeinträchtigungen des Wortverständnisses zum Gegenstand hatten. Wenn man aber zustimmt, daß kurze Benennlatenzen unter funktionellem Aspekt mit einer hohen Sprechgeschwindigkeit in der Spontansprache vergleichbar sind, kann es als Stütze unserer Hypothese gewertet werden, daß Wernicke-Aphasiker, die im Wortverständnis ja oft schwer beeinträchtigt sind, eine hohe Sprechgeschwindigkeit haben, die manchmal sogar über der von Hirngesunden liegt (Howes, 1967a). Auch der Befund von Cohen et al. (1978), daß bei Aphasikern mit flüssigem Sprechverlauf die Sprechgeschwindigkeit zu Beginn der Krankheit höher liegt als nach zwei Jahren, deutet darauf hin, daß bei diesen Patienten kurze »Latenzen« als Zeichen besonders schwerer Beeinträchtigungen zu werten sind. Drittens stellen Schlenck et al. (1987) fest, daß Verzögerungen in der Sprachproduktion, die auf interne Kontrollprozesse schließen lassen, bei Wernicke-Aphasikern mit schwer beeinträchtigtem Sprachverständnis seltener sind als bei Patienten mit besser erhaltenem Sprachverständnis.

Wie bereits erwähnt, sind nach unserem Erklärungsansatz verbale Paraphasien von Patienten mit schweren Wortverständnisstörungen ein Ausdruck mangelnder Ausgabe-Kontrolle. Diese Interpretation entspricht der klassischen Auffassung von Paraphasien als »unkontrollierten Fehlleistungen« (z.B. Freud, 1891; Weisenburg & McBride, 1935). Daß Paraphasien dem Zielwort oft semantisch ähnlich sind, ließe sich darauf zurückführen, daß phonologische Lexikoneinträge von Wörtern, die dem Zielwort semantisch ähneln, von vielen Bedeutungseinheiten der SR aktiviert werden und daher eine relativ große Abrufwahrscheinlichkeit haben. Zudem sorgt auch eine defekte Ausgabe-Kontrolle für eine gewisse Selektion: Sie akzeptiert zwar die meisten PRs von Wörtern, die dem Zielwort semantisch ähnlich sind, kann jedoch die PRs von Wörtern, die dem Zielwort semantisch gänzlich unähnlich sind, oft als unpassend erkennen.

Verschiedentlich wurde die Ansicht geäußert, daß die semantischen Paraphasien von Broca-Aphasikern und Patienten mit amnestischer Aphasie nicht durch mangelnde Kontrolle bedingt sind, sondern von den Patienten mehr oder weniger bewußt als Ersatz verwendet werden, wenn das eigentlich intendierte Wort nicht produziert werden kann (Luria, 1970; Poeck et al., 1974; vgl. die Übersicht von Lebrun & Stevens, 1976). Diese Auffassung läßt sich recht gut mit unserer Hypothese vereinbaren. Es ist anzunehmen, daß sich ein Patient erst dann zu der Ersatzstrategie entschließt, wenn er viele Abruf-Kontroll-Schleifen durchgeführt hat, ohne eine akzeptable PR für die gewählte SR zu finden. Patienten mit gut erhaltener Ausgabe-Kontrolle sollten ihre semantischen Paraphasien daher mit einer gewissen Verzögerung erbringen. Patienten mit schwer beeinträchtigter Ausgabe-Kontrolle sollten demgegenüber semantische Paraphasien »flüssig« produzieren. Wenn man zustimmt, daß das Wortverständnis bei der Broca-Aphasie meistens besser erhalten ist als bei der Wernicke-Aphasie, wird unsere Hypothese durch einen Befund von Hofmann und Cohen (1979) zur Spontansprache von Aphasikern gestützt. Die Forscher stellten fest, daß Broca-Aphasiker in der Tat häufiger als Wernicke-Aphasiker semantische Paraphasien erst nach auffälligen Verzögerungen erbringen.

Nach unserem Modell hängt es also wesentlich von der Ausgabe-Kontrolle und demnach vom Wortverständnis ab, wie sich eine Produktions-Zugangsstörung auswirkt. Bei gut erhaltenem Wortverständnis resultieren Wortfindungsstörungen im engeren Sinne. Sie äußern sich in Pausen, verzögerten korrekten Benennungen, Umschreibungen und verzögerten semantischen Paraphasien als Ersatz für das intendierte Wort, sowie möglicherweise auch in dem resignierten Abbruch des Benennversuchs. Semantische Paraphasien ohne Verzögerungen, Perseverationen und andere Antworten, die von einer intakten Ausgabe-Kontrolle als unpassend identifiziert werden, sind nicht zu erwarten. Bei Patienten mit erheblich beeinträchtigtem Wortverständnis sollten die Äußerungen demgegenüber flüssig sein, aber viele Perseverationen und semantische Paraphasien ohne vorangegangene Verzögerung enthalten. Es ist offensichtlich, daß nach unserer Hypothese ein Gutteil der charakteristischen Unterschiede zwischen den Äußerungen von Patienten mit amnestischer Aphasie bzw. Broca-Aphasie einerseits und denen von Wernicke-Aphasikern andererseits auf das unterschiedliche Ausmaß der Beeinträchtigung des Wortverständnisses zurückzuführen sind.

Wenden wir uns nun der Rezeptions-Zugangsstörung zu, die die Ursache der Beeinträchtigung des Wortverständnisses sein soll.

Rezeptions-Zugangsstörung

Diese Störung besteht darin, daß ein Teil der Aktivierung, die bei der Wortrezeption normalerweise von der PR des gehörten Wortes

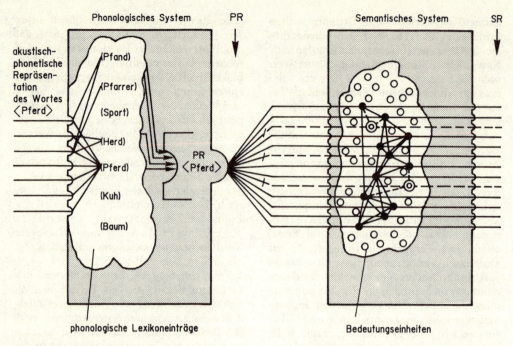

Abb. 3.9: Rezeptions-Zugangsstörung.
● aktivierte Bedeutungseinheit
○ nicht-aktivierte Bedeutungseinheit
◎ beim nicht-aphasischen Menschen aktivierte, aber bei Aphasikern nicht-aktivierte Bedeutungseinheit
——— Bahn der Aktivierung bei aphasischen und nicht-aphasischen Hörern
- - - - Bahn der Aktivierung bei nicht-aphasischen Hörern; Ausfall der Aktivierung beim Aphasiker.

zum semantischen System gelangt, verloren geht. Einige Bedeutungseinheiten, die eigentlich zur Bedeutung des Wortes gehören und normalerweise durch die PR aktiviert würden, werden nun nicht aktiviert (vgl. Abb. 3.9). Der Proband erfaßt die Bedeutung des Wortes also nur lückenhaft. Je schwerer die Störung ist, desto mehr Aktivierungen fallen aus und desto größer sind die Lücken in der SR, die der Proband zum Wort erstellt.

Vorhersagen

Da die Störung einen Prozeß *nach* der Erstellung der PR betrifft, sollten die Wortverständnisleistungen der Patienten – anders als ihre Produktionsleistungen – *nicht* stärker von der Wortfrequenz abhängen als die von sprachgesunden Probanden. Die empirischen Befunde entsprechen dieser Erwartung (vgl. 3.2.2).

Patienten mit einer Rezeptions-Zugangsstörung sollten bei Aufgaben zum referentiellen Wortverständnis insbesondere mit denjenigen Ablenker-Objekten Schwierigkeiten haben, die dem Zielwort semantisch-konzeptuell gut entsprechen (z.B. KUH zum Stimulus-Wort »Pferd«). Ablenker, die aus ganz anderen begrifflichen Kategorien stammen (z.B. SCHUH zu »Pferd«), sollten höchstens für schwerst beeinträchtigte Patienten eine Versuchung darstellen, da diese Ablenker selbst dann noch mit großer Wahrscheinlichkeit als unpassend erkannt werden können, wenn nur ein Teil der Bedeutungseinheiten des Sti-

mulus-Wortes erfaßt wird. Die empirischen Untersuchungsergebnisse entsprechend dieser Vorhersage (Gardner et al., 1975a; Pierce, 1984; Schuell & Jenkins, 1961; vgl. auch 3.2.2).
Unsere Hypothese bietet allerdings keine Erklärung für phonematische Verwechslungsfehler bei referentiellen Wortverständnistests (z.B. Wahl des Objekts HERD zum Stimulus-Wort »Pferd«). Möglicherweise müssen sie einer zusätzlichen Störung zugeschrieben werden. Für diesen Interpretationsansatz spricht, daß der korrelative Zusammenhang zwischen der Häufigkeit semantischer Verwechslungsfehler und der Häufigkeit phonematischer Verwechslungsfehler beim Wortverständnis sehr locker ist (Romero, 1976). Andererseits fanden aber Baker et al. (1981), daß Aphasiker bei referentiellen Wortverständnistests besonders häufig den *semantischen* Ablenker wählen, wenn ein anderes Ablenkerobjekt eine dem Reizwort *phonematisch* ähnliche Bezeichnung trägt: (z.B. Testwort: »Garten« – Auswahlabbildungen: GARTEN, (Spiel)KARTEN, PARCOURS). Die vorliegenden Befunde reichen für eine solide Einschätzung noch nicht aus.
Die Auswirkungen einer Rezeptions-Zugangsstörung auf die Leistungen bei Prüfungen des relationalen Wortverständnisses sollten nach unserer Hypothese wesentlich von der Art der Aufgabe abhängen. Wenn bei der Aufgabe viele Bedeutungsaspekte der Wörter redundant die korrekte Zuordnung bzw. das normale Ähnlichkeitsurteil indizieren, sollten die Patienten relativ gute Leistungen zeigen, weil etwaige Lücken in den SRs der Wörter – wenn sie nicht allzu groß sind – durch andere Bedeutungseinheiten kompensiert werden können. Eine Rezeptions-Zugangsstörung sollte hingegen zu deutlichen Minderleistungen führen, wenn für die Lösung der Aufgabe eine einzige oder einige wenige Bedeutungseinheiten entscheidend sind. Ist nämlich gerade die Aktivierung dieser Bedeutungseinheiten von der Störung betroffen, ist keine Kompensation möglich und der Proband kann die richtige Lösung nicht erarbeiten. Wie in Abschnitt 3.2.3 berichtet, schneiden Aphasiker bei Wortverständnisprüfungen vergleichsweise gut ab, wenn der gemeinsame situativ-referentielle Kontext der Referenten der Wörter, eine Übereinstimmung in der Konnotation oder die Ähnlichkeit in den affektiven Aspekten erfaßt werden muß. Sie zeigen hingegen ausgeprägte Beeinträchtigungen, wenn eine Übereinstimmung in der Funktion, einer bestimmten Eigenschaft oder einem einzelnen Detail entdeckt werden muß. Dies läßt sich nach unserer Hypothese darauf zurückführen, daß für die erstgenannten Aufgaben die Vollständigkeit der SRs von geringerer Bedeutung ist als für die letztgenannten Aufgaben.

Zusammenhang zwischen Produktion und Rezeption

Es ist gut belegt, daß die Leistungen von Aphasikern bei Benenn- und Wortverständnistests hoch miteinander korrelieren (vgl. 3.2.4). So mag die Hypothese, daß bei den Patienten zwei voneinander unabhängige Störungen (Produktions- und Rezeptions-Zugangsstörung) vorliegen, unglaubwürdig erscheinen. Aber es ist zu unterstreichen, daß die Annahme von zwei verschiedenen Störungen nicht impliziert, daß die Minderleistungen in den beiden Bereichen unkorreliert sind. Nach unserer Hypothese wirkt bei der Wortproduktion ein Ausgabe-Kontroll-Mechanismus mit, der auf dem Wortverständnis basiert. Die Besonderheiten der Wortproduktion sind daher auch durch die Rezeptions-Zugangsstörung bestimmt. Es kann geradezu als Beleg *für* unsere Hypothese gewertet werden, daß die Häufigkeit semantischer Paraphasien beim Benennen und die Häufigkeit semantischer Verwechslungsfehler bei referentiellen Wortverständnistests signifikant miteinander korrelieren und daß es weitgehend dieselben Wörter sind, die ein Proband nicht versteht und die er bei einer Benennaufgabe nicht produzieren kann (vgl. 3.2.4). Es ist fraglich, ob es überhaupt ein empirisches Ergebnis geben kann, das auf einen funktionellen Zusammenhang zwischen Minderleistungen bei der Wortproduktion und beim Wortverständnis schließen läßt, aber nicht mit der Hypothese zwei voneinander unabhängiger Störungen der beschriebenen Art vereinbar ist.

Zusammenfassend läßt sich sagen, daß die Hypothese von Zugangsstörungen der beschriebenen Art für sehr viele Untersuchungsergebnisse zu aphasischen Beeinträchtigungen auf Wortebene eine Erklärung anbietet. Sie erlaubt allerdings keine Aussagen zu den Besonderheiten im phonologischen oder phonetischen Bereich. Eine Modelländerung wäre möglich, aber andererseits ist es vielleicht zweckmäßiger, das Resultat so zu akzeptieren, wie es ist: Phonematische Paraphasien, Neologismen, phonematisch basierte Perseverationen, sowie phonematische Verwechslungsfehler bei Wortverständnistests können nach unserem Modell nicht auf dieselbe Störung zurückgeführt werden wie die lexikalisch-semantischen Beeinträchtigungen von Aphasikern.

3.5.3 Semantische Störung

Wir behalten das in Abschnitt 3.5.1 beschriebene Lexikonmodell bei, stellen nun aber die Hypothese auf, daß die Störung das lexikalisch-semantische System selbst betrifft: Ein Teil der Bedeutungseinheiten des lexikalisch-semantischen Systems ist zeitweilig nicht aktivierbar (vgl. Abb. 3.10). Wenn eine Bedeutungseinheit nicht aktivierbar ist, ist sie gleichermaßen immun gegen die Aktivierung vom phonologischen System und vom nichtsprachlichen Bedeutungssystem sowie von anderen Bedeutungseinheiten des semantischen Systems. Der entsprechende Bedeutungsaspekt ist daher weder beim Wortverständnis noch bei der Sprachplanung in den SRs enthalten. Die nicht-aktivierbaren Einheiten sind eine Zufallsstichprobe aus der Menge aller Bedeutungseinheiten. Die Zahl der nicht-aktivierbaren Einheiten kann von Patient zu Patient unterschiedlich groß sein; je größer sie ist, desto schwerer ist die semantische Störung.

Vorhersagen

Es ist offensichtlich, daß eine solche semantische Störung für den Abruf phonologischer Lexikoneinträge bei der Wortproduktion dieselben Konsequenzen wie die Produktions-Zugangsstörung hat, die im letzten Abschnitt erörtert wurde. Für den Abruf der phonologischen Lexikoneinträge ist es gleichgültig, ob die Aktivierung, die von einer Bedeutungseinheit x ausgeht, vor Erreichen des phonologischen Systems verschwindet (Produktions-Zugangsstörung) oder ob von der Bedeutungseinheit x gar keine Aktivierung ausgeht, weil die Einheit x selbst nicht aktiviert ist (semantische Störung). Aus der Hypothese einer semantischen Störung lassen sich daher dieselben Vorhersagen in bezug auf Worthäufigkeitseffekte, die Wirkung verbaler Zusatzreize, den Einfluß der Reizmodalität und »Redundanz« der Reizinformation ableiten wie aus der Hypothese einer Produktions-Zugangsstörung.

Bei der Hypothese von Zugangsstörungen wurden die Unterschiede zwischen Wernicke-Aphasikern einerseits und Patienten mit einer Broca- oder amnestischen Aphasie andererseits in bezug auf die Wortproduktion darauf zurückgeführt, daß bei Wernicke-Aphasikern eine relativ schwere Wortverständnisstörung vorliegt und daher die präartikulatorische Ausgabe-Kontrolle beeinträchtigt ist. Die Syndromunterschiede können nun in analoger Weise gedeutet werden, wenn man annimmt, daß die semantische Störung von Wernicke-Aphasikern im Schnitt schwerer ist als die von Patienten mit Broca-Aphasie oder amnestischer Aphasie. Diese Annahme erscheint durchaus plausibel.

Die Hypothese einer semantischen Störung bietet für die Beeinträchtigungen des Wortverständnisses dieselbe Erklärung an wie die Hypothese einer Rezeptions-Zugangsstörung: Die semantischen Repräsentationen sind »lückenhaft«, sie geben nicht alle Bedeutungsaspekte der Stimulus-Wörter wieder. Dem Patienten bereiten daher alle Aufgaben Schwierigkeiten, für deren Lösung einige wenige Einzelaspekte einer Wortbedeutung entscheidend sind.

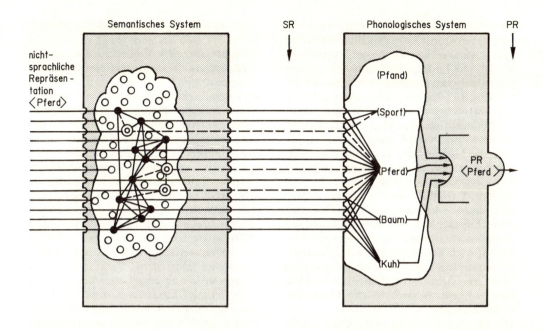
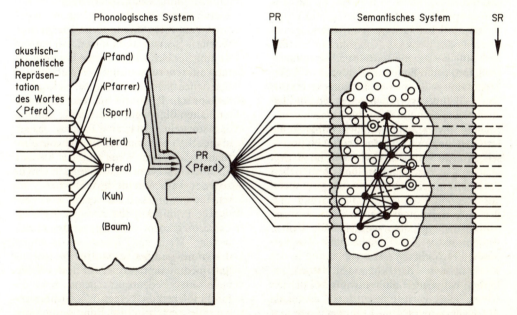

Abb. 3.10: Semantische Störung. Obere Hälfte: Aktivierungsbahn bei der Wortproduktion. Untere Hälfte: Aktivierungsbahn beim Wortverständnis.
- ● aktivierte Bedeutungseinheit
- ○ nicht-aktivierte Bedeutungseinheit
- ◎ beim nicht-aphasischen Menschen aktivierte, aber bei Aphasikern nicht-aktivierte Bedeutungseinheit
- ——— Bahn der Aktivierung bei aphasischen und nicht-aphasischen Menschen
- – – – Bahn der Aktivierung bei nicht-aphasischen Menschen; Ausfall der Aktivierung beim Aphasiker.

Natürlich versagt die Hypothese einer semantischen Störung aber auch an denselben Stellen wie die Hypothese von Zugangsstörungen. Die funktionelle Verursachung von phonematischen Paraphasien, Neologismen, phonematisch basierten Perseverationen und phonematischen Fehlern bei Wortverständnisprüfungen bleibt unklar. Genau wie bei der Hypothese von Zugangsstörungen, besteht die Möglichkeit, das Modell abzuändern oder eine zusätzliche Störung zu postulieren (vgl. S. 66f).

Nach der Hypothese einer semantischen Störung sind die lexikalisch-semantischen Beeinträchtigungen der Sprachproduktion und -rezeption auf eine einzige Störung zurückzuführen, nach der Hypothese von Zugangsstörungen hingegen auf zwei Störungen. Dies ist ein erheblicher theoretischer Unterschied. Läßt sich entscheiden, welche Hypothese vorzuziehen ist?

Wir hatten zuvor festgestellt, daß es *nicht* gegen die Hypothese von zwei Zugangsstörungen spricht, wenn die Benenn- und Wortverständnisleistungen hoch miteinander korrelieren oder wenn ein Aphasiker überzufällig häufig genau jene Wörter nicht produzieren kann, deren Bedeutung er auch in Wortverständnisprüfungen nicht korrekt erfaßt. Solche Befunde sprechen selbstverständlich auch nicht gegen die Hypothese einer semantischen Störung. Sie erlauben daher keine Entscheidung zwischen den beiden Hypothesen. In Abschnitt 3.4.1 wurden noch drei weitere Kriterien genannt, die von manchen Forschern für eine Differenzierung zwischen der Hypothese einer Zugangsstörung und der Hypothese einer semantischen Störung für nützlich gehalten werden. Wir wollen prüfen, ob sie eine Entscheidung zwischen unseren Hypothesen erlauben.

- »Konsistenz« der Leistungen: Ob ein Patient bei wiederholter Testung bei denselben Items versagt bzw. gute Leistungen erbringt oder ob seine Leistungen sehr »inkonsistent« sind, hängt nach unserem Lexikonmodell von der Verteilung der Abrufwahrscheinlichkeiten und damit von der Verteilung des Aktivationsgrads der phonologischen Lexikoneinträge ab. Zu dem Aktivationsgrad der phonologischen Lexikoneinträge ergeben sich aus den beiden Hypothesen aber exakt die gleichen Vorhersagen. Die Konsistenz der Leistungen ist also kein brauchbares Kriterium für uns.
- Generalisierung von Trainingseffekten: Aus Trainingseffekten können grundsätzlich nur dann Rückschlüsse auf die Art der zugrundeliegenden Störung gezogen werden, wenn vorausgesetzt werden kann, daß das Training die Leistungsfähigkeit der gestörten Komponenten/Prozesse verbesserte und nicht nur zur Ausbildung kompensatorischer Strategien führte. Selbst unter dieser Voraussetzung geben Trainingseffekte aber keinen Aufschluß darüber, welche unserer beiden Hypothesen angemessener ist: Denn nach *beiden* Hypothesen ist eine Generalisierung der Trainingseffekte auf nicht-trainierte Wörter zu erwarten. Die Leistungen sollten bei all jenen Wörtern verbessert werden, deren Bedeutung eine wiederhergestellte Bedeutungseinheit enthält. Dies kann allerdings eine recht inhomogene Menge von Wörtern sein (z.B. Wörter, die etwas Rundliches bezeichnen). Eine Generalisierung auf *semantisch* ähnliche Wörter wird sich daher nicht immer feststellen lassen.
- Semantische Priming-Effekte: Wie berichtet, halten Blumstein et al. (1982; Milberg & Blumstein, 1981) eine Störung des semantischen Systems bei Wernicke-Aphasikern und Patienten mit globaler Aphasie für unwahrscheinlich, weil bei den Latenzen der Patienten in lexikalischen Entscheidungsaufgaben ein normaler semantischer Priming-Effekt festzustellen war. Dieses Argument muß genauer untersucht werden. Wenn ein Patient die Bedeutung des Prime- und des Testwortes nur lückenhaft mental repräsentiert und er zufällig viele jener Bedeutungsaspekte nicht erfaßt, in denen die beiden Wörter übereinstimmen, erscheint ihm die Ähnlichkeit zwischen den Wortbedeutungen geringer als einem Hirngesunden. Sind aber zufällig viele Bedeutungsaspekte nicht repräsentiert, hinsichtlich derer das Prime- und das Testwort differieren, erscheint dem Aphasiker die Ähnlichkeit zwischen den

beiden Wörtern größer als dem Hirngesunden. (Dies ist im übrigen nach unserem Modell ja gerade der Grund dafür, warum Aphasiker bei referentiellen Wortverständnisprüfungen häufig semantische Verwechslungsfehler begehen). Wir können also davon ausgehen, daß dem Aphasiker in den lexikalischen Entscheidungsaufgaben die Ähnlichkeit zwischen Prime- und Testwort manchmal größer und manchmal geringer als dem Hirngesunden erscheint. Möglicherweise ist die »mittlere« subjektive Ähnlichkeit zwischen Prime- und Testwort für Aphasiker und Hirngesunde gleich. Unter der Annahme, daß die subjektive Ähnlichkeit zwischen Prime- und Testwort die Latenz lexikalischer Entscheidungen beeinflußt, ist es also durchaus möglich, daß die Entscheidungslatenzen eines Aphasikers mit lückenhaftem Wortverständnis im Schnitt einen ebenso ausgeprägten Priming-Effekt wie die der Hirngesunden zeigen. Demnach ist auch die Hypothese einer semantischen Störung mit dem Befund von Blumstein et al. zu vereinbaren.

Der theoretische Unterschied zwischen Zugangsstörungen und Störungen des semantischen Systems scheint zwar gewaltig zu sein und wird in der Aphasiologie auch eifrig diskutiert. Aber zwischen den konkreten Hypothesen, die wir in den beiden letzten Abschnitten besprochen haben, ist eine empirische Entscheidung außerordentlich schwierig. Die abstrakte Diskussion über grundlegende Unterschiede zwischen Hypothesenklassen ist offensichtlich wenig sinnvoll.

3.5.4 Konzeptuelle Störung

Modellannahmen

Wir legen ein Modell vom Typ 1.1 (vgl. S. 46) zugrunde, bei dem für die lexikalische Verarbeitung ein konzeptuelles und ein lexikalisch-phonologisches System angesetzt werden.
Das konzeptuelle System entspricht einer Integration vom semantischen System und vom nicht-sprachlichen Bedeutungssystem des bisher verwendeten Modells. Es sorgt für die Repräsentation der Bedeutung von Wörtern *und* für die konzeptuelle Repräsentation von non-verbalen Inhalten. Das System besteht aus zahlreichen Konzepteinheiten, die durch Repräsentationen des phonologischen Systems und der Sensorischen Register, sowie durch andere, hier nicht näher zu spezifizierende psychische Inhalte (Vorstellungen, Gefühlen usw.) aktiviert werden. Die konzeptuellen Einheiten können sich zudem gegenseitig aktivieren und de-aktivieren. Dabei ist entscheidend, wie eng die Aktivation der jeweiligen Einheiten in der Vergangenheit miteinander korreliert war. Die spezifischen Annahmen sind analog den auf S. 60 ff genannten Annahmen zum semantischen System. Wortbedeutungen und Konzepte sind in dem System durch spezifische Mengen von Konzepteinheiten definiert. Beim Sprechen und beim Sprachverstehen wird die Bedeutung eines gehörten oder geplanten Wortes durch ein spezifisches Ensemble aktivierter Bedeutungseinheiten repräsentiert. Ebenso werden die begrifflich relevanten Aspekte eines gegebenen non-verbalen Inhaltes durch ein Ensemble von aktivierten Konzepteinheiten repräsentiert. Die »Bausteine« für die Repräsentation von Wortbedeutungen und für begriffliche Repräsentationen sind also dieselben. Wenn beispielsweise beim Hören des Wortes »Pferd« eine Repräsentation der Wortbedeutung gebildet wird und diese den Komplex von Konzepteinheiten ›belebt‹ enthält, und wenn bei einer anderen Gelegenheit ein non-verbaler Reiz als Pferd erkannt wird und dabei die Konzepteinheiten des Begriffsaspekts ›belebt‹ aktiviert werden, so handelt es sich in beiden Fällen um *dieselben* Einheiten.

Die Annahmen zum phonologischen System und zu den Aktivierungsprozessen, die zwischen dem lexikalisch-phonologischen und dem konzeptuellen System ablaufen, entsprechen den Annahmen des zuvor verwendeten Modells (vgl. S. 62 f).

Hypothese

Die Hypothese einer konzeptuellen Störung kann analog zu der Hypothese einer semantischen Störung formuliert werden: Einzelne Konzepteinheiten sind zeitweilig nicht aktivierbar. Die Repräsentationen von Wortbedeutungen und die begrifflichen Repräsentationen von non-verbalen Inhalten sind also lückenhaft (vgl. Abb. **3.11**). Die nicht-aktivierbaren Einheiten sind eine Zufallsstichprobe aller Konzepteinheiten. Die Zahl von Konzepteinheiten, die nicht aktivierbar sind, kann von Patient zu Patient unterschiedlich groß sein; je größer sie ist, desto schwerer ist die konzeptuelle Störung.

Vorhersagen

Wenn bei der Wortproduktion ausgehend von einer lückenhaften Repräsentation des konzeptuellen Systems die phonologischen Lexikoneinträge aktiviert werden, hat das für den Wortabruf dieselben Konsequenzen wie eine semantische Störung oder eine Produktions-Zugangsstörung. Es ist auch für das Wortverständnis unerheblich, ob die Bedeutung des Wortes in einem konzeptuellen System oder in einem semantischen System (lückenhaft) abgebildet wird. Für die prä-artikulatorische Ausgabe-Kontrolle ergeben sich daher aus der Hypothese einer konzeptuellen Störung dieselben Aussagen wie aus der Hypothese einer semantischen Störung. Dies bedeutet, daß aus der Hypothese einer konzeptuellen Störung exakt dieselben Vorhersagen zur Wort*produktion* abgeleitet werden können wie aus der Hypothese einer semantischen Störung – und damit auch wie aus der Hypothese von Zugangsstörungen. Die Einzelheiten brauchen nicht noch einmal genannt zu werden (vgl. S. 63 ff).

Die Aussagen zu den Leistungen bei Prüfungen des relationalen Wortverständnisses, die ausschließlich verbale Reize beinhalten, sind ebenfalls dieselben wie bei der Hypothese einer semantischen Störung. Denn für die Einschätzung der Beziehungen zwischen Wortbedeutungen ist es unerheblich, ob die lückenhaften Repräsentationen der Wortbedeutungen von einem semantischen oder einem konzeptuellen System gebildet werden.

In bezug auf das referentielle Wortverständnis sind aus der Hypothese einer konzeptuellen Störung aber in einem Punkt andere Aussagen abzuleiten als aus den beiden Hypothesen sprachspezifischer Störungen. Nach der Hypothese einer konzeptuellen Störung gibt es bei solchen Aufgaben *zwei* Fehlerquellen – zum einen die lückenhafte Repräsentation der Bedeutung des gehörten Reizwortes, und zum anderen die lückenhaften Repräsentationen der non-verbalen Auswahlreize. Wenn ein Proband bei einem referentiellen Wortverständnistest beispielsweise dem Stimulus-Wort »Pferd« die Abbildung einer KUH zuordnet, kann dies durch eine mangelhafte Erfassung der Wortbedeutung, aber auch durch eine mangelhafte begriffliche Erfassung der Abbildungen von PFERD und KUH beruhen. Nach der Hypothese einer konzeptuellen Störung wird also durch die üblichen referentiellen Wortverständnistests das *Wort*verständnis der Patienten unterschätzt. Eine Untersuchung von Baker und Goodglass (1979) stützt diese Vermutung zumindest in bezug auf Wernicke-Aphasiker. Dort zeigte sich, daß Wernicke-Aphasiker bei referentiellen Wortverständnisprüfungen nicht nur für die Dekodierung des Stimulus-Wortes, sondern auch für die begriffliche Erfassung der Auswahlabbildungen und die Entscheidung zwischen ihnen erheblich mehr Zeit als sprachgesunde Probanden benötigten.

Zusammengenommen ist festzustellen, daß die Hypothese einer konzeptuellen Störung zur Wortproduktion und zum Wortverständnis von Aphasikern genauso präzise Aussagen zu machen erlaubt wie die Hypothese einer semantischen Störung oder die Hypothese von Zugangsstörungen. Abgesehen von dem letztgenannten Punkt sind die Aussagen sogar identisch.

Um zwischen den Hypothesen entscheiden zu können, müssen wir die Leistungen bei non-verbalen Aufgaben betrachten. Wenn bei einem Aphasiker eine konzeptuelle Störung vorliegt, sollte der Patient bei allen non-verbalen Aufgaben, die eine vollständige begriffliche Repräsentation von non-verbalen

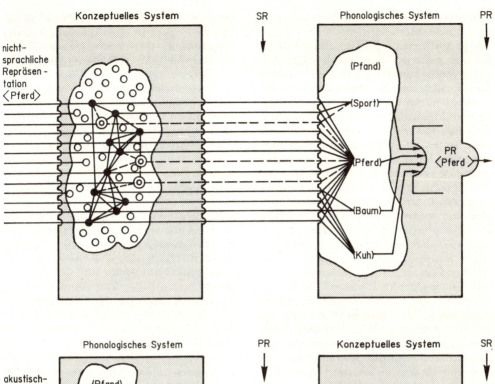
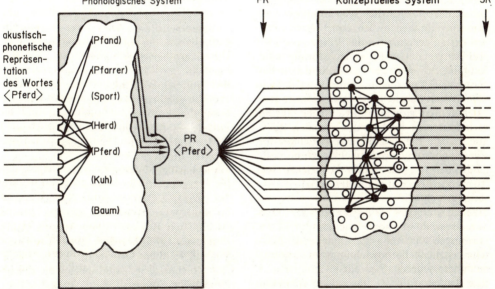

Abb. 3.11: Konzeptuelle Störung. Obere Hälfte: Aktivierungsbahn bei der Wortproduktion. Untere Hälfte: Aktivierungsbahn beim Wortverständnis.
● aktivierte Bedeutungseinheit
○ nicht-aktivierte Bedeutungseinheit
◎ beim nicht-aphasischen Menschen aktivierte, aber bei Aphasikern nicht-aktivierte Bedeutungseinheit
───── Bahn der Aktivierung bei aphasischen und nicht-aphasischen Menschen
- - - - Bahn der Aktivierung bei nicht-aphasischen Menschen; Ausfall der Aktivierung beim Aphasiker.

Reizen verlangen, schlechter als andere Hirngeschädigte abschneiden.

Wie in Abschnitt 3.4.2 dargestellt, spricht allerdings nicht jede non-verbale Minderleistung von Aphasikern gegen die Hypothese einer sprachspezifischen Störung. Zum einen ist denkbar, daß die Aufgabe von sprachgesunden Menschen mit Hilfe der inneren Sprache gelöst wird. Wie erwähnt, sind möglicherweise viele Aufgaben, die Anforderungen an das Kurzzeitgedächtnis stellen, in diesem Sinne verkappte verbale Aufgaben. Wir wollen daher solche Aufgaben so weit als möglich aus der Betrachtung ausklammern. Zum zweiten ist denkbar, daß die Aufgabe einen Verarbeitungsschritt verlangt, bei dem Aphasiker aufgrund einer zusätzlichen Störung beeinträchtigt sind, die aus hirnanatomischen Gründen häufig mit Aphasien assoziiert ist. Je mehr Verarbeitungsschritte eine Aufgabe verlangt, desto wahrscheinlicher ist es, daß sie mehrere nur hirnanatomisch verknüpfte Störungen erfaßt. Wir wollen daher die Ergebnisse von Untersuchungen mit Aufgaben, die offensichtlich sehr komplexe Leistungen verlangen, unberücksichtigt lassen.

Am besten geeignet für die Prüfung der Hypothese einer konzeptuellen Störung sind Aufgaben, die parallel zu den üblichen Benenn- und Wortverständnisprüfungen konstruiert sind und lediglich anstelle einer verbalen Reaktion eine non-verbale Reaktion verlangen oder anstelle der verbalen Reize non-verbale Reize beinhalten. Patienten mit einer (isolierten) konzeptuellen Störung sollten bei den Aufgaben exakt die gleichen Leistungen wie bei den parallelen verbalen Aufgaben zeigen.

Eine Schwierigkeit für die Prüfung der Frage liegt darin, daß bisher nur selten speziell die Leistungen von Aphasikern mit lexikalisch-semantischen Beeinträchtigungen separat analysiert wurden. Lediglich Gainotti und Mitarbeiter führten derartige Analysen durch. In den anderen Arbeiten wurde – wenn überhaupt – eine Unterteilung nach den klassischen Aphasiesyndromen vorgenommen. So ist unklar, inwieweit die Ergebnisse durch die Leistungen von Aphasikern geprägt sind, deren Störungen in anderen Bereichen (z.B. dem phonetischen, phonologischen, syntaktischen Bereich) lagen, zu denen die Hypothese einer konzeptuellen Störung keine Aussagen macht. Da aber die Leistungen von Aphasikern, die im konzeptuellen Bereich *un*gestört sind, die Untersuchungsergebnisse höchstens zuungunsten der Hypothese einer konzeptuellen Störung beeinflussen können, ist es vertretbar, auch die Untersuchungsergebnisse von »gemischten« Aphasikergruppen heranzuziehen.

Leistungen bei non-verbalen Aufgaben

Zum Benennen läßt sich zwar keine völlig parallele non-verbale Leistung finden, aber annäherungsweise können das freie, gegenständliche Zeichnen und die Pantomime des Gebrauchs eines Gegenstands als solche gelten. In beiden Fällen wird eine non-verbale »Kennzeichnung« des Referenten verlangt.

Zeichnen

In mehreren älteren Arbeiten wird über Besonderheiten der freien Zeichnungen von Aphasikern berichtet, wobei auf die »Oberflächlichkeit«, die »Primitivisierung« und die zahlreichen Auslassungen oder Verwechslungen begrifflich relevanter Merkmale der Objekte hingewiesen wird (z.B. Ahrens, 1957; Bay, 1969; Boon & Feitscher, 1938). Systematische Untersuchungen belegen, daß die gegenständlichen Zeichnungen von Aphasikern in bezug auf die Wiedergabe der charakteristischen Details der Objekte eine geringere Qualität haben als die Zeichnungen von rechts- oder linkshemisphärisch geschädigten Patienten ohne Aphasie (Gainotti et al., 1983; Merdian, 1984; Van Dongen, 1974; aber: Grossman, 1988). Nach Gainotti et al. (1983) sind speziell die Zeichnungen von Aphasikern mit lexikalisch-semantischen Beeinträchtigungen in dieser Hinsicht ungenügend (vgl. auch Tsvetkova, 1975).

Diese Ergebnisse entsprechen gut der Hypothese einer konzeptuellen Störung. Üblicherweise werden Beeinträchtigungen des freien Zeichnens aber als Symptom einer konstruktiven Apraxie aufgefaßt. Wenn diese Auffassung für den vorliegenden Fall zutrifft, sollten Aphasiker mit lexikalisch-semantischen Beeinträchtigungen auch bei anderen Apraxie-Prüfungen Minderleistungen zeigen, beispielsweise beim Abzeichnen *sinnfreier* Reize und bei der Nachbildung einer vorgegebenen Konstruktion von Klötzchen oder Stäbchen. Nach der Hypothese einer konzeptuellen Störung sollten die Patienten demgegenüber bei Aufgaben mit sinnfreien Reizen unbeeinträchtigt sein. Entsprechend diesen Überlegungen bezogen Gainotti et al. (1983) neben einer Aufgabe zum gegenständlichen Zeichnen eine Aufgabe mit ein, bei der komplexe geometrische Figuren abgezeichnet werden sollten. Aphasiker mit lexikalisch-semantischen Beeinträchtigungen schnitten nur beim gegenständlichen Zeichnen, nicht aber beim Abzeichnen der sinnfreien Reize schlechter als rechtshemisphärisch geschädigte Probanden ab. Auch in anderen Untersuchungen erbrachten Aphasiker bei Konstruktions- oder Zeichenaufgaben mit sinnfreien Reizen keine schlechteren Leistungen als rechtshemisphärisch geschädigte Probanden (Hartje et al., 1974; Poeck et al., 1973) oder linkshemisphärisch geschädigte Probanden ohne Aphasie (Dee, 1970). Allerdings gibt es auch Untersuchungen, in denen Aphasiker besonders beeinträchtigt erschienen (Arena & Gainotti, 1978; Benton, 1973). Eine Einschätzung ist zudem schwierig, weil man davon ausgehen muß, daß ein Teil der rechtshemisphärisch geschädigten Probanden bei Konstruktions- und Zeichenaufgaben ebenfalls spezifisch beeinträchtigt ist (wenn auch vermutlich aus anderen Gründen als Patienten mit linkshemisphärischen Schädigungen, vgl. die Übersicht bei De Renzi, 1982 Kap. 9). Die vorliegenden Untersuchungsergebnisse reichen nicht aus, um zu entscheiden, welcher Interpretationsansatz für die Besonderheiten der gegenständlichen Zeichnungen von Aphasikern vorzuziehen ist.

Pantomime und Gestik

Bei der Aufgabe, pantomimisch die Bewegungen vorzuführen, die typischerweise mit dem Gebrauch eines bestimmten Gegenstandes (z.B. ZAHNBÜRSTE) verbunden sind, zeigen Aphasiker schlechtere Leistungen als Hirngesunde (Davis et al., 1979; Duffy et al., 1984) und rechts- oder linkshemisphärisch geschädigte Probanden ohne Aphasie (Dee et al., 1970; De Renzi et al., 1968; Duffy & Buck, 1979; Duffy & Duffy, 1981). Bisher wurde nicht geprüft, ob speziell Aphasiker mit lexikalisch-semantischen Beeinträchtigungen bei solcherlei Aufgaben Minderleistungen erbringen. Nachgewiesen wurde lediglich ein signifikanter korrelativer Zusammenhang mit Beeinträchtigungen des Benennens und des Sprachverständnisses (Duffy & Buck, 1979; Duffy & Duffy, 1981; Kertesz & Hooper, 1982).

Einige Autoren (z.B. Dee et al., 1970; Goodglass & Kaplan, 1963) halten die Hypothese einer konzeptuellen Störung als Ursache der Beeinträchtigungen für falsch, weil die Patienten auch dann schlechter als Kontrollprobanden abschneiden, wenn der Versuchsleiter den Gebrauch eines Gegenstandes pantomimisch demonstriert und der Proband die Pantomime nur nachzuahmen hat (Dee et al., 1970; Goodglass & Kaplan, 1963; Kertesz & Hooper, 1982; Haaland & Flaherty, 1984, bei denen 91% der linkshemisphärisch geschädigten Probanden aphasisch waren). Dieses Argument ist nicht überzeugend. Wenn ein Patient den Gegenstand, um den es bei der Pantomime des Versuchsleiters geht, nicht oder nur ungenügend begrifflich erfaßt, ist kaum zu erwarten, daß er die Bewegungssequenzen des Versuchsleiters mühelos im Gedächtnis behält und in allen ihren Einzelheiten korrekt nachahmen kann.

Bei der Demonstration von *symbolischen Gesten* (z.B. Abschied winken, Vogel zeigen) schneiden Aphasiker nur wenig oder gar nicht schlechter als rechtshemisphärisch geschädigte Probanden ab (Dee et al., 1970; Goodglass & Kaplan, 1963; Haaland & Flaherty, 1984; Kertesz & Hooper, 1982). Da symbolische Gesten gewöhnlich mit Situationen oder komplexen Sachverhalten und nicht mit einzelnen Objekten verbunden sind, könnte hier eine Parallele zu den Untersuchungsergebnissen von relationalen Wortverständnisprüfungen gesehen werden, nach denen Aphasiker in der Erfassung situativkontextueller Gemeinsamkeiten der Referenten von Wörtern (z. B. »Stierkampf«/»Gitarre«) kaum beeinträchtigt zu sein scheinen (vgl. 3.2.3).

Inwieweit Aphasiker, denen die pantomimische Demonstration des Gebrauchs eines Gegenstandes Schwierigkeiten bereitet, auch bei den entsprechenden Handlungen im natürlichen Kontext Auffälligkeiten zeigen, wurde bisher nicht untersucht. Die Ergebnisse von Einzelfallstudien von Duffy et al. (1984) deuten aber darauf hin, daß Aphasiker in Situationen, in denen sie Pantomime als Kommunikationsmittel einsetzen müssen, beeinträchtigt sind. Zudem weicht die natürliche sprachbegleitende Gestik von Aphasikern von der sprachgesunder Probanden ab (Cicone et al., 1979; Feyereisen, 1983). Dies mag zwar zum Teil eine Folge veränderter Sprachplanungsprozesse sein (Delis et al., 1979), und vermutlich spielen auch Strategien zur Kompensation der ungenügenden sprachlichen Fähigkeiten eine Rolle (Herrmann et al., 1988). Darüber hinaus gibt es aber Hinweise darauf, daß hier auch semantisch-konzeptuelle Störungen zum Ausdruck kommen: Glosser et al. (1986) stellten fest, daß Gesten, die den semantischen Gehalt des Gesagten modifizieren oder ergänzen, bei Patienten mit substantiellen aphasischen Beeinträchtigungen seltener sind als bei sprachgesunden Probanden, während unklare und unspezifische Gesten bei ihnen häufiger vorkommen als bei Kontrollprobanden.

Gegen die Hypothese eines funktionellen Zusammenhangs zwischen aphasischen Beeinträchtigungen und Beeinträchtigungen der Pantomime wird manchmal eingewendet, daß sogar Patienten mit schwerer Aphasie recht gut Gebärdensprachen erlernen können. Eine Durchsicht der Untersuchungsberichte zeigt aber, daß die Effekte von solchen Übungsprogrammen sehr unterschiedlich sind (vgl. die Übersichten von Coelho & Duffy, 1987; Peterson & Kirshner, 1981). Beachtliche Erfolge erzielen offenbar vor allem Aphasiker, deren Schriftsprache relativ gut erhalten ist (z. B. Heilman et al., 1979; Kirshner & Webb, 1981). Dies legt die Vermutung nahe, daß die erfolgreichen Probanden primär im phonologischen oder artikulatorischen Bereich gestört waren, denn eine konzeptuelle Störung sollte sich auch im Lesen und Schreiben auswirken.

Üblicherweise werden die Beeinträchtigungen in Pantomime und Gestik nicht als Ausdruck einer konzeptuellen Störung gewertet, sondern als Symptom einer ideomotorischen Apraxie. Als Ursache der Beeinträchtigungen wird zumeist die Störung eines Zentrums für die motorischen Programme oder eines Bewegungsgedächtnisses angesetzt (De Renzi et al., 1983; Heilman, 1979; Jason, 1983 a, b; Poeck, 1982). Wenn diese Interpretation zutreffend ist, sollten Patienten mit beeinträchtigter Pantomime und Gestik auch bei der Nachahmung und dem Erlernen von *sinnfreien* Bewegungssequenzen anderen hirngeschädigten Patienten unterlegen sein. Eine Reihe empirischer Ergebnisse entspricht dieser Vorhersage (z. B. De Renzi et al., 1980; Kimura, 1977; Lehmkuhl et al., 1983; aber: Haaland & Flaherty, 1984). Aber es wäre wohl nicht richtig, dies schon als Beleg gegen die Hypothese einer konzeptuellen Störung zu werten. In einer Untersuchung von Jason (1983 a, b) schnitten die linkshemisphärisch geschädigten Probanden, die fast alle aphasisch waren, nur dann schlechter als die rechtshemisphärisch geschädigten Probanden ab, wenn die sinnfreien Bewegungen – wie üblich – *nach* der Demonstration durch den Versuchsleiter reproduziert werden sollten. Es waren keine Gruppenunterschiede mehr festzustellen, wenn die Bewegungen bereits *während* der Demonstration des Versuchsleiters nachgeahmt werden durften. Jason schließt daraus, daß es ein motorisches Gedächtnis gibt, das in der linken Hemisphäre lokalisiert ist. Eine andere Interpretation ist aber auch möglich: Wenn es die Anforderungen an das Kurzzeitgedächtnis sind, die den Patienten bei den üblichen Nachahmungsaufgaben Schwierigkeiten bereiten, ist denkbar, daß die Minderleistungen eine Folge der beeinträchtigten inneren Sprache sind.

Neben solchen »Produktionsaufgaben« gibt es eine Reihe von Aufgabentypen, die parallel zu referentiellen Wortverständnisprüfungen konstruiert sind. Anstelle des Testwortes wird ein non-verbaler Reiz geboten, dessen »Bedeutung« der Patient erfassen soll.

Pantomime-Bild-Zuordnung

Bei einer Pantomime-Bild-Zuordnungsaufgabe demonstriert der Versuchsleiter pantomimisch den Gebrauch eines bestimmten Gegenstandes, und der Proband hat den entsprechenden Gegenstand in einer Vorlage mit mehreren Auswahlbildern zu zeigen (z.B. Testreiz: Pantomime des Zähneputzens – Auswahlobjekte: ZAHNBÜRSTE, KAMM, FOTOAPPARAT, STUHL). Aphasiker begehen in solchen Aufgaben signifikant mehr Fehler als Hirngesunde (Daniloff et al., 1982; Duffy & Watkins, 1984; Ferro et al., 1980; Feyereisen et al., 1981; Rothi et al. 1985; Varney, 1978; Varney & Benton, 1982) und als rechts- oder linkshemisphärisch geschädigte Probanden ohne Aphasie (Duffy & Buck, 1979; Duffy & Duffy, 1981; Duffy et al., 1975; Gainotti & Lemmo, 1976; Müller, 1979). Besonders schlecht sind die Leistungen von Aphasikern mit semantisch-lexikalischen Beeinträchtigungen (Gainotti & Lemmo, 1976).

Die typischen Fehler von Aphasikern sind konzeptuelle Verwechslungsfehler: der Proband ordnet der Pantomime ein Objekt zu, das dem tatsächlichen Referenten konzeptuell ähnlich ist (z.B. Pantomime des Zähneputzens: KAMM). Nur schwer beeinträchtigte Patienten wählen hin und wieder auch Objekte, die einer ganz anderen begrifflichen Kategorie angehören als der Referent (z.B. Pantomime des Zähneputzens: STUHL; Varney & Benton, 1982). Dementsprechend ist die Diskriminationskraft von Pantomime-Bild-Zuordnungsaufgaben unterschiedlich. Bei Aufgaben, bei denen alle Ablenker dem Referenten konzeptuell ähnlich sind (z.B. Pantomime des Zähneputzens: ZAHNBÜRSTE, KAMM, HAARBÜRSTE, RASIERAPPARAT), begehen Aphasiker erheblich mehr Fehler als Kontrollprobanden, während bei Aufgaben, bei denen die Ablenker immer aus ganz anderen begrifflichen Kategorien stammen als der Referent (z.B. Pantomime des Zähneputzens: ZAHNBÜRSTE, BUS, BANANE, STUHL), die meisten Aphasiker keine wesentlich schlechteren Leistungen als Kontrollprobanden erbringen (Duffy & Watkins, 1984). Zu Recht weisen Duffy und Watkins (1984) daher darauf hin, daß aus dem Prozentsatz von Aphasikern, die bei einem Pantomime-Bild-Zuordnungstest subnormale Leistungen zeigen, nicht auf die relative Häufigkeit von Störungen des Pantomime-Verstehens bei Aphasikern geschlossen werden darf.

Die Leistungen bei Pantomime-Bild-Zuordnungsaufgaben korrelieren signifikant mit den verbalen Leistungen von Aphasikern (Duffy & Duffy, 1981; Duffy & Watkins, 1984; Duffy et al., 1975; Ferro et al., 1980; vgl. Feyereisen & Seron, 1982). Der Zusammenhang mit schriftsprachlichen Leistungen ist tendenziell enger als mit lautsprachlichen Leistungen (Feyereisen et al., 1981; Seron et al., 1979; Varney, 1978).

Es gibt einige Untersuchungen, in denen neben einer Pantomime-Bild-Zuordnungsaufgabe eine parallel konstruierte Wortverständnisaufgabe verwendet wurde, bei der anstelle der Pantomime ein Testwort, nämlich die Bezeichnung des fraglichen Objekts, geboten wurde. Der Leistungsunterschied zwischen Aphasikern und Kontrollprobanden erwies sich bei der non-verbalen Aufgabenversion als tendenziell oder signifikant größer als bei der verbalen Version (Duffy & Watkins, 1984; Duffy et al., 1975; Feyereisen et al., 1981; Müller, 1979).

All diese Ergebnisse passen vorzüglich zu der Hypothese einer konzeptuellen Störung (vgl. auch Gainotti et al., 1979, 1986a; Gainotti & Lemmo, 1976). Es gibt aber noch einige andere Erklärungsansätze. Duffy et al. (1975; Duffy & Watkins, 1984) nehmen zwar ebenfalls an, daß die Beeinträchtigung des Verstehens von Pantomime und die aphasischen Beeinträchtigungen funktionell miteinander verknüpft sind, sehen in ihnen jedoch den Ausdruck einer gestörten Symbolisierungsfähigkeit. Andere Autoren neigen zu der Ansicht, daß die Beschränkungen der inneren Sprache der Aphasiker die Ursache der Minderleistungen sind (Müller, 1979; Feyereisen & Seron, 1982). Varney (1982) hält es für besonders aufschlußreich, daß die non-verbalen Minderleistungen höher mit den schriftsprachlichen als mit den lautsprachlichen Beeinträchtigungen der Aphasiker korrelieren, und schließt daraus auf eine Störung bei der visuellen Informationsverarbeitung. Dabei bleibt allerdings unklar, warum die Patienten zu konzeptuellen Verwechslungsfehlern tendieren.

Die meisten Forscher sind der Ansicht, daß die Beeinträchtigungen des Verstehens von Pantomime nicht funktionell, sondern nur aus hirnanatomischen Gründen mit aphasischen Beeinträchtigungen assoziiert sind. Sie sehen in ihnen die Folge einer Störung des Bewegungsgedächtnisses (z.B. Heilman, 1979; Jason, 1983a, b) oder einer Störung der Informationsübermittlung vom Bewegungsgedächtnis zum semantischen System (Ferro et al., 1980). Auch bei diesen Interpretationsansätzen kann nicht begründet werden, warum die Patienten zu konzeptuellen Verwechslungsfehlern tendieren. Um diesen Fehlern Rechnung tragen zu können, müßte angenommen werden, daß das Bewegungsgedächtnis nach *konzeptuellen* Ähnlichkeiten zwischen den *Objekten* organisiert ist, nicht nach Ähnlichkeiten zwischen den *Bewegungsabläufen*. Ein solches System ließe sich kaum noch von einem konzeptuellen System unterscheiden. Die Bewegungsgedächtnis-Hypothese wäre identisch mit der Hypothese einer konzeptuellen Störung.

Die Mailänder Forschergruppe um De Renzi vertritt in ihren älteren Arbeiten die Auffassung, daß die Beeinträchtigungen von Aphasikern bei Pantomime-Bild-Zuordnungsaufgaben, wie auch die Minderleistungen bei einigen anderen non-verbalen Aufgaben auf eine modalitätsübergreifende Assoziationsstörung zurückgehen. Bei der kognitiven Verarbeitung werde nicht mehr die Ebene erreicht, auf der wahrnehmungsmäßig gegebene Reizinformationen miteinander in Verbindung gebracht und als unterschiedliche Aspekte ein und desselben Konzepts erkannt würden (z.B. Bewegungen, typische Merkmale, Teile und Geräusche eines Objekts; De Renzi et al., 1969 S. 640; De Renzi et al., 1972; Faglioni et al., 1969 S. 387f). Nach Ansicht der Forscher ist die Störung nur aus hirnanatomischen Gründen oft mit aphasischen Störungen assoziiert. Vielfach wird diese Hypothese einer Assoziationsstörung dahingehend interpretiert, daß die sprachlichen und non-verbalen *Beeinträchtigungen* funktionell unabhängig voneinander sein sollen. Eine solche Aussage läßt sich aber nicht aus der Hypothese ableiten und wäre auch unsinnig. Eine Assoziationsstörung wirkt sich wohl kaum ausschließlich bei den hier betrachteten non-verbalen Aufgaben aus, sondern führt auch in anderen Situationen dazu, daß der Patient Schwierigkeiten hat, differenzierte konzeptuelle Repräsentationen von non-verbalen Reizen zu bilden. Dies muß bei vielen sprachlichen Aufgaben zu Minderleistungen führen, denn wie sollte beispielsweise ein Objekt richtig benannt werden können, wenn die konzeptuell relevanten Aspekte des Objekts gar nicht zu dem gegebenen Reiz hinzu »assoziiert« wurden? Und wie sollte ein Patient in der Lage sein, bei einer referentiellen Wortverständnisprüfung dem Wort »Pferd« ohne Zögern die passende Abbildung zuzuordnen, obwohl er die konzeptuellen Aspekte, die ein Pferd, eine Kuh, einen Esel und ein Schaf voneinander unterscheiden, gar nicht zu den vor ihm liegenden Abbildungen eines Pferds, einer Kuh, eines Esels und eines Schafs »assoziiert« hat? Man muß also davon ausgehen, daß die sprachlichen Minderleistungen von Aphasikern nicht allein durch eine Störung der Sprachverarbeitung bedingt sind, sondern auch durch eine mangelhafte begriffliche Erfassung non-verbaler Reize. Der Unterschied zwischen der Assoziationsstörungs-Hypothese der Mailänder Forschergruppe und der Hypothese einer konzeptuellen Störung ist wohl doch nicht so groß, wie es zunächst scheint.

Geräusch-Bild-Zuordnung

Ein weiterer Aufgabentyp, der als non-verbales Analogon zu referentiellen Wortverständnistests aufgefaßt werden kann, sind Geräusch-Bild-Zuordnungsaufgaben: Dem

Probanden wird akustisch das charakteristische Geräusch eines Gegenstandes (z.B. Rasseln eines Weckers) oder die typische Lautäußerung eines Tieres geboten. Der Proband soll das entsprechende Objekt in einer Vorlage mit mehreren Abbildungen zeigen (z.B. Testreiz: Weckerrasseln – Auswahlobjekt: WECKER, KUCKUCKSUHR, HAUSTÜRKLINGEL, AUTO). Aphasiker schneiden bei solchen Aufgaben schlechter ab als andere Hirngeschädigte ab (Doehring et al., 1967; Faglioni et al., 1969; Schwartz, 1978; Spinnler & Vignolo, 1966; Stephenson & Heller, 1979; Strohner et al., 1978; Varney, 1980). Sie begehen vorwiegend »konzeptuelle« Verwechslungsfehler, d.h., sie ordnen das Geräusch einem Objekt zu, das dem Referenten konzeptuell ähnlich ist (z.B. Läuten eines Weckers: KUCKUCKSUHR; Faglioni et al., 1969; Spinnler & Vignolo, 1966; Strohner et al., 1978). »Akustische« Verwechslungsfehler (z.B. Läuten eines Weckers: HAUSTÜRKLINGEL) werden von Aphasikern selten begangen (Faglioni et al., 1969; Spinnler & Vignolo, 1966). Bisher wurde nicht geprüft, ob bei der Geräusch-Bild-Zuordnung speziell Aphasiker mit lexikalisch-semantischen Beeinträchtigungen versagen.

Nach unserer Hypothese einer konzeptuellen Störung sind die Minderleistungen der Patienten auf lückenhafte konzeptuelle Repräsentationen der Geräusche und der Objektabbildungen zurückzuführen. Für die Mailänder Forschergruppe sind sie durch die zuvor genannte Assoziationsstörung bedingt. Cohen et al. (1980a) interpretieren die Minderleistungen der Aphasiker bei diesen Aufgaben (und anderen non-verbalen Aufgaben) als Ausdruck einer gestörten analytischen Fähigkeit (vgl. S. 55).

Weitere Zuordnungsaufgaben

In einer Untersuchung von Varney (1984) hatten die Probanden in einer Vorlage mit mehreren schematischen Zeichnungen die Fußspuren eines bildlich gebotenen Tieres zu identifizieren. Ein Gutteil der aphasischen Probanden, aber kein rechtshemisphärisch geschädigter Proband, erbrachte subnormale Leistungen.

De Renzi et al. (1969) und Warrington und Taylor (1978) berichten, daß linkshemisphärisch geschädigte Probanden bei der Aufgabe, einer gegebenen Objektabbildung ein anderes Objekt, das dasselbe Konzept repräsentiert, zuzuordnen (z.B. Abbildung eines Schlüssels A – Auswahlobjekte: SCHLÜSSEL B, STREICHHÖLZER, SCHRAUBENZIEHER) mehr Fehler als Hirngesunde begehen, wobei die Minderleistungen mit der Fehlerzahl im Token Test korrelieren. Patienten mit rechtshemisphärischen Läsionen begehen in der Zuordnungsaufgabe ebenfalls mehr Fehler als Hirngesunde. Da sie aber auch bei visuellen Zuordnungsaufgaben, die keine konzeptuelle Verarbeitung verlangen, subnormale Leistungen erbringen, ist nach Ansicht von Warrington und Taylor (1978; Warrington, 1985) zu vermuten, daß ihre Minderleistungen auf einer Störung im visuo-perzeptiven Bereich, bei der »perzeptuellen Kategorisierung«, beruhen. Aphasikern scheint hingegen speziell die *konzeptuelle* Erfassung der Reize Schwierigkeiten zu bereiten. Sie sind nämlich unbeeinträchtigt, wenn zur Lösung der Aufgabe keine konzeptuelle Identifikation der Objekte nötig ist, sondern lediglich verschiedene Abbildungen *desselben* Objekts einander zugeordnet werden müssen, wie z.B. wenn dasselbe Objekt in verschiedenen Perspektiven oder »Zuständen« dargestellt ist (Warrington & Taylor, 1973, 1978; Kelter, 1982), wenn sich die Umrißlinien der Auswahlobjekte überlappen wie beim Ghent-Test oder Poppelreuter-Test (De Renzi et al., 1969; Hartje et al., 1974) oder wenn die Ablenkerobjekte nur in minimalen Details vom »richtigen« Objekt abweichen (Hartje et al., 1974: Werkzeugvergleich; Orgass et al., 1972). Dies gilt allerdings nur für Aufgaben mit simultaner Reizdarbietung, die keine besonderen Anforderungen an das Kurzzeitgedächtnis stellen.

Einschätzung konzeptueller Relationen

In vielen Untersuchungen wurden – analog zu Prüfungen des relationalen Wortverständnisses – mehrere Objektabbildungen oder reale Objekte vorgelegt, die der Proband entsprechend ihren begrifflichen Beziehungen einander zuordnen oder nach bestimmten Gesichtspunkten klassifizieren sollte. Aphasikern bereitet die Zuordnung von Objekten aufgrund eines einzelnen gemeinsamen Merkmals (z.B. RIESE – zu BERNHARDINERHUND oder zu PEKINESE?) oder Details (z.B. IGEL – zu ROSE oder zu TULPE?) erhebliche Schwierigkeiten (Birchmeier, 1980; Cohen & Woll, 1981; Cohen et al., 1980a; Hjelmquist, 1983; Kelter et al., 1976; Koemeda-Lutz et al., 1987; Woll et al., 1979; Gainotti et al., 1986a ›class intersection‹; aber: Cohen et al., 1982). Aphasiker begehen auch deutlich mehr Fehler als andere Hirngeschädigte, wenn Objekten, die in Schwarz-Weiß-Zeichnungen dargestellt sind, ihre charakteristische Farbe zugeordnet werden soll (z.B. BANANE – Auswahl-Farbplättchen: rot, blau, grün, orange, gelb, weiß; Basso et al., 1976, 1985b; Cohen & Kelter, 1979; De Renzi et al., 1972; De Renzi & Spinnler, 1967). Auch bei Zuordnungsaufgaben, bei denen Übereinstimmungen zwischen Objekten in der Funktion (z.B. RASIERAPPARAT – zu RASENMÄHER oder zu STAUBSAUGER?) oder funktionale Beziehungen (z.B. HAMMER – zu NAGEL oder zu SCHRAUBE?) entdeckt werden müssen, schneiden Aphasiker schlechter als Kontrollprobanden ab (Cohen et al., 1980a; Gainotti et al., 1979; McCleary & Hirst, 1986; aber: Semenza et al., 1980). Etwas weniger ausgeprägt sind die Minderleistungen, wenn angegeben werden soll, welche Objekte unter denselben Oberbegriff fallen (McCleary & Hirst, 1986; Gainotti et al., 1986a ›class inclusion‹; Koemeda-Lutz et al., 1987; aber: Semenza et al., 1980). Sind die Objekte sehr typisch für ihre Kategorie, ist der Leistungsunterschied zwischen Aphasikern und rechtshemisphärisch geschädigten Probanden sogar nicht einmal mehr signifikant (Koemeda-Lutz et al., 1987). Bei Zuordnungsaufgaben, bei denen Objekte, die demselben situativen Umfeld entstammen, einander zugeordnet werden sollen (z.B. STIERKAMPF – zu GEIGE oder zu GITARRE?), finden sich i.allg. keine wesentlichen Leistungsunterschiede zwischen Aphasikern und Kontrollprobanden (Cohen et al., 1980a; Kelter et al., 1976; Woll et al., 1979; aber: Cohen et al., 1982).

Diese Rangfolge der Diskriminationskraft der Aufgaben (Merkmal, Detail, Funktion, Oberbegriff, situativer Kontext) entspricht der Rangfolge, die sich für relationale Wortverständnisprüfungen findet (vgl. 3.2.3). Wir hatten die Rangfolge darauf zurückgeführt, daß etwaige Lücken in den semantischen Repräsentationen für die Lösung der verschiedenen Aufgaben nicht dieselbe Relevanz haben (vgl. 3.5.2). In analoger Weise läßt sich die Schwierigkeitshierarchie der non-verbalen Aufgaben interpretieren, wenn man annimmt, daß die konzeptuellen Repräsentationen lückenhaft sind.

Gainotti et al. (1979, 1986a) stellten fest, daß speziell Aphasiker mit lexikalisch-semantischen Beeinträchtigungen bei den non-verbalen Zuordnungsaufgaben schlechter als andere Aphasiker abschneiden.

In drei Untersuchungen wurden parallel konstruierte non-verbale und verbale Aufgabenversionen verwendet (McCleary & Hirst, 1986; Kelter et al., 1976; Koemeda-Lutz et al., 1987). In allen drei Untersuchungen erwiesen sich die Leistungsunterschiede zwischen Aphasikern und Kontrollprobanden bei den verbalen und non-verbalen Aufgabenreihen als nahezu identisch.

Die Ergebnisse sind gut mit unserer Hypothese einer konzeptuellen Störung vereinbar (vgl. auch Gainotti et al., 1986a). Es gibt aber auch andere Interpretationsmöglichkeiten.

Zum einen können die Minderleistungen als Folge einer Beeinträchtigung der analytischen Fähigkeit aufgefaßt werden. Die Schwierigkeitshierarchie der Aufgaben wäre danach – ähnlich wie bei der Hypothese einer konzeptuellen Störung – auf eine mangelnde Verfügbarkeit von konzeptuellen Einzelaspekten zurückzuführen. Die Ursache wäre aber nicht in konzeptuellen »Lücken« zu sehen, sondern in einer Beeinträchtigung der Fähigkeit, einzelne Aspekte aus der konzeptuellen Repräsentation eines Objekts herauszulösen und isoliert mit konzeptuellen Einzelaspekten eines anderen Objekts zu vergleichen (Cohen et al., 1980a; Gainotti et al., 1986a; vgl. auch S. 55).

Einige Autoren vermuten, daß der *Zugang* zum konzeptuellen System und dem darin gespeicherten begrifflichen Wissen gestört ist (z.B. Koemeda-Lutz et al., 1987; McCleary & Hirst, 1986). Dies entspricht der Hypothese von Zugangsstörungen bei einem Modell mit einem konzeptuellen System. Ob sich eine solche Hypothese empirisch von einer Hypothese einer konzeptuellen Störung unterscheiden läßt, ist allerdings fraglich. Uns war es ja nicht möglich, bei einem Modell mit einem semantischen System zwischen der Hypothese von Zugangsstörungen und der Hypothese einer semantischen Störung zu entscheiden.

Schließlich ist auch denkbar, daß die Minderleistungen der Aphasiker bei einigen Aufgaben mit Beeinträchtigungen der inneren Sprache zusammenhängen (Koemeda-Lutz et al., 1987). Dies ist insbesondere bei Aufgaben plausibel, bei denen Objekte über die Abstraktion eines einzelnen Merkmals einander zugeordnet werden müssen (z.B. »roter« Ziegelstein und »rote« Kirschen; z.B. Koemeda-Lutz et al., 1987) oder bei Sortierungsaufgaben, die das Kurzzeitgedächtnis beanspruchen, weil dasselbe Zuordnungskriterium über längere Zeit hinweg beibehalten werden muß (z.B. bei Hjelmquist, 1983; Kelter et al., 1977b). Unklar bliebe allerdings, warum speziell Aphasiker mit lexikalisch-semantischen Beeinträchtigungen in den Aufgaben Minderleistungen erbringen (Gainotti et al., 1979, 1986a), denn es ist kaum anzunehmen, daß die innere Sprache bei Patienten mit anderen Aphasieformen intakt ist.

Konzeptuelle Kategorisierung

Wenn die konzeptuellen Repräsentationen lückenhaft sind, sollte sich dies auch in abweichenden Beurteilungen der konzeptuellen Beziehung zwischen Exemplaren *derselben* Kategorie ausdrücken. Caramazza et al. (1982) boten ihren Probanden schematische Zeichnungen von tassen- und schalenförmigen Gefäßen, die hinsichtlich verschiedener Aspekte systematisch variierten (Höhe/Breite, Henkel, Kontext). Im ersten Untersuchungsabschnitt sollte die Ähnlichkeit der Stimuli eingeschätzt werden, im zweiten Abschnitt sollten die Stimuli als »Tasse« oder »Schale« klassifiziert werden. Es zeigte sich, daß einige Aphasiker – überwiegend solche mit posterioren Schädigungen – in beiden Untersuchungsabschnitten weniger Merkmale der Zeichnungen bei ihren Urteilen berücksichtigen als die übrigen Aphasiker und die Kontrollprobanden.

In einer Untersuchung von Wayland und Taplin (1982) sollten die Probanden lernen, zwei Kategorien von schematischen Zeichnungen von Gesichtern zu unterscheiden, wobei die kategoriale Zugehörigkeit einer Zeichnung – ähnlich wie bei natürlichen Kategorien (z.B. Rosch, 1978) – nicht anhand eines einzelnen Merkmals, sondern nur über die »Familienähnlichkeit« bestimmt werden konnte. Im Nachtest zeigte sich, daß die Kontrollprobanden, wie erwartet, typische Exemplare der Kategorien häufiger korrekt klassifizierten als untypische Exemplare. Aphasiker begingen hingegen bei typischen und untypischen Exemplaren ähnlich viele Fehler. Die flüssig sprechenden Aphasiker klassifizierten nicht einmal die Prototypen der Kategorien häufiger korrekt als untypische Vertreter der Kategorien. Unter der üblichen Annahme, daß ein Reiz umso typischer für eine Kategorie erscheint, je mehr der charakteristischen Attribute der Kategorie an ihm entdeckt werden können, läßt sich auch dieses Ergebnis als Stütze für die Hypothese unvollständiger konzeptueller Repräsentationen werten.

Nach der Hypothese einer konzeptuellen Störung sollten die Patienten nur bei Aufgaben versagen, die eine konzeptuelle Erfassung von non-verbalen Reizen verlangen. In einer Untersuchung von Cohen und Woll (1981) hatten die Probanden jeweils 6 Abbildungen von Objekten, die sich unter anderem im Ausprägungsgrad eines kontinuierlichen Merkmals unterschieden, in die entsprechende Reihenfolge zu bringen. Die aphasischen Probanden begingen erheblich mehr Fehler als andere Hirngeschädigte, wenn das entscheidende Merkmal nur mit

Hilfe konzeptuellen Wissens erschlossen werden konnte, wie beispielsweise die charakteristische Geschwindigkeit von Fahrzeugen (z.B. RENNWAGEN, MERCEDES-PKW... TRAKTOR, OCHSENKARREN). Es waren hingegen nur noch geringfügige Gruppenunterschiede festzustellen, wenn ein im Reiz unmittelbar sichtbares, konzeptuell irrelevantes Merkmal die Reihenfolge der Abbildungen bestimmte (z.B. ›Leibesumfang‹ verschiedener Menschen oder ›Haarlänge‹ verschiedener Frauen), und es fanden sich keinerlei bedeutsame Gruppenunterschiede mehr, wenn sinn*freie* Reize geordnet werden mußten, wie z.B. Polygone mit unterschiedlicher Seitenzahl. Offenbar bereiten Aphasikern tatsächlich primär non-verbale Aufgaben Schwierigkeiten, bei denen auf konzeptuelles Wissen zurückgegriffen werden muß.

Die Literaturdurchsicht hat gezeigt, daß Aphasiker in vielen non-verbalen Aufgaben schlechter als andere Hirngeschädigte abschneiden. In einigen Untersuchungen wurde sogar nachgewiesen, daß speziell Aphasiker mit lexikalisch-semantischen Beeinträchtigungen Minderleistungen zeigen. Die Ergebnisse sind gut mit der Hypothese einer konzeptuellen Störung zu vereinbaren. In vielen Fällen gibt es aber auch andere plausible Erklärungen – Beeinträchtigungen der inneren Sprache, Beeinträchtigungen der analytischen Fähigkeit, zusätzliche Störungen, die nur aus hirnanatomischen Gründen mit Aphasien assoziiert sind. Die Hypothese einer konzeptuellen Störung hat allerdings den Vorzug, all diesen empirischen Ergebnissen Rechnung tragen zu können. Da sie zudem in bezug auf die sprachlichen Beeinträchtigungen der Patienten einen ebenso großen Erklärungswert hat wie die Hypothesen sprachspezifischer Störungen, erscheint sie insgesamt recht attraktiv. Eine solide Einschätzung wird aber erst möglich sein, wenn mehr über die Verarbeitungsschritte bekannt ist, die die verschiedenen non-verbalen Aufgaben verlangen. Dabei wird es von entscheidender Bedeutung sein, die Rolle der inneren Sprache zu klären.

3.6 Zusammenfassung

Die empirischen Untersuchungsergebnisse zu den aphasischen Beeinträchtigungen auf Wortebene zeigen, daß das Ausmaß der Minderleistungen der Patienten bei Benenn- und Wortverständnisprüfungen zum einen von den Eigenschaften des Ziel- bzw. Reizwortes abhängt und zum anderen von der Art der Aufgabenstellung, der Ausgestaltung des Reizmaterials, den Kontextreizen u. a. beeinflußt wird. Bei vielen Aphasikern spielen vermutlich Störungen im artikulatorischen und/oder perzeptiven Bereich eine Rolle, aber diese sind selten eine hinreichende Erklärung für die Beeinträchtigungen des Benennens und des Wortverständnisses. Als Ursache der Beeinträchtigungen werden heute in erster Linie Störungen des Zugangs zum lexikalisch-phonologischen und/oder lexikalisch-semantischen Wissen, sowie Störungen des lexikalisch-semantischen Systems selbst diskutiert. Einige Forscher vermuten hingegen eine Störung im konzeptuellen Bereich oder eine Beeinträchtigung der analytischen Fähigkeit. Die Erklärungsversuche sind noch nicht so weit ausgearbeitet, daß im einzelnen geprüft werden könnte, welchen Befunden sie Rechnung tragen können. Kriterien, anhand derer zwischen Hypothesenklassen unabhängig von der Art der zugrundegelegten Theorie entschieden werden kann, gibt es wohl nicht. Wir haben auf der Basis eines Aktivierungsmodells drei Hypothesen ausformuliert – eine Hypothese von Zugangsstörungen, eine Hypothese einer semantischen Störung und eine Hypothese einer konzeptuellen Störung. Es zeigte sich, daß die drei Hypothesen in bezug auf die Besonderheiten von Aphasikern bei der Wortproduktion und dem Wortverständnis einen nahezu identischen Erklärungswert haben. Die Hypothesen konnten eine Vielzahl von Untersuchungsergebnissen, auch recht spezifische Befunde, verständlich machen (z.B. Worthäufigkeitseffekte, Effekte verbaler Zusatzreize und der »Redundanz« von Reizen, die Entstehung von Stereotypen, Perseverationen, semantischen Paraphasien, sowie von semantischen Unsicherheiten beim Wortverständnis). Nicht erklärt werden konnten die Besonder-

heiten im phonematischen Bereich (phonematische Paraphasien, Neologismen, phonematisch basierte Perseverationen und phonematische Verwechslungsfehler beim Wortverständnis).
Um zu einer solideren Einschätzung der Hypothese einer konzeptuellen Störung zu kommen, wurden die Untersuchungsergebnisse zu den Leistungen von Aphasikern bei nonverbalen Aufgaben in die Betrachtung einbezogen. Die Hypothese einer konzeptuellen Störung erwies sich als brauchbar; für jeden einzelnen Befund gab es allerdings auch andere plausible Erklärungsmöglichkeiten.

4 Beeinträchtigungen auf Satzebene

Im Mittelpunkt der Forschung zu den aphasischen Beeinträchtigungen auf Satzebene steht der Agrammatismus, wie er gewöhnlich bei Broca-Aphasien vorkommt. Die wesentlichen Merkmale des Agrammatismus lassen sich nach Kerschensteiner et al. (1978) wie folgt zusammenfassen: »Bedeutungsmäßig zusammenhängende Äußerungen... bestehen meist nur aus ein bis drei Wörtern. Die syntaktische Struktur dieser Sätze ist vereinfacht, immer wieder fehlen Funktionswörter und Flexionsformen. Bei stärkster Störung werden Sachverhalte, deren Mitteilung üblicherweise einen Satz erfordert, in zwei Wörtern oder in nur einem Wort ausgedrückt... Eine Differenzierung nach verschiedenen grammatischen Relationen, wie z.B. Subjekt gegenüber Objekt, direktes gegenüber indirektem Objekt, Hauptsatz gegenüber Nebensatz ist nicht erkennbar.« (S. 224). Um die diesen Besonderheiten zugrundeliegende(n) Störung(en) zu bestimmen, werden in der Agrammatismusforschung aber nicht nur Untersuchungen zur Sprach*produktion*, sondern auch zur Sprach*rezeption* von Aphasikern mit agrammatischer Spontansprache durchgeführt.

Die Äußerungen von Aphasikern mit flüssigem Sprechverlauf, speziell Wernicke-Aphasikern, weichen ebenfalls häufig morphologisch und syntaktisch von der Norm ab (vgl. Huber et al., 1975; vgl. S. 11). Aber der sogenannte Paragrammatismus ist bisher kaum Gegenstand systematischer Forschung gewesen. Gewöhnlich wird er als Resultat lexikalisch-semantischer Beeinträchtigungen aufgefaßt. Erst in den letzten Jahren wurden Ansätze zu einer Überprüfung dieser Auffassung gemacht (z.B. Butterworth & Howard, 1987; Ellis et al., 1983; Heeschen, 1985). Aber ausgearbeitete Hypothesen gibt es noch nicht.

In dem vorliegenden Kapitel werden dementsprechend die empirischen Ergebnisse und Hypothesen zu den sprachlichen Leistungen von Broca-Aphasikern oder genauer: von »Agrammatikern« im Vordergrund stehen.

4.1 Historischer Hintergrund

Um die Jahrhundertwende entspann sich eine Diskussion darüber, ob grammatische Auffälligkeiten der Sprachproduktion bei Aphasikern, die damals noch sämtlich als »Agrammatismus« bezeichnet wurden, durch Läsionen des Temporallappens (z.B. Pick, 1898) oder des Frontallappens (z.B. Bonhoeffer, 1902; Salomon, 1914) bedingt seien. Schließlich gelangten mehrere Forscher zu der Ansicht, daß es verschiedene Formen grammatischer Beeinträchtigungen gebe (z.B. Goldstein, 1913; Kleist, 1914). Kleist (1914) führte die heute noch übliche Differenzierung zwischen »Agrammatismus«, den er frontalen Läsionen zuordnete, und »Paragrammatismus«, den er temporalen Läsionen zuordnete, ein.

Eng verknüpft mit der Frage der Lokalisation war die Frage nach der funktionellen Verursachung der Beeinträchtigungen (vgl. De Bleser, 1987). Manche Forscher faßten den Agrammatismus von motorisch-aphasischen Patienten als eine direkte Konsequenz der motorischen Störung auf (z.B. Pick, 1898) oder sahen in ihm eine Adaptation an die sprachliche Behinderung (z.B. Isserlin, 1922; Pick, 1931 S. 1473 f). Andere Forscher hoben hervor, daß der Agrammatismus mit Beeinträchtigungen der Sprach*rezeption* Hand in Hand ginge, und vermuteten als Ursache eine Störung des Zentrums für die grammatischen Begriffe bzw. Satz-Engramme (Bonhoeffer, 1902; Kleist, 1916; Salomon, 1914). Salomon (1914) erwog des weiteren die Hypothese, daß die Satzrezeption bei motorisch-aphasischen Patienten nur deshalb beeinträchtigt sei, weil der Eindruck der gehörten Äußerung infolge einer mangelnden motorischen »Verankerung« so flüchtig sei, daß das Gehörte nicht genau analysiert werden könne.

Die modernen Hypothesen zum Agrammatismus haben viel mit diesen Erklärungsansätzen gemein, entwickelten sich aber nicht direkt aus jenen. Zwischen 1935 und 1970 beschäftigte sich kaum jemand mit der Frage nach den zugrundeliegenden Mechanismen von aphasischen Beeinträchtigungen. Zumeist wurde der Agrammatismus im Sinne der »Ökonomie«-Hypothese als indirekte Folge der sprechmotorischen Behinderung aufgefaßt. Auch die »Stress-Saliency«-Hypothese von Goodglass (1968, 1976), auf die wir später noch genauer eingehen werden (vgl. 4.3.1), steht in dieser Tradition, obwohl sie bereits den kognitiven Theorieansatz erkennen läßt. Natürlich gab es auch zu jener Zeit Forscher, die die Störung einer höheren geistigen Funktion erörterten. Ein Beispiel ist Jakobson (1964), der den Agrammatismus als Ausdruck einer »Kontiguitätsstörung« – einer Störung der Kombination und Sequenzierung von Sprachelementen – auffaßte. Auch Goodglass räumte die Möglichkeit einer weiteren Störung, des »conceptual agrammatism«, ein (Goodglass et al., 1967). Solche Überlegungen bestimmten aber kaum die Forschung.

Die Situation änderte sich, als Linguisten und Psycholinguisten im Zusammenhang mit der Kompetenz/Performanz-Debatte Interesse an der Aphasieforschung gewannen. In einer vielbeachteten Publikation legten Weigl und Bierwisch (1970) dar, daß die Unterscheidung zwischen Kompetenz (sprachliches Wissen) und Performanz (konkreter Gebrauch von Sprache) ein sinnvoller Ausgangspunkt für die Analyse aphasischer Beeinträchtigungen sei. Aphasische Syndrome seien i. allg. als Performanzstörungen aufzufassen. Daß die Kompetenz intakt sei, sei unter anderem daraus zu schließen, daß bei einer Aphasie fast nie alle Leistungsbereiche – Spontansprache, Nachsprechen, Lesen usw. – gleichermaßen betroffen seien. Weigl und Bierwisch räumten allerdings explizit ein, daß der Agrammatismus von Broca-Aphasikern möglicherweise eine Ausnahme bilde und u. U. doch eine Kompetenzstörung reflektiere. Damit stellte sich für die Aphasieforschung die Frage, ob Patienten mit agrammatischer Spontansprache auch im Satzverständnis, Lesen, Schreiben u. a. beeinträchtigt sind. In mehreren Untersuchungen prüften Caramazza, Zurif und Mitarbeiter die Sprachrezeption von Broca-Aphasikern und stellten in der Tat erhebliche Beeinträchtigungen fest (z. B. Caramazza & Zurif, 1976; Zurif & Caramazza, 1976; Zurif et al., 1972, 1976). Die Beeinträchtigungen der Sprachrezeption wiesen zudem Parallelen zum Agrammatismus auf – den Patienten schienen insbesondere die »kleinen Sprachelemente«, sowie komplexe Sätze Schwierigkeiten zu bereiten. So gelangten die Forscher zu der Ansicht, daß bei diesen Patienten eine »zentrale« Verarbeitungskomponente gestört sei – eine Verarbeitungskomponente, die bei der Sprachproduktion *und* Sprachrezeption mitwirke. Die Hypothese einer »zentralen« Störung wurde von den meisten Aphasiologen übernommen. Man verband mit ihr bald aber kaum noch die Annahme einer Kompetenzstörung; überhaupt verlor die Kompetenz/Performanz-Unterscheidung ihre Bedeutung für die Aphasiologie. Im Vordergrund stand nun die Frage, *welche* Verarbeitungskomponente bei den Patienten mit agrammatischer Sprachproduktion und beeinträchtigtem Satzverständnis gestört ist. Eine sehr fruchtbare Zeit der Agrammatismusforschung begann. In kurzer Zeit entwickelten Kean (1977), Berndt und Caramazza (1980), Bradley, Garrett und Zurif (1980) und Saffran, Marin und Schwartz (1980a) ihre Hypothesen. Nur wenig später stellten Caplan (1985), Grodzinsky (1984), Stemberger (1984) und Kolk, van Grunsven und Keyser (1985) ihre Erklärungsansätze vor.

Inzwischen wurden aber auch Zweifel an den Grundannahmen der Agrammatismusforschung laut (z.B. Caramazza & Berndt, 1985). Denn zum einen zeigten Einzelfallstudien, daß der aphasische Agrammatismus nicht notwendig mit Beeinträchtigungen der Sprachrezeption verbunden ist (z.B. Kolk et al., 1985; Miceli et al., 1983), und zum anderen deuteten einige Beobachtungen darauf hin, daß es mindestens zwei verschiedene Formen von Agrammatismus geben könnte – einen »strukturellen« (constructional) und einen »morphologischen« Agrammatismus (Bhatnagar & Whitaker, 1984; Miceli et al., 1983; Saffran et al., 1980b). Bisher wurden allerdings noch keine prüfbaren Hypothesen zu diesen Befunden ausgearbeitet.

4.2 Empirische Ergebnisse

Bei der folgenden Übersicht sollen nicht nur Untersuchungen berücksichtigt werden, für die – laut Untersuchungsbericht – speziell Aphasiker mit »agrammatischer Spontansprache« ausgewählt worden waren, sondern auch die (viel zahlreicheren) Untersuchungen an Probanden, bei denen lediglich eine »Broca-Aphasie« oder eine »Aphasie mit nicht-flüssigem Sprechverlauf« diagnostiziert worden war. Diese Probanden waren vermutlich nicht sämtlich Agrammatiker, aber vielleicht darf man annehmen, daß ihre Leistungen die Ergebnisse nicht allzu sehr prägten. Im folgenden wird so oft es möglich ist, vermerkt, welche Symptomkombination als Kriterium für die Zusammenstellung der Probandengruppe einer Untersuchung verwendet wurde.

Um einen Eindruck davon zu vermitteln, welche Beeinträchtigungen charakteristisch für Agrammatiker (bzw. Broca-Aphasiker oder nicht-flüssig-sprechende Aphasiker) sind, werden am Ende eines jeden Unterabschnittes die Ergebnisse von Untersuchungen an Probanden mit anderen Aphasiesyndromen genannt.
[Abkürzungen: N = Nomen, V = Verb, A = Adjektiv, NP = Nominalphrase, VP = Verbalphrase]

4.2.1 Sprachproduktion

In den älteren Untersuchungen zur Spontansprache ging es primär um die Absicherung von Syndrom-Definitionen. Die Ergebnisse bestätigen, daß innerhalb einer Aphasikergruppe, die bezüglich der Aphasiesymptomatik unausgelesen ist, die folgenden Besonderheiten oft miteinander assoziiert sind: verlangsamte Sprechgeschwindigkeit, erhöhter Anteil von Ein- und Zwei-Wort-Äußerungen gegenüber längeren Äußerungen, ungewöhnlich viele Sprechpausen, Sprachanstrengung, beeinträchtigte Prosodie, geringer Anteil von Funktionswörtern an der Gesamtproduktion, Auslassung von Flexiven, Funktionswörtern und Inhaltswörtern (Benson, 1967; Fillenbaum et al., 1961; Howes, 1967a; Kerschensteiner et al., 1972; Wagenaar et al., 1975).

Detaillierte Untersuchungen der Spontansprache (Hand et al., 1979, Myerson & Goodglass, 1972; de Villiers, 1978) und von Bildbeschreibungen (Bates et al., 1983; Feyereisen, 1984; Gleason et al., 1980) zeigen, daß Broca-Aphasiker Funktionswörter und Flexive durchaus nicht immer und auch nicht alle mit derselben Häufigkeit auslassen (vgl. Tab. 4.1). Es finden sich sogar Unterschiede innerhalb derselben Wortklasse. Beispielsweise verwenden englischsprachige Broca-Aphasiker die Pronomina »I« und »it« häufig, alle anderen Pronomina selten (Bates et al., 1983; Gleason et al., 1980; Hand et al., 1979; Myerson & Goodglass, 1972; aber: Feyereisen, 1984). Bei Artikeln deutet sich eine Bevorzugung des bestimmten gegenüber dem unbestimmten Artikel an (Bates et al., 1983; Feyereisen, 1984; Hand et al., 1979).

Die Äußerungen von Broca-Aphasikern weichen aber nicht nur in bezug auf die »kleinen Sprachelemente« von der Normalsprache ab. Verben (mit Ausnahme von Hilfsverben) sind in den Äußerungen unterrepräsentiert (Fillenbaum et al., 1961; Gleason et al., 1980; Hand et al., 1979; aber: Bates et al., 1983). Die relative Häufigkeit von Nomina ist hingegen ähnlich groß oder sogar größer als bei Gesunden (Feyereisen, 1984; Gleason et al., 1980; Hand et al., 1979).

Tab. 4.1: Schwierigkeitshierarchie grammatischer Morpheme in der Spontansprache von acht englischsprachigen Aphasikern mit nicht-flüssigem Sprechverlauf (de Villiers, 1978)

Morphem		Mittelwert des Prozentsatzes der Fälle, in denen ein grammatisches Morphem, das im gegebenen sprachlichen Kontext obligatorisch war, *nicht* lautlich realisiert wurde
Verlaufsform	(-ing)	2,1
Plural	(-s)	2,2
Kopula		
kontrahierbar	('s)	15,9
nicht kontrahierbar	(is)	24,5
Artikel	(a, the)	25,6
Imperfekt		
regelmäßig	(-ed)	28,2
unregelmäßig		33,7
3. Pers. Sing. Präs.	(-s)	35,1

Zu anderen Aphasiesyndromen liegen nur wenige Untersuchungsergebnisse vor. Aphasiker mit flüssigem Sprechverlauf lassen Verbflexive fast nie einfach aus (de Villiers, 1978), sondern ersetzen sie häufig durch unpassende Flexive (Wagenaar et al., 1975). Substantive sind in den Äußerungen von flüssig sprechenden Aphasikern unterrepräsentiert. Pronomina und Verben kommen dafür umso häufiger vor (Bates et al., 1983; Gleason et al., 1980; Wagenaar et al., 1975).

Experimentell gelenkte Sprachproduktion

Um experimentell zu prüfen, welche Sprachelemente und Konstruktionen Aphasikern besonders schwer und welche ihnen leicht fallen, verwendeten Goodglass und Mitarbeiter (vgl. Goodglass, 1968, 1976) Aufgaben, bei denen der Proband durch einen sprachlichen Stimulus zu einer bestimmten Zieläußerung veranlaßt werden soll. So soll der Proband beispielsweise eine Frage beantworten (vgl. (1)), eine kurze Geschichte vervollständigen (vgl. (2)) oder einen Satz nachsprechen.
(1) My sister lost her gloves. Whose gloves were they? (nach Goodglass & Hunt, 1958).
(2) My little son eats lunch. He has not touched his milk. I want him to drink it. So I say: – What? – (nach Gleason et al., 1975).

Die Ergebnisse von Untersuchungen mit diesen Aufgaben deuten darauf hin, daß die folgenden Faktoren einen Einfluß darauf haben, ob Aphasiker ein im Kontext notwendiges grammatisches Morphem korrekt realisieren oder nicht:
- die grammatische Kategorie: Englischsprachigen Broca-Aphasikern bereiten die Genitivmarkierung (-s) am Nomen und das Verbflexiv (-s) mehr Schwierigkeiten als die formgleiche Pluralmarkierung am Nomen (Gleason, 1978; Goodglass & Berko, 1960; Goodglass & Hunt, 1958; Goodglass et al., 1972). Diese Schwierigkeitshierarchie findet sich auch bei Wernicke-Aphasikern und – auf insgesamt höherem Leistungsniveau – bei nicht-aphasischen Hirngeschädigten (Goodglass, 1968). Möglicherweise ist hier entscheidend, ob ein Merkmal kontextbedingt ist oder nicht. Friederici (1982) stellte in einer Untersuchung mit ähnlichen Aufgaben fest, daß Broca-Aphasiker semantisch motivierte Präpositionen wie bei
(3) Peter steht *auf* dem Stuhl.
häufiger korrekt produzieren als Präpositionen, die bei dem gegebenen Verb und Objekt obligatorisch sind wie bei
(4) Peter hofft *auf* den Sommer.
Wernicke-Aphasiker zeigen dabei allerdings einen Leistungsunterschied in umgekehrter Richtung.
- die lautliche Form: Silbische Allomorphe fallen Broca-Aphasikern leichter als nicht-

silbische Allomorphe (z. B. [əz] in »he looses« gegenüber [z] in »he feeds«; Gleason, 1978; Goodglass et al., 1972). Bei Wernicke-Aphasikern und nicht-aphasischen Probanden verhält es sich umgekehrt (Goodglass, 1968).
- die Akzentverteilung im Zielsatz: Broca-Aphasiker lassen Pronomina und Artikel häufig aus, wenn sie unbetont am Anfang einer Äußerung stehen sollen, aber fast nie, wenn sie zwischen zwei betonten Wörtern produziert werden sollen (Gleason et al., 1975; Goodglass, 1976; Goodglass et al., 1967, 1972). Für Aphasiker mit flüssigem Sprechverlauf scheint dieser Faktor von untergeordneter Bedeutung zu sein (Goodglass, 1976; Goodglass et al., 1967).

Darüber hinaus zeigen die Untersuchungen, daß Aphasikern manche Konstruktionen mehr Schwierigkeiten bereiten als andere: Bei Aufgaben, die eine Imperativkonstruktion (»Drink your milk!«), eine A-N-Konstruktion (»funny story«) oder eine Wh-Frage (»Where/When/Why...«) verlangen, erbringen Broca-Aphasiker relativ gute Leistungen. Mehr Schwierigkeiten bereitet ihnen die Formulierung von einfachen Aussagesätzen, Passiv- und Komparativkonstruktionen und Entscheidungsfragen. Die schlechtesten Leistungen zeigen die Patienten bei der Futurbildung, bei A-A-N-Konstruktionen (z. B. »a small red car«) und bei Infinitivgruppen (z. B. »(she wanted them) to be quiet«; Gleason et al., 1975; Goodglass et al., 1967, 1972).

Diese Schwierigkeitshierarchie hat vermutlich zum Teil mit den prosodischen Unterschieden zwischen den Zieläußerungen zu tun. Bei den für die Patienten einfachen Aufgaben trägt das erste Wort der Zieläußerung einen Akzent, während bei fast allen schwierigen Aufgaben die Zieläußerung mit einem unbetonten Funktionswort beginnen soll. Aber dies kann nicht die einzige relevante Variable sein. Mit ihr läßt sich beispielsweise nicht erklären, warum die Patienten bei der A-A-N-Konstruktion mehr Fehler begehen als bei der A-N-Konstruktion und bei der Futurbildung mehr Fehler als bei Passivkonstruktionen. Nach Ansicht von Goodglass und Mitarbeitern sind neben den prosodischen Eigenschaften vermutlich auch die Anzahl der Inhaltswörter der Zieläußerung, die Verbform und die Geläufigkeit der Konstruktion entscheidend (vgl. Gleason et al., 1975; Goodglass, 1968, 1976; Goodglass et al., 1967, 1972).

Für Aphasiker mit flüssigem Sprechverlauf ist die Schwierigkeitshierarchie der Aufgaben ähnlich, abgesehen von den prosodisch bedingten Unterschieden (Goodglass, 1968, 1976).

Sprachstrategien

Sowohl in der Spontansprache, als auch in den Antworten bei den zuletzt betrachteten Aufgaben finden sich Anzeichen dafür, daß Broca-Aphasiker kompensatorische Sprachstrategien verwenden. De Villiers (1978) berichtet, daß Broca-Aphasiker in der Spontansprache die Konstruktionen, die grammatische Morpheme verlangen, die ihnen i. allg. besonders schwer fallen, seltener verwenden als hirngesunde Menschen, und dafür die Konstruktionen, die die für sie gut verfügbaren Morpheme verlangen, relativ häufiger als Gesunde verwenden.

Heeschen (1985) stellte fest, daß deutschsprachige Agrammatiker in einer Situation, in der der intendierte Mitteilungsinhalt nur durch die Kasusmarkierung am Artikel und/oder Nomen eindeutig gekennzeichnet werden konnte, viel häufiger Kasusmarkierungselemente produzierten als in der freien Gesprächssituation (ca. 80% gegenüber 61%), dabei aber oft unpassende Elemente verwendeten (ca. 23%), was sie sonst praktisch nie taten. Insgesamt war damit der Anteil korrekt realisierter obligatorischer Kasusmarkierungselemente nicht größer als in der Spontansprache im freien Gespräch. Das Ergebnis deutet darauf hin, daß Agrammatiker ein feines Gespür dafür haben, welche Sprachelemente ihnen Probleme bereiten, und diese Elemente einfach aussparen, wenn sie für die Mitteilung nicht unbedingt nötig sind.

Gleason et al. (1975) fanden, daß Broca-Aphasiker bei der Aufgabe, Geschichten zu vervollständigen, ihre Äußerung nicht selten mit Vocativ (betont!) begannen (z. B. »*Cousin*, the baby cries.«) oder ein unbetontes Pronomen durch ein Nomen ersetzten. Anstelle von Komparativkonstruktionen verwendeten sie manchmal Adverbien oder zwei nebengeordnete Sätze (z. B. anstelle von »She was taller«: »She is tall enough.« oder »Girl tall and boy short.«). Die Futurbildung wurde durch die Verwendung von Adverbien zu umgehen gesucht (z. B. anstelle von »He will work.«: »He works again next week.«; vgl. auch Goodglass, 1968, 1976; Goodglass & Mayer, 1958; Myerson & Goodglass, 1972).

Beschreibung von Sachverhalten mittels Wortkärtchen

Zweifellos stellt für viele Broca-Aphasiker die lautsprachliche Realisierung von Sprachelementen eine besondere Schwierigkeit dar. In der Agrammatismusforschung herrscht aber keine Einigkeit darüber, welche Bedeutung diese Behinderung für die morphologischen und syntaktischen Besonderheiten der Äußerungen dieser Patienten hat. Goodglass (1968, 1976) hält diese Behinderung für entscheidend. Er weist darauf hin, daß i. allg. das Leistungsmuster von Broca-Aphasikern nur dort von dem Leistungsmuster flüssig sprechender Aphasiker abweicht, wo die lautliche Realisierung von Sprache verlangt wird. Die meisten anderen Forscher vertreten hingegen die Auffassung, daß artikulatorisch-phonetische Beeinträchtigungen die Sprachproduktion von Broca-Aphasikern zwar wesentlich prägen, aber nicht funktionell mit dem Agrammatismus verknüpft sind. Um Art und Ursache des Agrammatismus zu erforschen, sollten ihrer Ansicht nach daher vor allem Aufgaben verwendet werden, bei denen artikulatorisch-phonetische Beeinträchtigungen möglichst keinen Einfluß auf die Leistungen haben können. Unter diesem Aspekt erscheint die Aufgabe, einen Sachverhalt mit Hilfe von Wortkärtchen zu beschreiben, brauchbar (sofern vorausgesetzt wird, daß für das Lesen der Stimuli artikulatorische Prozesse nicht entscheidend sind). Dem Probanden werden zu der Abbildung eines Sachverhaltes mehrere Kärtchen mit Satzfragmenten ungeordnet vorgelegt. Die Kärtchen sollen so geordnet werden, daß sich ein Satz ergibt, der den Sachverhalt beschreibt.

Beispiel 1: Abbildung:
KATZE UNTER STUHL
Wortkärtchen:
/the cat/ /the chair/ /is under/

Beispiel 2: Abbildung:
MANN WÄSCHT AUTO
Wortkärtchen:
/the car/ /the man/ /washes/

Die bisherigen Untersuchungen wurden nur an englisch- und niederländischsprachigen Probanden durchgeführt; abgesehen vom Genitiv verfügt keine der beiden Sprachen über Kasusflexion.
Agrammatiker begehen bei Lokationssätzen (Beispiel 1) und Passivsätzen mehr Fehler als bei Aktivsätzen (Beispiel 2). Sie legen zwar das Verb fast immer korrekt zwischen die beiden Kärtchen mit den NPs, vertauschen aber nicht selten die Reihenfolge der beiden NP-Kärtchen (Jones, 1984; Kolk & van Grunsven, 1985; Saffran et al., 1980a). Kärtchen mit NPs, die auffällige und belebte Referenten bezeichnen, setzen sie besonders häufig an die Spitze des Satzes (Saffran et al., 1980a).
Kolk und van Grunsven (1985) berichten, daß niederländische Agrammatiker auch bei Aufgaben mit Zielsätzen, bei denen das Vollverb am Anfang (V-NP-NP) oder Ende (NP-Aux-NP-V) steht, kaum Fehler in bezug auf die Verbstellung begehen, sofern diese Verbstellung durch ein Wort innerhalb des Satzes bedingt ist, wie bei (5) und (6) (übersetzt ins Deutsche):

(5) /plötzlich/ /küßt/ /der Matrose/ /das Mädchen/

(6) /der Matrose/ /ist/ /das Mädchen/ /am küssen/

Die Patienten begehen aber viele Verbstellungsfehler, wenn der »Grund« für die Verbanfangs- oder Verbendstellung außerhalb des Teilsatzes liegt, wie bei (7) und (8):

(7) /Jan fragt:/ /küßt/ /der Matrose/ /das Mädchen/

(8) /Jan sagt, daß/ /der Matrose/ /das Mädchen/ /küßt/

Leider wurden in keine der Untersuchungen Kontrollprobanden oder Patienten mit anderen Aphasiesyndromen einbezogen.

4.2.2 Satzverständnis

Das Satzverständnis wird gewöhnlich durch Satz-Bild-Zuordnungsaufgaben geprüft. Ein Satz wird mündlich oder schriftlich vorgegeben, und der Proband soll unter zwei oder mehr Abbildungen diejenige auswählen, die den beschriebenen Sachverhalt darstellt. Bei anderen Aufgabenstellungen soll der im Satz beschriebene Sachverhalt mit vorgegebenen Objekten nachgestellt werden (»enactment«-Methode; z.B. »Der Affe schlägt das Kaninchen.« nach Caplan et al., 1985) oder eine gegebene Anweisung ausgeführt werden (z.B. »Tun Sie die Münze in die Spardose!« nach Seron & Deloche, 1981).

Die Schlußfolgerungen, die aus den Ergebnissen einer Satzverständnisprüfung gezogen werden können, hängen nicht nur von der Art der Stimulus-Sätze ab, sondern auch – und das wird manchmal übersehen – von den Reaktionsalternativen, die dem Probanden zur Wahl standen. Wir wollen das ein wenig genauer betrachten.

Nehmen wir an, dem Probanden wird der Satz (9) zusammen mit den Abbildungen A–D geboten, wobei A das »Zielbild« und B, C und D die »Ablenker« sind:

(9) Die Katze, die der Hund jagt, ist braun.
   A WEISSER HUND JAGT BRAUNE KATZE
   B WEISSER HUND JAGT SCHWARZE KATZE
   C WEISSER HUND BESCHNÜFFELT LIEGENDE BRAUNE KATZE
   D JUNGE JAGT BRAUNE KATZE

Bei dieser Aufgabe kann ein Proband bereits dann die Abbildung A als Zielbild identifizieren, wenn er nur die einzelnen Inhaltswörter (Katze, Hund, braun, jagen) versteht – er braucht nichts von der Satzstruktur zu erfassen. Fehler bei einer Aufgabe mit solchen Ablenkern belegen lediglich, daß der Proband nicht alle Inhaltswörter richtig verstanden hat – sie geben keine Auskunft über das *Satz*verständnis. Wir wollen daher die Ergebnisse von Untersuchungen mit Aufgaben, die ausschließlich solche Ablenker beinhalteten, bei der Übersicht über die empirischen Befunde zum Satzverständnis von Aphasikern nicht berücksichtigen.

Um Aufschluß darüber zu erhalten, inwieweit der Proband die Struktur des Satzes oder die Information der Elemente der geschlossenen Klasse erfaßt hat, müssen Abbildungen als Ablenker vorgegeben werden, die zwar die Bedeutung der im Satz genannten Inhaltswörter repräsentieren, aber dennoch nicht die Bedeutung des Satzes darstellen. Zu dem Satz (9) kommen beispielsweise die folgenden Ablenker in Betracht:

   E BRAUNER HUND JAGT SCHWARZE KATZE
   F BRAUNE KATZE JAGT WEISSEN HUND
   G WEISSER HUND JAGT ZWEI BRAUNE KATZEN

Wenn der Proband nur die Bedeutung der einzelnen Inhaltswörter erfaßt, ist es ihm nicht möglich, diese Abbildungen als unpassend zu identifizieren. Natürlich kann aus der Wahl eines solchen Ablenkers aber umgekehrt auch noch nicht geschlossen werden, daß die *Satz*verarbeitung gestört ist. Die Ursache könnten lexikalisch-semantische Beeinträchtigungen sein wie z.B. die Verwechslung der Bedeutung von »Hund« und »Katze« oder »schwarz« und »braun« (Kudo, 1984). Um abzuschätzen, inwieweit die Fehler eines Probanden bei Satzverständnisprüfungen auf Wortverständnisstörungen zurückgehen, müssen *zusätzlich* zu Ablenkern wie E–G lexikalisch-semantische Ablenker des Typs B–D miteinbezogen werden oder es muß in gesonderten Aufgaben das Verstehen der Inhaltwörter abgeprüft werden.

Für die Interpretation der Ergebnisse von Satzverständnisprüfungen ist aber nicht nur wichtig, *daß* Ablenker des Typs E–G geboten werden, sondern auch, in welchem

Aspekt sie zum Stimulus-Satz passen und in welchem nicht. Wenn der Proband einen Ablenker wie E oder F wählt und Wortverständnisschwierigkeiten als Ursache ausscheiden, kann geschlossen werden, daß er die Struktur des Satzes (9) nicht richtig erfaßt hat; diese Ablenker sollen daher »strukturelle« Ablenker heißen. Demgegenüber kann die Wahl eines »morphologischen« Ablenkers wie G als Beleg dafür gewertet werden, daß er die Information einzelner grammatischer Morpheme nicht korrekt erfaßt hat.

Eine richtige Reaktion ist allerdings kein ausreichender Beleg dafür, daß der Proband eine korrekte algorithmisch-syntaktische Analyse durchgeführt hat, denn es ist möglich, daß der Proband die richtige Reaktion aus »falschen« Gründen gewählt hat. Genau genommen sind natürlich nicht die Gründe falsch, sondern unsere Theorien über die bei Satzverständnisprüfungen ablaufenden Verarbeitungsprozesse. Deloche und Seron (1981) stellten beispielsweise fest, daß Wernicke-Aphasiker dazu neigen, bei Satz-Bild-Zuordnungsaufgaben Abbildungen zu wählen, auf der die Links-Rechts-Position der Referenten der Reihenfolge entspricht, in der die Referenten im Stimulus-Satz erwähnt wurden (z.B. Satz: »Der General grüßt den Soldaten« – Abbildung: GENERAL LINKS VOM SOLDATEN). Broca-Aphasiker (nicht aber Wernicke-Aphasiker) ordnen bei der Aufgabe, gegebene Objekte in eine bestimmte räumliche Relation zueinander zu bringen, die Gegenstände bevorzugt so an, wie es im täglichen Leben üblich oder zumindest denkbar ist (z.B. SCHUHE *UNTER* DAS BETT nicht: *IN* DAS BETT; Seron & Deloche, 1981). Andere Beispiele sind die Aktor-Zuerst-Tendenz und die Interpretation nach dem Prinzip der minimalen Distanz, die später dargestellt werden. Vermutlich gibt es aber noch weitere undogmatische Verarbeitungstendenzen, die wir noch nicht kennen. Durch Satzverständnisprüfungen kann also nicht festgestellt werden, wie ein Proband einen Satz »wirklich« versteht, sondern bestenfalls, welche Aspekte der Satzbedeutung er nicht richtig erfaßt.

Die Verarbeitung einzelner grammatischer Morpheme

In nahezu allen Untersuchungen, in denen mit Hilfe von morphologischen Ablenkern die Verarbeitung einzelner Funktionswörter und Affixe abgeprüft wurde, wurden Beeinträchtigungen von Broca-Aphasikern festgestellt. Allerdings sind die Leistungen der Patienten nicht bei allen Aufgaben gleich schlecht. Besonders große Schwierigkeiten bereitet den Patienten offenbar die Verarbeitung der Tempusmarkierung am Verb (Naeser et al., 1987; Parisi & Pizzamiglio, 1970; vgl. auch Pierce, 1981) und der Numerusmarkierung am Voll- oder Hilfsverb (Goodglass, 1968; Naeser et al., 1987; Parisi & Pizzamiglio, 1970; vgl. auch Bates et al., 1987; Smith & Bates, 1987), sowie die Unterscheidung zwischen dem definiten und dem indefiniten Artikel (Goodenough et al., 1977). Die im Pronomen enthaltene Information über Genus und Numerus wird ebenfalls häufig nicht für die Satzinterpretation genutzt (Blumstein et al., 1983; Lonzi & Zanobio, 1983 Subtest ›Deixis‹; Parisi & Pizzamiglio, 1970), obwohl bei isolierter Darbietung eines Pronomen diesbezüglich kaum Fehler begangen werden (z.B. »him« vs. »her« vs. »them«, Auswahlbilder jeweils: JUNGE, MÄDCHEN, MEHRERE PERSONEN). Broca-Aphasiker können auch nicht mehr zuverlässig zwischen dem Personal- und dem Reflexivpronomen differenzieren (z.B. »She washed her.« vs. »She washed herself.« mit den Auswahlbildern: FRAU WÄSCHT SICH und FRAU WÄSCHT KLEINES MÄDCHEN; Blumstein et al., 1983; Parisi & Pizzamiglio, 1970). Einen mittleren Schwierigkeitsgrad hat hingegen das Numerusflexiv am Substantiv (Blumstein et al., 1983; Gallaher & Canter, 1982; aber: Goodglass, 1968), noch etwas einfacher sind Negationspartikel (Naeser et al., 1987; Parisi & Pizzamiglio, 1970). Die semantische Information von Lokal- oder Direktionalpräpositionen (z.B. »Die Katze liegt unter dem Stuhl.« Auswahlbilder: KATZE AUF DEM STUHL und KATZE UNTER DEM STUHL) wird von Broca-Aphasikern zwar nicht immer korrekt erfaßt, aber die

Fehlerzahl ist bei solchen Aufgaben i. allg. geringer als bei den zuvor genannten Aufgaben (Friederici et al., 1982; Goodglass et al., 1970; Kolk & Friederici, 1985; Mack, 1981; Naeser et al., 1987; Parisi & Pizzamiglio, 1970).

In Tabelle **4.2** ist die von Parisi und Pizzamiglio (1970) festgestellte Schwierigkeitshier-

Tab. 4.2: Schwierigkeitshierarchie von Satz-Bild-Zuordnungsaufgaben für Broca-Aphasiker (Parisi & Pizzamiglio, 1970). Original in italienischer Sprache; hier nach den englischsprachigen Angaben von Parisi & Pizzamiglio (1970)

(1) geringste, (20) höchste Fehlerzahl von N = 28 Broca-Aphasikern

Kontrastierte Morpheme oder Konstruktionen	Beispiel (adaptiert an das Deutsche)
(1) nahe – fern	Der Hund ist *nahe* am vs. *fern* vom Fenster
(2) in – außerhalb	Die Blumen sind *in* vs. *außerhalb* der Vase
(3) auf – unter	Der Ball ist *auf* vs. *unter* dem Stuhl
(4) hinter – vor	Der Baum ist *hinter* vs. *vor* dem Haus
(5) zwischen – neben	Das Mädchen ist *zwischen* vs. *neben* ihrem Vater und ihrer Mutter
(6) Affirmativ – Negativ	Der Vogel *fliegt* vs. *fliegt nicht*
(7) Maskulinum – Femininum (Nomen)	Die Frau lobt den Schül*er* vs. die Schüler*in*
(8) Relativsatz	Die Katze springt auf die Maus, die auf dem Stuhl ist vs. Die Katze, die auf dem Stuhl ist, springt auf die Maus
(9) aufwärts – abwärts	Das Flugzeug fliegt *aufwärts* vs. *abwärts*
(10) Singular – Plural (Verb)	(Sie) geh*t* vs. (Sie) geh*en*
(11) von – zu	Der Vogel fliegt *von* dem Baum *zu* dem Haus vs. *von* dem Haus *zu* dem Baum
(12) neben – hinter	Der Baum ist *neben* vs. *hinter* dem Haus
(13) von – auf	Die Katze springt *von* der Mauer vs. *auf* die Mauer
(14) Singular – Plural (Possessivpronomen)	*sein* Auto vs. *ihr* Auto
(15) Reflexiv	Der Mann schießt vs. Der Mann (er)schießt *sich*
(16) Präsens – Futur	Das Mädchen *trinkt* vs. *wird trinken*
(17) Subjekt – Objekt (Aktiv)	Der Zug rammt das Auto vs. Das Auto rammt den Zug
(18) Präsens – Imperfekt	Der Junge *schwimmt* vs. *schwamm*
(19) Subjekt – Objekt (Passiv)	Die Katze wird von dem Hund gejagt vs. Der Hund wird von der Katze gejagt
(20) direktes – indirektes Objekt	Der Junge zeigt die Katze dem Hund vs. Der Junge zeigt den Hund der Katze

archie von 20 Aufgabentypen wiedergegeben, unter denen sich allerdings auch einige Aufgaben mit strukturellem Ablenker befinden. Die Schwierigkeitshierarchie wurde in späteren Untersuchungen von Lesser (1974) und Naeser et al. (1987) weitgehend bestätigt.

Wernicke-Aphasiker schneiden bei den Aufgaben meistens schlechter als Broca-Aphasiker ab (Blumstein et al., 1983; Goodenough et al., 1977; Lonzi & Zanobio, 1983; Naeser et al., 1987). Leitungsaphasiker wurden nur in die Untersuchungen von Blumstein et al. (1983) und Naeser et al. (1987) einbezogen. Sie zeigten dort in etwa die gleichen Leistungen wie Broca-Aphasiker, hatten aber etwas geringere Schwierigkeiten mit der Differenzierung zwischen Personal- und Reflexivpronomen (Blumstein et al., 1983). Die Rangfolge der Aufgabenschwierigkeiten ist für Broca-, Wernicke- und Leitungsaphasiker ansonsten ähnlich (.69 < r_s < .73; Naeser et al., 1987; Parisi & Pizzamiglio, 1970).

Aufgaben mit semantisch reversiblen Sätzen

In vielen Untersuchungen der letzten Jahre wurden Aufgaben mit sogenannten semantisch reversiblen Sätzen verwendet. Diese Sätze enthalten mindestens zwei Nomina, deren Vertauschung zu einer anderen Satzbedeutung führt. In den Aufgaben wird genau diese »inverse« Bedeutung dem Probanden im strukturellen Ablenker angeboten. Bei den folgenden Beispielen stellt die Abbildung B den strukturellen Ablenker dar.

(10) The circle is above the square.
    A KREIS ÜBER VIERECK
    B VIERECK ÜBER KREIS
    C KREIS NEBEN VIERECK

(11) The girl is hit by the boy.
    A JUNGE SCHLÄGT MÄDCHEN
    B MÄDCHEN SCHLÄGT JUNGEN

Schon in den 70er Jahren wurde in verschiedenen Untersuchungen festgestellt, daß solche Aufgaben Broca-Aphasikern (aber auch Leitungs- und Wernicke-Aphasikern) erhebliche Schwierigkeiten bereiten (Heilman et al., 1976 Exp. II; Lesser, 1974; Parisi & Pizzamiglio, 1970; Samuels & Benson, 1979; aber: Goodglass, 1968). Eine intensive Diskussion über die zugrundeliegenden Mechanismen wurde erst durch die Publikationen von Schwartz, Saffran und Marin (1980; Saffran et al., 1980a) ausgelöst, die die schlechten Leistungen bei solchen Aufgaben als Evidenz dafür werteten, daß die Patienten die syntaktische Information der Reihenfolge der Inhaltswörter nicht für die Satzinterpretation nutzen (»word order problem«). Dies belegt nach Ansicht der Forscher, daß Agrammatiker nicht *nur*, wie in den »Functor«-Hypothesen (z.B. Kean, 1977) behauptet wird, in der Verarbeitung der »kleinen Elemente« gestört sind (vgl. auch Berndt & Caramazza, 1980). Zurif (1984) wendet ein, daß für das Verstehen von Sätzen wie (10) und (11) ja nicht nur die mit der Position verbundene syntaktische Information verarbeitet werden muß, sondern auch die der Flexive und Funktionswörter (z.B. Markierung des Genus Verbi; Präposition usw.). In der Tat zeigen ja die zuvor referierten Ergebnisse von Untersuchungen mit nicht-reversiblen Sätzen, daß die Patienten in der Verarbeitung von Präpositionen beeinträchtigt sind. Zudem stellte Pierce (1982) fest, daß sich die Leistungen der Patienten erheblich verbessern, wenn die Erfassung des Genus Verbi durch ein zusätzliches Wort erleichtert wird (z.B. anstelle von »The girl is hit by the boy.«: »The girl is being hit by the boy.«). Die entscheidende Frage ist aber nicht, ob Schwierigkeiten bei der Verarbeitung der »kleinen Sprachelemente« zu Fehlern bei Aufgaben mit semantisch reversiblen Sätzen führen, sondern ob sie die *einzige* Ursache für die Minderleistungen sein können. Schwartz et al. (1980) weisen darauf hin, daß die Minderleistungen bei Aufgaben mit Sätzen wie (10) nicht allein durch eine mangelnde Verarbeitung der Präposition bedingt sein können, weil die Patienten nur sehr selten den lexikalischen Ablenker C wählten. Es ließe sich allerdings einwenden, daß dieses Ergebnis auch auf die unterschiedlichen Anforderungen an die lexikalisch-semantische Verarbeitung zurückgeführt werden könnte, denn die Differenzierung zwischen verschiedenen räumlichen Dimensionen (im Beispiel: über vs. neben) ist vermutlich einfacher als die Differenzierung innerhalb derselben Dimension (über/unter). Aussagekräftiger wäre der Vergleich der Leistungen bei Aufgaben mit semantisch reversiblen Sätzen wie (12) und solchen mit nicht-reversiblen Sätzen wie (13), die dieselbe Präposition beinhalten:

(12) Das Buch liegt unter der Mütze.
 A BUCH UNTER MÜTZE
 B MÜTZE UNTER BUCH = BUCH AUF MÜTZE

(13) Das Buch liegt unter dem Stuhl.
 A BUCH UNTER STUHL
 B BUCH AUF STUHL

Wenn Agrammatikern die Ausnutzung der Wortfolge für die Satzinterpretation Schwierigkeiten bereitet, sollten sie bei semantisch-reversiblen Sätzen wie (12) schlechter als bei nicht-reversiblen Sätzen wie (13) abschneiden. Eine Untersuchung, in der dies gezielt geprüft worden wäre, fehlt noch. Aber Kolk und Friederici (1985) verwendeten in ihrer Untersuchung zwei experimentelle Bedingungen (»lexical prepositions«) mit Sätzen wie (12) und (13), boten allerdings etwas anders konstruierte Ablenker dar. Broca-Aphasiker (und Wernicke-Aphasiker) beginnen bei Aufgaben mit reversiblen Sätzen erheblich mehr Fehler als bei Aufgaben mit nicht-reversiblen Sätzen. Das Ergebnis stützt also die Hypothese eines »Wortfolge-Problems« bei Broca-Aphasikern.

Broca-Aphasiker schneiden nicht bei allen Aufgaben mit semantisch reversiblen Sätzen gleich schlecht ab. Vergleicht man die für sie einfachen Aufgaben mit den für sie schwierigen Aufgaben, gewinnt man den Eindruck, daß die Patienten die Reihenfolge der Wörter im Satz zwar durchaus beachten, aber nicht immer in der korrekten Weise für die Bestimmung der Satzbedeutung nutzen. Die Patienten scheinen sich bei ihrer Satzinterpretation nach dem »Aktor-Zuerst«-Prinzip (actor-first principle; Heeschen, 1980) und nach dem Prinzip der minimalen Distanz zu richten.

Aktor-Zuerst-Prinzip

In Aufgaben mit semantisch reversiblen Sätzen, bei denen es um die Zuordnung der thematischen Rollen (z.B. Agens, Thema, Ziel) zu den NPs des Satzes geht, neigen Broca-Aphasiker dazu, den im Satz als erstes genannten Referenten als den Handelnden zu interpretieren: Sie zeigen vergleichsweise gute Leistungen, wenn der ersten NP die Agens-Rolle zuzuordnen ist, und relativ schlechte Leistungen, wenn der ersten NP die Thema-Rolle zukommt. Die Untersuchungsergebnisse sind im einzelnen wie folgt:

– *Aktiv*-Sätze mit kanonischer Konstituentenfolge sind für Broca-Aphasiker einfacher als *Passiv*konstruktionen mit kanonischer Konstituentenfolge (Caplan et al., 1985; Caplan & Futter, 1986; Kolk & van Grunsven, 1985; Kolk & Friederici, 1985; Parisi & Pizzamiglio, 1970; vgl. auch Ansell & Flowers, 1982). Beispiel:

(14a) Der Vater sucht die Tochter. (leicht)

(14b) Die Tochter wird von dem Vater gesucht. (schwierig)
 Abbildungen zu jedem Satz:
 VATER SUCHT TOCHTER
 TOCHTER SUCHT VATER

– Aktiv-Sätze mit *kanonischer* Konstituentenfolge sind für Broca-Aphasiker leichter als *topikalisierte* Aktiv-Sätze (Heeschen, 1980; Kolk & Friederici, 1985; Smith & Bates, 1987; Smith & Mimica, 1984). Beispiel:

(15a) Der Räuber erschießt den Bauern. (leicht)

(15b) Den Bauern erschießt der Räuber. (schwierig)
 Abbildungen zu jedem Satz:
 RÄUBER ERSCHIESST BAUERN
 BAUER ERSCHIESST RÄUBER

– Passivkonstruktionen mit *kanonischer* Konstituentenfolge sind für Broca-Aphasiker schwieriger (!) als *topikalisierte* Passivkonstruktionen (Kolk & Friederici, 1985; nichtsignifikante Tendenz: Friederici & Graetz, 1987 »simple passive«). Beispiel:

(16a) Das Mädchen wird vom Jungen angestoßen. (schwierig)

(16b) Vom Jungen wird das Mädchen angestoßen. (leicht!)
Abbildungen zu jedem Satz:
JUNGE STÖSST MÄDCHEN AN
MÄDCHEN STÖSST JUNGEN AN

— Spaltsätze, bei denen der ersten NP die *Agens*-Rolle zuzuordnen ist, sind für Broca-Aphasiker leichter als Spaltsätze, bei denen der ersten NP die *Thema*-Rolle zuzuordnen ist (Caplan & Futter, 1986; Caplan et al., 1985; vgl. auch Ansell & Flowers, 1982). Beispiel:

(17a) It was the elephant that hit the monkey. (leicht)

(17b) It was the elephant that the monkey hit. (schwierig)
Abbildungen zu jedem Satz:
ELEPHANT SCHLÄGT AFFEN
AFFE SCHLÄGT ELEPHANTEN

— Sätze mit Prädikatsadjektiv und Infinitivergänzung sind für Broca-Aphasiker einfacher, wenn der Referent der (ersten) NP der Handelnde ist, als wenn er das logische Objekt ist (Lesser, 1984). Beispiel:

(18a) The donkey is inclined to kick. (leicht)

(18b) The donkey is fun to kick. (schwierig)
Abbildungen zu jedem Satz:
ESEL SCHEINT AUSSCHLAGEN ZU WOLLEN
KINDER TRETEN ESEL

Caplan et al. (1985; Caplan, 1987) prüften in drei parallel aufgebauten Studien das Satzverständnis von insgesamt 144 französisch- und englischsprachigen Aphasikern mit unterschiedlicher Symptomatik. Sie verwendeten dafür »enactment«-Aufgaben, bei denen der Proband das im Stimulus-Satz genannte Ereignis mit vorgegebenen Spielzeugtieren darzustellen hatte (z. B. »Der Affe schlägt das Kaninchen«). Es wurden neun verschiedene Satzgruppen vorgegeben, die sich hinsichtlich der Struktur der Stimulus-Sätze unterschieden (vgl. die Legende zu Abb. **4.1**). Die Daten jeder Studie wurden einer Cluster- und einer Diskriminanzanalyse unterzogen. Es zeigte sich, daß das wesentliche Unterscheidungsmerkmal zwischen den so identifizierten Probandengruppen das generelle Leistungs*niveau*, nicht das Leistungsprofil war. Ein Zusammenhang mit der Unterscheidung zwischen den klassischen Aphasiesyndromen (Wernicke-Aphasie, Broca-Aphasie, Leitungsaphasie, amnestische Aphasie) war nicht zu erkennen. Die wenigen Unterschiede, die Caplan et al. im Leistungsprofil ausmachten, scheinen kaum reliable Varianzanteile darzustellen, da die ansonsten sehr ähnlichen Ergebnisse der drei Studien diesbezüglich nicht übereinstimmen. Eine Zusammenfassung der Daten aller Probanden erscheint daher gerechtfertigt. In Abbildung **4.1** sind die mittleren Leistungen aller Aphasiker aus allen drei Untersuchungen bei den neun Satzgruppen wiedergegeben. Das Ergebnis ist überraschend simpel. Offenbar bestimmen zwei Faktoren nahezu additiv die Leistungen:

1. die thematische Rolle der ersten NP: es bestätigt sich, daß die Probanden zu einer Satzinterpretation nach dem Aktor-Zuerst-Prinzip neigen.
2. die Komplexität des Stimulus-Satzes oder, noch einfacher, die Anzahl der Inhaltswörter des Satzes.

Einzig die Leistungen bei Spaltsätzen, bei denen die erste NP das Thema ist (Satzgruppe CO), passen nicht völlig in das Bild; es ist denkbar, daß hier pragmatische Faktoren eine Rolle spielen.

Die Aktor-Zuerst-Tendenz ist kein Spezifikum von Broca-Aphasikern, sondern findet sich auch bei Patienten mit anderen Aphasiesyndromen und sprachgesunden Probanden (z. B. Heeschen, 1980; Lesser, 1984; Smith & Mimica, 1984; Smith & Bates, 1987). In Untersuchungen an serbokroatischen Probanden war die Aktor-Zuerst-Tendenz der sprachgesunden Probanden bei Sätzen mit ambiger Kasusmarkierung, bei denen das grammatische Subjekt nicht eindeutig ermittelt werden kann (vgl. im Deutschen: »Die Mutter umarmt die Tochter«), sogar ausgeprägter als die der Broca-Aphasiker (Smith

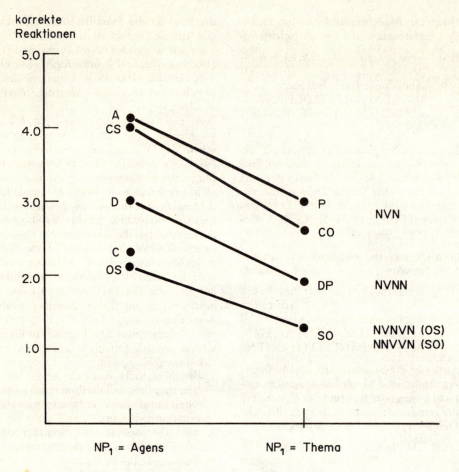

Abb. 4.1: Zusammenfassung der Ergebnisse der drei Studien von Caplan, Baker und Dehaut (1985): Mittlere Anzahl richtig gelöster Aufgaben (max. = 5.0).

Satzgruppen		Beispiel
	3 Inhaltswörter	
A	Aktiv	The elefant hit the monkey.
P	Passiv	The elefant was hit by the monkey.
CS	Spaltsatz, NP1 = Agens	It was the elefant that hit the monkey.
CO	Spaltsatz, NP1 = Thema	It was the elefant that the monkey hit.
	4 Inhaltswörter	
D	Dativ/Aktiv	The elefant gave the monkey to the rabbit.
DP	Dativ/Passiv	The elefant was given to the monkey by the rabbit.
	5 Inhaltswörter	
OS	Komplexer Satz mit Relativsatz, NP1 = Agens im Hauptsatz, keine Rolle im Relativsatz	The elefant hit the monkey that hugged the rabbit.
SO	Komplexer Satz mit Relativsatz; NP1 = Agens im Hauptsatz, aber Thema im Relativsatz	The elefant that the monkey hit hugged the rabbit.
C	Nebenordnung mit identischem Subjekt	The elefant hit the monkey and hugged the rabbit.

& Mimica, 1984; Smith & Bates, 1987). Möglicherweise liegt der Tendenz nicht einmal ein sprachspezifisches Verarbeitungsprinzip zugrunde. Untersuchungsergebnisse von Segalowitz und Hansson (1979; Segalowitz, 1982) deuten auf eine Aktor-Zuerst-Tendenz bei der visuellen Wahrnehmung von Ereignissen hin.

Prinzip der minimalen Distanz

In einigen Untersuchungen wurden Aufgaben verwendet, bei denen eine im (semantisch reversiblen) Stimulus-Satz genannte Handlung oder Eigenschaft einem der erwähnten Referenten zuzuordnen war, ohne daß die Beziehung zwischen den Referenten aufgabenrelevant war. Es zeigte sich, daß Broca-Aphasiker dazu neigen, die genannte Handlung oder Eigenschaft dem Referenten desjenigen Nomens zuzuordnen, das in der linearen Wortfolge dem Verb bzw. Adjektiv am nächsten steht. Beispielsweise begehen sie bei Aufgaben mit einem Stimulus-Satz wie (19a) weniger Fehler als bei einem Satz wie (19b) (Blumstein et al., 1983)

(19a) The boy watched the chef bandage himself.

(19b) The boy watching the chef bandaged himself.
Abbildungen zu jedem Satz:
A JUNGE BANDAGIERT SEINEN ARM (UND BEOBACHTET DEN KOCH)
B KOCH BANDAGIERT SEINEN ARM (JUNGE BEOBACHTET DEN KOCH)

Sie schneiden auch bei Aufgaben mit Sätzen wie (20a) besser ab als bei Sätzen wie (20b) (Höhle & Kelter, 1984)

(20a) Die gestreifte Krawatte ist neben dem Hemd.

(20b) Die Krawatte neben dem Hemd ist gestreift.
Abbildungen zu jedem Satz:
A GESTREIFTE KRAWATTE LIEGT NEBEN UNGEMUSTERTEM HEMD
B UNGEMUSTERTE KRAWATTE LIEGT NEBEN GESTREIFTEM HEMD

Goodglass et al. (1979) stellten fest, daß Broca-Aphasiker bei Aufgaben mit syntaktisch »kompakten« Sätzen wie (21a) und den Abbildungen A und B

(21a) The man greeted by his wife was smoking a pipe.
A MANN RAUCHT PFEIFE (WÄHREND ER NACH HAUSE KOMMT UND SEINE FRAU IHN BEGRÜSST)
B FRAU RAUCHT PFEIFE (WÄHREND DER MANN NACH HAUSE KOMMT UND SIE IHN BEGRÜSST)

mehr Fehler begehen als bei Aufgaben mit einem »expandierten« Satz wie (21b),

(21b) The man was greeted by his wife and he was smoking a pipe.

Dieses Ergebnis ließe sich ebenfalls darauf zurückführen, daß die Patienten zu einer Satzinterpretation nach dem Prinzip der minimalen Distanz neigen. Weitere Ergebnisse, die auf diese Tendenz hindeuten, finden sich bei Pierce (1982 »object relative clause«) und Lonzi und Zanobio (1983).
Wir haben nun drei Faktoren ausgemacht, die die Leistungen von Broca-Aphasikern bei Sprachverständnisprüfungen mit reversiblen Sätzen beeinflussen: (1) die thematische Rolle der ersten NP des Satzes, (2) die Anzahl der Inhaltswörter oder die Komplexität des Satzes und (3) die Distanz der Wörter, deren Bedeutung »zusammengefügt« werden soll, in der linearen Wortfolge des Satzes. Darüber hinaus scheinen die folgenden Faktoren wichtig zu sein:
- Relative Plausibilität der Satzbedeutung: Ist der im Stimulus-Satz beschriebene Sachverhalt aus der Alltagserfahrung vertrauter oder mit dem Weltwissen leichter zu vereinbaren als die inverse Satzbedeutung (z.B. Stimulus-Satz: »Der Offizier schreit den Rekruten an« mit der Inversen:

»Der Rekrut schreit den Offizier an«; nach Heeschen, 1980), begehen Broca-Aphasiker weniger Fehler als wenn die Satzbedeutung und die inverse Bedeutung etwa gleich plausibel sind (z. B. »Der Junge folgt dem Mädchen«; Caramazza & Zurif, 1976; Heilman et al., 1976 Exp. II; Heeschen, 1980; Kudo, 1984; Pierce & Wagner, 1985).
Für Broca-Aphasiker haben Plausibilitätserwägungen offenbar Vorrang vor dem Aktor-Zuerst-Prinzip: Ist die Satzbedeutung plausibler als die inverse Bedeutung, zeigen die Patienten keine Aktor-Zuerst-Tendenz mehr (Heeschen, 1980).

- Anforderungen an die lexikalisch-semantische oder konzeptuelle Verarbeitung: Broca-Aphasiker schneiden bei Aufgaben mit semantisch-konzeptuell sehr unterschiedlichen Referenten besser ab als bei Aufgaben mit in dieser Hinsicht ähnlichen Referenten (Kudo, 1984; vgl. auch Deloche & Seron, 1981).
- Belebtheit der Referenten: Broca-Aphasiker tendieren dazu, die in einem SVO-Satz erwähnte Handlung einem belebten Referenten zuzuschreiben. Die Tendenz ist aber nicht stärker ausgeprägt als die analoge Tendenz von Hirngesunden bei Sätzen mit ambiger Kasusmarkierung (Bates et al., 1987; Smith & Bates, 1987; Smith & Mimica, 1984).
- Darbietungsmodalität: Broca-Aphasiker erbringen bei auditiver Darbietung der Sätze tendenziell oder signifikant bessere Leistungen als bei schriftlicher Darbietung (Gallaher & Canter, 1982; Samuels & Benson, 1979).

Patienten mit amnestischer Aphasie oder Leitungsaphasie zeigen gewöhnlich etwa die gleichen Leistungen wie Broca-Aphasiker, während Wernicke-Aphasiker in der Regel schlechter abschneiden. Die Leistungsprofile der Probanden sind ähnlich (Bates et al., 1987; Caramazza & Zurif, 1976; Heeschen, 1980; Heilman et al., 1976; Kolk & Friederici, 1985; Lonzi & Zanobio, 1983; Peach et al., 1988; Smith & Bates, 1987). Abweichungen deuten sich in den folgenden Punkten an:

- Wernicke-Aphasiker tendieren selbst dann noch zu einer Satzinterpretation nach dem Aktor-Zuerst-Prinzip, wenn Plausibilitätserwägungen zu der korrekten Lösung führen könnten (Heeschen, 1980).
Für Wernicke-Aphasiker ist auch die relative Plausibilität der Satzbedeutung und der inversen Bedeutung weniger ausschlaggebend als für Broca-Aphasiker (Caramazza & Zurif, 1976, 1978; Heeschen, 1980; vgl. auch Seron & Deloche, 1981).
- Probanden mit amnestischer Aphasie neigen bei Sätzen mit ambiger Kasusmarkierung nicht *weniger*, sondern *mehr* als Hirngesunde zu einer Interpretation nach dem Aktor-Zuerst-Prinzip (Smith & Bates, 1987).
- Es gibt einige Hinweise darauf, daß sich Wernicke- und Leitungsaphasiker bei der Bestimmung der Satzbedeutung weniger als Broca-Aphasiker vom Prinzip der minimalen Distanz leiten lassen (Blumstein et al., 1983; Höhle & Kelter, 1984; Lonzi & Zanobio, 1983: Differenzwerte-Syntax; Martin, 1987). Bei ihnen ist auch der Leistungsunterschied zwischen syntaktisch »kompakter« und »expandierter« Form, den wir ja ebenfalls als Ausdruck der Tendenz zur Satzverarbeitung nach dem Prinzip der minimalen Distanz interpretiert hatten, geringer als bei Broca-Aphasikern (Goodglass et al., 1979).

4.2.3 Der Token Test

Der von De Renzi und Vignolo (1962) entwickelte Token Test hat sich als ein sehr reliables und valides Verfahren zur Erfassung aphasischer Beeinträchtigungen bei hirngeschädigten Probanden erwiesen (z. B. Cohen et al., 1976; Gallaher, 1979; Orgass, 1976 a, b; Willmes, 1981; Woll et al., 1976). In der von Orgass (1976 a, b) standardisierten deutschsprachigen Fassung besteht der Test aus 5 Untertests mit je 10 Aufgaben. Bei den Aufgaben liegen dem Probanden 10 Plättchen (Untertests I, III, V) bzw. 20 Plättchen (Untertests II und IV) vor, die sich in ihrer Form (rund, eckig) und Farbe (weiß/rot/blau/grün/gelb), sowie in Untertest II und IV auch in ihrer Größe (groß/klein) unterscheiden. In den Aufgaben wird der Proband angewiesen, ein Plättchen (Untertests I und II) oder zwei Plättchen (Untertest III und IV) zu zeigen oder bestimmte Manipulationen durchzuführen (Untertest V). Beispiele für die Anweisungen sind:

Untertest I:
Zeigen Sie den roten Kreis!

Untertest II:
Zeigen Sie das kleine grüne Viereck!

Untertest III:
Zeigen Sie den weißen Kreis und das rote Viereck!

Untertest IV:
Zeigen Sie den kleinen blauen Kreis und den großen gelben Kreis!

Untertest V:
Berühren Sie alle Vierecke außer dem blauen!

Die Anweisungen werden in der Standardform des Tests auditiv geboten. Bei schriftlichen Anweisungen sind die Leistungen nicht wesentlich anders (Hartje & Poeck, 1978).
Patienten mit globaler Aphasie schneiden im Token Test i. allg. schlechter als Wernicke-Aphasiker ab, die wiederum schlechtere Leistungen als Broca-Aphasiker und Patienten mit amnestischer Aphasie zeigen; aber auch letztere erreichen im Schnitt nicht das Leistungsniveau rechtshemisphärisch geschädigter Patienten ohne Aphasie (Huber et al., 1983).
In der Agrammatismusforschung hat man sich kaum mit dem Token Test beschäftigt. Es gibt keine einzige Hypothese zum Agrammatismus, die mit dem Anspruch verbunden ist, auch Aussagen zu den Minderleistungen der Patienten im Token Test zu machen. Dies ist in gewisser Weise verständlich, weil die Aufgaben wenig Ansatzpunkte für interessante linguistische Analysen bieten. Andererseits unterscheiden sich die Aufgaben nicht grundsätzlich von den im letzten Abschnitt besprochenen Aufgaben zum Satzverstehen, so daß es a priori keinen Grund gibt anzunehmen, daß die Fehler im Token Test eine gänzlich andere Ursache haben als die Minderleistungen in jenen Aufgaben. Dies gilt umso mehr, als der Token Test signifikant mit der Aufgabensammlung von Parisi und Pizzamiglio (1970; vgl. Tab. **4.2**) und ähnlichen Satzverständnisprüfungen korreliert (Lesser, 1974; Martino et al., 1976). Eine genauere Untersuchung der Frage, warum die Patienten im Token Test versagen, kann also vielleicht dazu beitragen, die Störungen, die den Beeinträchtigungen von Broca-Aphasikern bei den zuvor besprochenen Satzverständnisprüfungen zugrundeliegen, zu bestimmen.

Anders als in den übrigen Abschnitten dieses Kapitels werden im folgenden auch die Untersuchungen an Aphasikergruppen, die bezüglich der aphasischen Symptomatik *un*ausgelesen waren, berücksichtigt. Dies scheint gerechtfertigt, weil die Untersuchungen zum Token-Test bisher keine Hinweise auf qualitative Leistungsunterschiede zwischen Aphasikern mit unterschiedlicher Symptomatik erbrachten. Die einzige Ausnahme bildet ein Ergebnis von Vermeulen (1982), der nur bei Aphasikern mit relativ gut erhaltenem Wortverständnis, nicht aber bei Aphasikern mit schwer beeinträchtigtem Wortverständnis einen Zusammenhang zwischen Token-Test-Leistungen und syntaktischem Satzverständnis feststellte. Untersuchungen an Broca-Aphasikern oder Aphasikern mit nicht-flüssigem Sprechverlauf sind im folgenden mit * gekennzeichnet.

Dem Untertest V wird oft eine besondere Bedeutung beigemessen, weil seine Anweisungen linguistisch komplexer und vielfältiger sind als die der übrigen Untertests. In der Tat scheint der Untertext V etwas andere Fähigkeiten als die übrigen Untertests zu beanspruchen (Willmes, 1981), aber er ist keinesfalls besonders diskriminationskräftig – im Gegenteil, er scheint der Gesamtvalidität des Token Tests eher abträglich zu sein (Woll et al., 1976). Offenbar verlangen schon so simple Anweisungen wie »Zeigen Sie den großen weißen Kreis!« oder »Zeigen Sie das grüne Viereck und den roten Kreis!« die Verarbeitungsschritte, die Aphasikern besonders schwer fallen.

Einige Untersuchungsergebnisse – u.a. das

erwähnte Ergebnis von Vermeulen (1982) – deuten darauf hin, daß die Minderleistungen mit lexikalisch-semantischen Störungen zusammenhängen könnten. Der Token Test korreliert bei Aphasikern signifikant mit Wortverständnisprüfungen (*Cohen et al., 1980a; Lesser, 1974; Martino et al., 1976). Aphasiker verbessern ihre Leistungen erheblich, wenn in den Testaufgaben anstelle der »abstrakten« Inhalte »Kreis« und »Viereck« konkretere Inhalte wie »Haus«, »Blume«, »Mann«, »Frau« o.ä. verwendet werden (Kreindler et al., 1971; *Naumann et al., 1980; Martino et al., 1976; aber: Lesser, 1979). Zudem scheint die Geläufigkeit der Wörter oder Konzepte eine Rolle zu spielen: Die Patienten begehen im Standard-Token-Test mehr Fehler bezüglich der Form der Plättchen als bezüglich ihrer Farbe oder Größe (z.B. Cohen et al., 1980b; De Renzi & Vignolo, 1962; *Mack & Boller, 1979; *Naumann et al., 1980; Lesser, 1979), und gerade die Wörter »Kreis« und »Viereck« haben eine geringere Worthäufigkeit als die meisten anderen Wörter der Anweisungen (Whitaker & Whitaker, 1979). Bezeichnenderweise werden die wenigsten Farbfehler bei dem Wort »weiß« begangen (Willmes, 1981), das von allen Farbwörtern die größte Wortfrequenz besitzt (Whitaker & Whitaker, 1979).

Es wäre jedoch nicht richtig, den Token Test als schlichten Wortverständnistest aufzufassen. In einer Untersuchung von Mack und Boller (1979) begingen Aphasiker praktisch keine Fehler, wenn die Wörter »groß«, »klein«, »rot« usw. *einzeln* in einer Wortverständnisprüfung geboten wurden. Entscheidend für die Minderleistungen im Token Test ist demnach wohl, daß in den Aufgaben jeweils *mehrere* Reizattribute genannt werden. Es gibt einige Hinweise darauf, daß den Patienten die begriffliche oder vorstellungsmäßige »Integration« der Einzelinformationen Schwierigkeiten bereitet (De Renzi et al., 1978; *Naumann et al., 1980; vgl. 4.3.8). Andere Ergebnisse deuten darauf hin, daß Aphasiker mehr Zeit für die Verarbeitung der Anweisungen benötigen: Die Patienten zeigen signifikante Leistungsverbesserungen, wenn die Anweisungen besonders langsam dargeboten werden (Liles & Brookshire, 1975; Poeck & Pietron, 1981) oder die Plättchen-Vorlage erst einige Sekunden nach der Anweisung dargeboten wird (vgl. die Übersicht bei Schulte, 1986, aber: Brookshire, 1978; De Renzi et al., 1978).

Die Minderleistungen der Patienten beruhen aber wahrscheinlich nicht (nur) auf Beeinträchtigungen *sprachlicher* Dekodierungsprozesse. Die Patienten schneiden nämlich auch dann noch schlechter als Kontrollprobanden ab, wenn die Anweisungen non-verbal gegeben werden – wenn beispielsweise Prototypen der Plättchen geboten werden, die anschließend in der Vorlage gezeigt werden sollen (*Cohen et al., 1977; *Grüsser et al., 1982) oder wenn die Größe, Farbe und Form der gemeinten Plättchen durch ikonische Symbole angezeigt werden (Cohen et al., 1980b; Gutbrod et al., 1985).

Die Bedeutung mnestischer Faktoren für die Minderleistungen der Aphasiker im Token Test läßt sich gegenwärtig noch kaum einschätzen. Es ist zwar plausibel anzunehmen, daß Aphasiker aufgrund ihrer sprachlichen Behinderungen nicht in demselben Maße wie sprachgesunde Menschen in der Lage sind, die Anweisungen innerlich zu memorieren, und daher Schwierigkeiten haben, sich die Anweisungen zu merken (vgl. Zaidel, 1977). Für eine solche Hypothese spricht auch, daß die Leistungen von Aphasikern im Token Test signifikant mit der Gedächtnisspanne korrelieren (De Renzi & Nichelli, 1975; Lesser, 1976; Mack & Boller, 1979). Aber bereits Aufgabenreihen mit Anweisungen wie denen des Untertests II, bei denen nur jeweils drei Wörter behalten werden müssen, diskriminieren außerordentlich gut zwischen Aphasikern und nicht-aphasischen Hirngeschädigten (Cohen et al., 1987). Denkbar ist, daß nicht der Speicher*platz*, sondern die *Qualität* der Speicherung bei aphasischen Patienten geringer als bei sprachgesunden Probanden ist. In einer Untersuchung mit einer non-verbalen Abwandlung des Token Tests fanden Gutbrod et al. (1985) Evidenz dafür, daß Aphasikern die kognitive Erfassung und Speicherung sehr spezifischer Information Schwierigkeiten bereiten.

4.2.4 Metasprachliche Aufgaben

Bei den bisher betrachteten Satzverständnisprüfungen ging es um die Beziehung zwischen der Form des sprachlichen Stimulus und seiner Bedeutung. Bei sogenannten »metasprachlichen« Aufgaben wird hingegen in der Instruktion die Aufmerksamkeit auf die *Form* des sprachlichen Reizes gelenkt. Der Abgrenzung sollte aber nicht allzuviel Bedeutung beigemessen werden, denn bei den meisten metasprachlichen Aufgaben ist noch völlig unklar, welche Verarbeitungsschritte sie verlangen und ob sie sich diesbezüglich grundsätzlich von Sprachverständnisprüfungen unterscheiden.

Grammatikalitätsbeurteilungen

Bei Aufgaben zur Beurteilung der Grammatikalität werden gewöhnlich grammatische und ungrammatische Sätze vermischt nacheinander geboten, wobei der Proband jeweils anzugeben hat, ob der Satz grammatisch ist oder nicht. In einigen Untersuchungen bestand die Aufgabe darin, von je zwei gleichzeitig gebotenen Sätzen denjenigen zu kennzeichnen, der (un)grammatisch ist (Gardner et al., 1975b; Goodglass et al., 1970). Die Sätze werden i. allg. auditiv vorgegeben; diese Darbietungsmodalität ist für Broca-Aphasiker günstiger als die schriftliche Vorgabe (Gardner et al., 1975b).

Broca-Aphasiker bezeichnen grammatische Sätze nur relativ selten als ungrammatisch (Goodglass & Hunt, 1958; Grossmann & Haberman, 1982; Linebarger et al., 1983a; Lukatela et al., 1988; Wulfeck, 1988; aber: Berndt et al., 1988). Falsche positive Urteile geben sie häufiger ab, wobei aber die Art der Regelverletzung entscheidend ist. Englischsprachige Broca-Aphasiker registrieren es in den meisten Fällen, wenn ein notwendiges Numerusflexiv (-s) fehlt (ca. 10% Fehler), während sie das Fehlen einer notwendigen Genitivmarkierung (-s) oder Verb-Flexionsendung (-s) oft nicht bemerken (ca. 30% Fehler; Goodglass & Hunt, 1958). Streng genommen ist dabei nicht zu entscheiden, ob den Patienten das Fehlen eines Morphs nicht auffällt oder ob sie ein inadäquates Morph, das $\emptyset$-Morph, als passend akzeptieren. Broca-Aphasiker registrieren nämlich nicht immer die Ersetzung sprachlicher Elemente durch unpassende Elemente derselben grammatischen Kategorie, beispielsweise unpassende Präpositionen (Goodglass et al., 1970; aber: Friederici, 1982), Artikel (Gardner et al., 1975b), Kasusformen des Pronomen (Gardner et al., 1975b; Grossman & Haberman, 1982) oder mangelnde Subjekt-Verb-Kongruenz (z.B. *»I is reading a newspaper«, Grossman & Haberman, 1982).

Wernicke-Aphasiker zeigen bei diesen Aufgaben gewöhnlich schlechtere Leistungen als Broca-Aphasiker (Friederici, 1982; Gardner et al., 1975b; Goodglass et al., 1970; Grossman & Haberman, 1982). Im Unterschied zu Broca-Aphasiker schneiden sie bei schriftlicher Darbietung der Sätze besser als bei auditiver Darbietung ab (Gardner et al., 1975b). Patienten mit anderen Aphasiesyndromen wurden bisher nicht untersucht.

Aufsehen erregten Linebarger, Schwartz und Saffran (1983a, b; vgl. auch Schwartz et al., 1985) mit einem Bericht über vier Agrammatiker, die im Satzverständnis erheblich beeinträchtigt waren, aber mit erstaunlicher Treffsicherheit grammatische von ungrammatischen Sätzen unterscheiden konnten – zumindest bei sieben von zehn Satzarten. Die Forscher sahen in den Ergebnissen einen Beleg dafür, daß Agrammatiker syntaktische Analysen durchführen und korrekte Repräsentationen der syntaktischen Struktur von Sätzen erstellen können. Die Forscher folgern, daß die Beeinträchtigungen der Patienten im Satzverständnis demnach damit zusammenhängen müssen, daß dort auch die Satz*bedeutung* erarbeitet werden muß. Möglicherweise werde mit diesen zusätzlichen Anforderungen die Verarbeitungskapazität überschritten. Denkbar sei auch, daß den Patienten die Zuordnung einer semantischen Repräsentation zur (korrekt erstellten) Repräsentation der Satzstruktur besondere Probleme bereite (Linebarger et al., 1983a; vgl. auch Berndt et al., 1988).

Es ist verständlich, daß die Arbeit von Linebarger et al. (1983a) große Diskussionen auslöste – stand sie doch im Widerspruch zu der Grundannahme der Agrammatismusforschung, der Annahme, daß die Verarbeitung der sprachlichen *Form* bei den Patienten gestört ist. Einige Forscher äußerten den Verdacht, daß die Patienten die ungrammatischen Sätze vielleicht an ihrer ungewöhnlichen Intonation erkannt hatten. Berndt et al. (1988) gingen dieser Frage in einer empirischen Untersuchung nach, stellten aber fest, daß sich weder Aphasiker, noch sprachgesunde Probanden bei ihren Grammatikalitätsbeurteilungen wesentlich davon beeinflussen lassen, ob ein Satz mit normaler Intonation oder mit konstanter Grundfrequenz geboten wird. Andere Forscher erwogen die Hypothese, daß die syntaktische Analyse bei Grammatikalitätsbeurteilungen womöglich eine andere Verarbeitungskomponente beansprucht als die syntaktische Analyse beim Satzverständnis (z.B. Wulfeck, 1988; Zurif & Grodzinsky, 1983). Es wurde auch darauf hingewiesen, daß mit den verwendeten Aufgabentypen nur bestimmte Aspekte des grammatischen Wissens abgeprüft werden und die Ergebnisse daher keinesfalls gegen *jede* Hypothese einer syntaktischen Störung bei Agrammatikern sprechen (z.B. Zurif & Grodzinsky, 1983; vgl. 4.3.4).

Bei der Auseinandersetzung um die Arbeit von Linebarger et al. (1983a) gehen alle Autoren davon aus, daß die Agrammatiker bei der Grammatikalitätsbeurteilungsaufgabe »gute« oder gar »normale« Leistungen zeigten. Die publizierten Ergebnisse rechtfertigen diese Einschätzung *nicht*. Zunächst einmal ist festzuhalten, daß keine Kontrollprobanden in die Untersuchung einbezogen wurden, so daß es eigentlich gar keine Basis für eine Einschätzung der Leistungen der Probanden gibt. Schaut man sich die Fehlerzahlen an, so gewinnt man nicht den Eindruck, daß die Patienten zuverlässig Regelverletzungen erkennen. Bei den sieben Satztypen, bei denen die Probanden nach Aussage der Autoren »unbeeinträchtigt« sind, entgeht den Probanden die Regelverletzung in durchschnittlich 10% (Phrasenstruktur), 16% (Auxiliarstellung), 18% (strikte Subkategorisierung), 22% (Empty Category Prinzip), 25% (Partikel-Bewegung), 26% (Linksverzweigung) und 31% (leere Position im Relativsatz) der Fälle! Daß Linebarger et al. (1983a) trotz dieser Daten die Ansicht vertreten, daß die Patienten in der Grammatikalitätsbeurteilung bei den sieben Aufgabentypen unbeeinträchtigt sind, ist vermutlich darauf zurückzuführen, daß die Autoren ihre Betrachtungen auf den Kennwert A' konzentrieren, für den die eben genannte Quote falscher positiver Antworten in bestimmter Weise mit der Quote falscher *negativer* Urteile (= Proband bezeichnet einen grammatisch korrekten Satz als ungrammatisch) verrechnet wird. Da Fehler der letztgenannten Art von Broca-Aphasikern – wie erwähnt – selten begangen werden und dies auch in der Untersuchung von Linebarger et al. (1983a) der Fall war (im Schnitt 1% bis 6% falsche negative Urteile bei den o.g. Satzgruppen), resultierten A'-Werte, die keine allzu schlechten Leistungen zu indizieren schienen.

Inzwischen sind drei weitere Untersuchungen zur Grammatikalitätsbeurteilung von Aphasikern durchgeführt worden (Berndt et al., 1988; Lukatela et al., 1988; Wulfeck, 1988). In jedem der drei Fälle werden die Ergebnisse von den Autoren als Stütze für die These unbeeinträchtigter Grammatikalitätsbeurteilungen gewertet. Aber in jedem der drei Fälle lassen die publizierten Untersuchungsergebnisse diese Wertung ebenfalls nicht gerechtfertigt erscheinen. Berndt et al. (1988) und Lukatela et al. (1988) bezogen zwar erfreulicherweise nicht-aphasische Kontrollprobanden in ihre Untersuchungen mit ein, verzichteten dann aber auf inferenzstatistische Analysen. In der Untersuchung von Berndt et al. (1988) ergibt sich bei den Satztypen, die nach Ansicht der Autoren den Agrammatikern keine Schwierigkeiten bereiten (d.h. ohne den Satztyp (4): tag-questions) für die beiden Agrammatiker eine mittlere Fehlerquote (falscher positiver und falscher negativer Urteile) von jeweils 28%. Die Fehlerquote der Hirngesunden liegt hingegen bei 7%, die der rechtshemisphärisch geschädigten Probanden bei 11%. Dies deutet nicht gerade auf unbeeinträchtigte Grammatikalitätsbeurteilungen bei Agrammatikern hin. Bemerkenswert ist höchstens, daß sich die Fehlerquoten der vier anderen, nicht-agrammatischen Aphasiker in ähnlicher Höhe bewegen wie die der Agrammatiker. Dem Bericht von Lukatela et al. (1988) ist zu entnehmen, daß die Broca-Aphasiker in etwa 12% der Fälle eine inkorrekte Kasusmarkierung nicht entdeckten, die hirngesunden Kontrollprobanden hingegen nur in 0,8% der Fälle. Wulfeck (1988) bezog ebenfalls Kontrollprobanden in die Untersuchung mit ein und verglich die A'-Werte der Aphasiker- und Kontrollprobanden sogar inferenzstatistisch. Der Leistungsunterschied erwies sich als hochsignifikant. Erstaunlicherweise wertet Wulfeck die Ergebnisse dennoch als Beleg dafür »that agrammatic aphasic individuals are capable of making accurate grammaticality judgements« (1988 S. 78).

Festzuhalten ist, daß die heute übliche Auffassung, Broca-Aphasiker seien bei der Beurteilung der Grammatikalität von Sätzen unbeeinträchtigt, durch die vorliegenden Befunde nicht gestützt wird.

Beurteilung satzinterner Relationen

Um Aufschluß darüber zu erhalten, ob Aphasiker die Struktur eines Satzes mental anders repräsentieren als nicht-aphasische Probanden, wurden in manchen Untersuchungen Skalierungsaufgaben verwendet, bei denen jeweils drei Wörter eines schriftlich vorliegenden Satzes gesondert geboten wurden, und der Proband angeben sollte, welche zwei der drei Wörter im Satz am engsten zueinander gehören. Mit Hilfe von Clusteranalysen kann bei solchen Untersuchungen ermittelt werden, welche hierarchische Struktur die Systematik der Urteile am besten repräsentiert. Bei Hirngesunden stimmt diese Struktur gewöhnlich recht gut mit der Konstituentenstruktur des Satzes überein (Levelt, 1970). Die Ergebnisse zeigten, daß das bei Broca-Aphasikern nicht so ist: Artikel und Kopula sind nicht in die Struktur integriert; sie werden eher zufällig mal dem einen, mal dem anderen Inhaltswort zugeordnet (Kolk, 1978b; Zurif & Caramazza, 1976; Zurif et al., 1972, 1976). Das gleiche gilt für pränominale Adjektive (Kolk, 1978b).

Eine Untersuchung von Kolk und van Grunsven (1984) läßt es fraglich erscheinen, ob aus diesen Ergebnissen Rückschlüsse auf die mentale Repräsentation der syntaktischen Satzstruktur bei Aphasikern gezogen werden können. Die Autoren berichten, daß Patienten mit Restaphasie, bei denen zum Testzeitpunkt keinerlei Anzeichen von Agrammatismus mehr festzustellen waren und deren Satzverständnis unbeeinträchtigt war, bei dieser Aufgabe die »typisch« agrammatischen Beurteilungen abgaben. Eine genauere Untersuchung zeigte, daß die Probanden annahmen, ihr Satzverständnis solle geprüft werden, und daher – anders als die hirngesunden Probanden – versuchten, mit ihren Urteilen möglichst viel von der Satzbedeutung wiederzugeben, was dann zu einer Vernachlässigung von Funktionswörtern und pränominalen Adjektiven führte.

Satzanagramm-Aufgaben

Bei Satzanagramm-Aufgaben werden dem Probanden mehrere Kärtchen mit Satzfragmenten wie (22) gleichzeitig ungeordnet vorgelegt. Der Proband soll sie in eine solche Reihenfolge bringen, daß ein wohlgeformter Aussagesatz entsteht. Im Unterschied zu den im Abschnitt 4.2.1 genannten Sprachproduktionsaufgaben ist dem Probanden hierbei die Bedeutung des Zielsatzes nicht bekannt.

(22) /füttert/ /den Tiger/ /der Wärter/

Broca-Aphasiker begehen bei SVO-Zielsätzen (vgl. (22)) nur wenige Fehler bezüglich der Verbstellung, wobei noch unklar ist, ob sie bei Fehlern die Verb-Endstellung gegenüber der Verb-Anfangsstellung bevorzugen (Gallaher, 1981; von Stockert, 1972; von Stockert & Bader, 1976; aber: De Bleser et al., 1988). Die Patienten setzen aber relativ häufig das grammatische Objekt an die Spitze des Satzes, und zwar insbesondere dann, wenn (1) der Referent des grammatischen Objekts belebt ist, während der des grammatischen Subjekts unbelebt ist (De Bleser et al., 1988) oder (2) der Referent des grammatischen Objekts plausiblerweise der Täter der im Verb genannten Handlung ist (De Bleser et al., 1988; von Stockert & Bader, 1976), wie beispielsweise in

(23) /den Jäger/ /schießt/ /der Hase/

Solche Umstellungen lassen sich bei deutschsprachigen Probanden nicht als Fehler werten, da die resultierenden Sätze nicht ungrammatisch sind. Auch nicht-aphasische Probanden nehmen unter den genannten Bedingungen hin und wieder solche Umstellungen vor (De Bleser et al., 1988). Gallaher (1981) berichtet aber, daß auch englischsprachige Broca-Aphasiker, nicht jedoch englischsprachige Kontrollprobanden, ähnliche Umstellungstendenzen zeigten und beispielsweise Satzfragment-Folgen wie (24) bildeten

(24) /the hammers/ /is hitting/ /the rock/

Ob Aufgaben mit sinnfreien, aber korrekt flektierten Nicht-Wörtern wie (25) Broca-Aphasikern besonders große Schwierigkeiten bereiten, ist strittig (De Bleser et al., 1988; von Stockert & Bader, 1976).

(25) /die serin/ /slacht/ /den unger/

Wernicke-Aphasiker bringen bei Aufgaben wie (22) oder (23) die Fragmente häufiger als Broca-Aphasiker in eine S-V-O-Folge (von Stockert, 1972; von Stockert & Bader, 1976). Die Ergebnisse zu Patienten mit globaler Aphasie sind uneinheitlich (De Bleser et al., 1988; von Stockert & Bader, 1976).
Es ist noch gänzlich ungeklärt, welche Verarbeitungsschritte für die Lösung von Satzanagramm-Aufgaben relevant sind (vgl. auch Howard, 1985 Note 8). Die Interpretation der Leistungen bei Satzanagramm-Aufgaben ist daher außerordentlich schwierig.

Word-Monitoring

Bei einer »Word-Monitoring«-Aufgabe wird zunächst ein Zielwort spezifiziert (z.B. »mit«). Sodann wird ein Satz auditiv geboten (z.B. »Heute brachte die Pflegerin den Kaffee mit einem Stück...«), und der Proband hat so schnell wie möglich zu reagieren, wenn er das Zielwort hört. Die abhängige Variable ist die Reaktionslatenz.
Die Latenzen von Broca-Aphasikern sind bei solchen Aufgaben generell länger als die von Hirngesunden. Die Minderleistungen sind besonders ausgeprägt, wenn das Zielwort ein Funktionswort ist, und weniger ausgeprägt, wenn es ein Inhaltswort ist (Friederici, 1983, 1985; Swinney et al., 1980). Ist das Zielwort eine Präposition, so ist die Latenzzeitverlängerung größer, wenn die Präposition im Satz bei dem gegebenen Verb und Objekt syntaktisch obligatorisch ist wie in (26) als wenn ihre lexikalisch-semantische Information relevant ist wie in (27) (Friederici, 1983, 1985).

(26) Peter hofft *auf* den Sommer.

(27) Peter steht *auf* dem Stuhl.

Hirngesunde profitieren von einer Betonung des Zielwortes im Satz, sofern das Zielwort ein Funktionswort ist. Broca-Aphasiker profitieren hingegen generell von der Betonung des Zielwortes, d.h. auch dann, wenn es ein Inhaltswort ist (Swinney et al., 1980).
Wernicke-Aphasiker zeigen bei Word-Monitoring-Aufgaben ebenfalls Minderleistungen gegenüber Hirngesunden, aber das Ausmaß ihrer Beeinträchtigung ist bei Inhalts- und Funktionswörtern etwa gleich (Friederici, 1983). Aphasiker mit anderen Standardsyndromen wurden bisher nicht untersucht.
In der psycholinguistischen Forschung an Hirngesunden werden Word-Monitoring-Aufgaben oft zur sog. »on line«-Untersuchung des Satzverständnisses verwendet, also zur Untersuchung der Satzverarbeitungsprozesse, *während* diese ablaufen. Einige Ergebnisse deuten darauf hin, daß Hirngesunde während des Hörens eines Satzes sämtliche Informationsquellen – pragmatische, semantische, lexikalische und syntaktische – auswerten, um sogleich eine vorläufige Satzrepräsentation aufzubauen, aus der sich dann bestimmte Erwartungen über den Fortgang des Satzes ergeben. Von diesen Erwartungen scheint es wesentlich abzuhängen, wie schnell ein Zielwort bei einer Word-Monitoring-Aufgabe im Satz erkannt wird. Die Reaktionslatenz bei Word-Monitoring-Aufgaben kann daher als Indikator für die »Zwischenergebnisse« der Satzverarbeitung verwendet werden (vgl. Marslen-Wilson & Tyler, 1980). Tyler (1985) verwendete diese Methode, um die syntaktische Satzverarbei-

tung bei einem Agrammatiker zu untersuchen. Es zeigte sich, daß der Patient das Zielwort bei semantisch anomalen, aber syntaktisch wohlgeformten Sätzen (z.B. »The power was located in great water. No buns puzzle some...«) schneller identifizieren konnte als bei völlig ungeordneten Wortfolgen (z.B. »In was power great the located water. Some the no...«). Offenbar wertete der Patient die syntaktische Information also aus. Aber anders als bei Hirngesunden war diese »Syntax«-Latenzdifferenz bei dem Agrammatiker weitgehend unabhängig von der Position des Zielwortes in der Wortfolge. Bei Hirngesunden war sie hingegen um so größer, je später in der Wortfolge das Zielwort geboten worden war, d.h. je mehr von der syntaktischen Struktur der Wortfolge dem Probanden bekannt war. Tyler (1985) deutet dies (und andere Ergebnisse der Untersuchung) dahingehend, daß der Patient nur noch »lokale« syntaktische Repräsentationen für einzelne Phrasen aufbaute, nicht aber mehr – wie die Sprachgesunden – umfassende »globale« Repräsentationen für die gesamte Satzstruktur.

Ein Problem bei der Verwendung von Word-Monitoring-Aufgaben in der Aphasieforschung sind die Anforderungen, die diese Aufgaben an das Kurzzeitgedächtnis stellen. Das Zielwort wird in der Regel ja nicht gleich am Anfang des Testsatzes, sondern erst nach einigen, manchmal mehr als zehn anderen Wörtern dargeboten. Es ist zweifelhaft, ob Aphasiker das Zielwort während der Satzdarbietung mental so gut verfügbar halten können wie Hirngesunde, denn zahlreiche Untersuchungsergebnisse belegen, daß Aphasiker in ihrer verbalen Merkfähigkeit beeinträchtigt sind (vgl. 4.3.10). Bei den zuvor genannten Untersuchungen lag dem Probanden das Zielwort zwar während der Satzdarbietung permanent schriftlich vor. Aber zum einen ist es problematisch, die Latenzzeitbestimmung als »on line«-Messung zu interpretieren, wenn der Proband während der Satzdarbietung auf den schriftlichen Reiz zurückgreifen muß, um zu prüfen, ob er das Zielwort gehört hat. Zum zweiten sind viele Broca-Aphasiker im Lesen beeinträchtigt. Und zum dritten zeigen die Ergebnisse, daß die schriftliche Vorgabe des Wortes nicht ausreichte, um die mangelnde Merkfähigkeit zu kompensieren, denn die Aphasiker erkannten das Zielwort viel häufiger als die Kontrollprobanden im Testsatz nicht wieder: Bei Swinney et al. (1980) überhörten die Broca-Aphasiker das Zielwort in 68% (Funktionswörter) bzw. 17% (Inhaltswörter) der Fälle, bei Friederici (1985) in 23% bzw. 5,5% der Fälle, während die Fehlerquoten der Hirngesunden 4% (Funktionswörter) bzw. 0,9% (Inhaltswörter) betrugen.

Die Frage, welche Bedeutung der Merkfähigkeit bei Word-Monitoring-Aufgaben zukommt, ist deshalb so wichtig, weil ein Gutteil der Ergebnisse durch das beeinträchtigte Kurzzeitgedächtnis der Aphasiker erklärt werden könnte. Nach den Ergebnissen der gedächtnispsychologischen Forschung an Hirngesunden ist die innere Kodierung der *lautlichen Form* für das kurzzeitige Behalten von Wörtern am günstigsten, wenn auch nicht die einzige Speicherungsmöglichkeit (z.B. Baddeley, 1986). Wie in Abschnitt 4.3.10 dargestellt werden wird, sind Broca-Aphasiker (und andere Aphasiker) vermutlich genau in der Speicherung der lautlichen Kodes verbaler Information beeinträchtigt. Daß die Patienten bei Word-Monitoring-Aufgaben besonders schlechte Leistungen zeigen, wenn das Zielwort ein Funktionswort ist, ließe sich dann darauf zurückführen, daß diese Wörter zumeist nur einen geringen semantischen Gehalt haben, so daß eine Beeinträchtigung der Speicherung der lautlichen Wortform schwerwiegendere Folgen hat als bei Inhaltswörtern, für die hinreichend spezifische semantische Repräsentationen gebildet werden können, die das Wiedererkennen des Zielwortes im Satz ermöglichen. Die Ergebnisse von Friederici (1983, 1985) zu Präpositionen (»Peter hofft auf den Sommer.« vs. »Peter steht auf dem Stuhl.«) passen exakt zu diesem Interpretationsansatz.

Lexikalische Entscheidungsaufgaben

Bei lexikalischen Entscheidungsaufgaben werden Wörter (z.B. HAFT) und sogenannte

Nicht-Wörter (z. B. KAFT, BRUNGE) nacheinander in zufälliger Reihenfolge schriftlich oder auditiv dargeboten. Der Proband soll bei jedem Stimulus möglichst schnell angeben, ob es sich um ein Wort oder um ein Nicht-Wort handelt. Die abhängige Variable ist die Latenz der Reaktion.

Bradley, Garrett und Zurif (1980) stellten die folgenden Leistungsunterschiede zwischen Broca-Aphasikern und Hirngesunden fest:

(1) Die Latenzen der »Wort«-Reaktionen von Broca-Aphasikern sind bei Inhalts- und Funktionswörtern von der Worthäufigkeit abhängig, während die der Hirngesunden nur bei Inhaltswörtern eine solche Abhängigkeit zeigen.
(2) Verglichen mit den »Nicht-Wort«-Latenzen bei einfachen Nicht-Wörtern (z. B. KAFT) sind die Entscheidungen der Broca-Aphasiker bei Nicht-Wörtern verlangsamt, deren erster Teil ein Inhaltswort ist (z. B. HANDER), aber auch bei Nicht-Wörtern, deren erster Teil ein Funktionswort ist (z. B. WANNER). Bei Hirngesunden findet sich ein solcher Interferenzeffekt nur bei Nicht-Wörtern, deren erster Teil ein Inhaltswort ist.

Der Untersuchungsbericht löste eine lebhafte Diskussion aus und regte zahlreiche kritische empirische Untersuchungen an. In methodisch sauberen Replikationsversuchen konnte keines der beiden Ergebnisse von Bradley et al. (1980) für die Hirngesunden bestätigt werden:

ad (1): Die Entscheidungslatenzen hirngesunder Probanden sind (genau wie die von Broca-Aphasikern) sowohl bei Inhalts- als auch bei Funktionswörtern von der Wortfrequenz abhängig, sieht man von den sehr hochfrequenten Inhalts- und Funktionswörtern ab, bei denen sich generell kein Wortfrequenz-Effekt mehr nachweisen läßt (Gordon & Caramazza, 1982, 1985; Matthei & Kean, 1989; Segui et al., 1982).

Experimentelle Manipulationen wie ein besonders großer Zeitdruck oder die Maskierung der Stimuli haben auch keine differentiellen Effekte auf die Entscheidungslatenzen von Hirngesunden bei Inhalts- und Funktionswörtern (Gordon & Caramazza, 1985; vgl. auch Segui et al., 1987).

ad (2): Sind die Inhalts- und Funktionswörter, die als erster Teil von Nicht-Wörtern fungieren, hinsichtlich phonologischer, orthographischer und lexikalischer Variablen gut vergleichbar, findet sich bei Hirngesunden der fraglichen Interferenzeffekt nicht nur bei Nicht-Wörtern, deren erster Teil ein Inhaltswort ist, sondern auch bei Nicht-Wörtern, deren erster Teil ein Funktionswort ist (Petocz & Oliphant, 1988). Untersuchungsergebnisse von Kolk und Blomert (1985) zeigen zudem, daß die differentiellen Effekte, die Bradley et al. (1980) fanden, wohl auch dadurch bedingt waren, daß die Forscher ausschließlich Inhaltswörter als »Wort«-Stimuli verwendeten.

Einige Untersuchungsergebnisse scheinen die Ergebnisse von Bradley et al. (1980) zu bestätigen (Bradley & Garrett, 1983; Matthei & Kean, 1989; Shapiro & Jensen, 1986). Da in ihnen aber dieselben oder nach denselben Kriterien zusammengestellte Stimuli wie bei Bradley et al. verwendet worden waren, handelt es sich vermutlich ebenfalls um methodische Artefakte.

Es gibt bisher also keine Hinweise darauf, daß Inhalts- und Funktionswörter bei lexikalischen Entscheidungsaufgaben unterschiedlich verarbeitet werden.

4.2.5 Zusammenfassung der empirischen Ergebnisse

Empirische Untersuchungen der agrammatischen Sprachproduktion zeigen, daß verschiedene Funktionswörter und Affixe mit unterschiedlicher Häufigkeit ausgelassen werden, und unter bestimmten Umständen durch unpassende Elemente ersetzt werden. Relevante Variablen scheinen die grammatische Kategorie des Morphems, die phonetische Realisierung und die Betonung zu sein. Den Patienten bereitet es auch besondere Schwierigkeiten, eine Äußerung mit einem unbetonten Wort zu beginnen. Darüber hinaus sind die Geläufigkeit und die syntaktische Komplexität der Zieläußerung von Bedeutung für die Leistungen. Einige Beobachtungen deuten darauf hin, daß die Patienten kompensatorische Strategien verwenden.

Verben sind in der Sprachproduktion von Broca-Aphasikern unterrepräsentiert.

Bei der Aufgabe, einen Sachverhalt mit Hilfe von vorgegebenen Wortkärtchen durch einen einfachen Satz zu beschreiben, vertauschen die Patienten häufig die Reihenfolge der Nominalphrasen, wobei semantisch-pragmatische Erwägungen eine Rolle zu spielen scheinen. Fehler in bezug auf die Verbstellung werden nur bei bestimmten komplexen Zielkonstruktionen begangen.

Bei Satzverständnisprüfungen erwiesen sich manche Funktionswörter und Affixe für Broca-Aphasiker als schwieriger als andere. Welche Variablen dabei relevant sind, ist noch unklar. In Aufgaben mit semantisch reversiblen Sätzen neigen die Patienten zu einer Interpretation nach dem Aktor-Zuerst-Prinzip und nach dem Prinzip der minimalen Distanz. Ihre Leistungen hängen zudem von der Komplexität bzw. Länge des Satzes, der Plausibilität der Satzbedeutung, der semantisch-konzeptuellen Differenzierbarkeit der Referenten und der Darbietungsmodalität ab.

Broca-Aphasiker begehen im Token Test – ebenso wie andere Aphasiker – erheblich mehr Fehler als nicht-aphasische Hirngeschädigte. Die Minderleistungen lassen sich nicht (allein) durch Wortverständnisschwierigkeiten erklären. Es ist fraglich, ob überhaupt Störungen spezifisch sprachlicher Verarbeitungsprozesse die Ursache sein können, denn Aphasiker schneiden auch bei non-verbalen Testversionen schlechter als andere Hirngeschädigte ab.

Die übliche Auffassung, daß Broca-Aphasiker in der Beurteilung der Grammatikalität von Sätzen unbeeinträchtigt sind, wird durch die vorliegenden Untersuchungsergebnisse *nicht* gestützt.

Untersuchungen mit lexikalischen Entscheidungsaufgaben erbrachten keine Evidenz dafür, daß der lexikalische Abruf von Funktionswörtern anders erfolgt als der Abruf von Inhaltswörtern oder daß sich Broca-Aphasiker und Hirngesunde diesbezüglich unterscheiden.

Die Ergebnisse von Untersuchungen mit anderen metasprachlichen Aufgaben (Beurteilung satzinterner Relationen, Satzanagramm-Aufgaben, Word-Monitoring-Aufgaben) sollten nur mit größter Zurückhaltung für die Hypothesenbildung verwendet werden, weil es fraglich ist, ob sie bei Aphasikern das abprüfen, was sie abprüfen sollen.

4.3 Erklärungsversuche

4.3.1 Goodglass: »Stress-Saliency«-Hypothese

Goodglass (1968, 1976) vertritt die Ansicht, daß der Agrammatismus auf einer *Sprech*störung beruht – einer »sublinguistischen« Störung (Goodglass, 1968 S. 202). Die Schwelle des Sprachausgabe-Systems (»speech output system«) ist erhöht. Um die Schwelle zu überwinden, bedarf es eines emphatischen oder hervorgehobenen (»salient«) Elementes in der intendierten Mitteilung. Emphatisch sind nach Goodglass Elemente mit »nominaler« Qualität (1968 S. 253). Hervorgehoben sind Elemente, die einen großen Informationsgehalt haben, die affektiv getönt sind und die im Satz einen Akzent tragen (1976 S. 253). Wenn das Sprachausgabe-System mit Hilfe eines solchen Elementes erst einmal in Gang gesetzt worden ist, können auch einige weniger prominente Elemente produziert werden. Aber die Trägheit des Systems ist gewöhnlich so groß, daß nach zwei oder drei Wörtern wieder ein emphatisches oder hervorgehobenes Element nötig ist, um erneut die Schwelle zu überwinden. Die agrammatischen Äußerungen sind nach Goodglass allerdings nicht nur durch die Sprechstörung geprägt, sondern auch durch die kompensatorischen Strategien, die die Patienten zur Überwindung der erhöhten Sprechschwelle einsetzen. Nach der Stress-Saliency-Hypothese werden Funktionswörter und Flexive von Broca-Aphasikern bei der Sprachproduktion häufig ausgelassen, weil diese Elemente selten einen Akzent tragen, kaum emotional getönt sind, keine nominale Qualität besitzen und im Schnitt einen geringen Informationsgehalt haben (sofern man von syntaktischer Information absieht). Weil Sprachelemente auf unterschiedlichen Dimensionen hervorgehoben sein können, vermag die Hypothese auch den differenzierteren empirischen Ergebnissen Rechnung zu tragen. Über die phonetische Dimension läßt sich erklären, warum die Patienten größere Schwierigkeiten mit nicht-silbischen als mit silbischen Allomorphen haben und warum sie zu Beginn einer Äußerung häufiger unbetonte als betonte Funktionswörter auslassen (z.B. »Can he dánce?« versus »Cán't he dánce?«; vgl. 4.2.1). Die mangelnde »nominale Qualität« ist der Grund dafür, warum Verben in der Sprachproduktion von Broca-Aphasikern unterrepräsentiert sind. Berücksichtigt man, daß die infiniten Verbformen V-ing des Englischen und V-en des Deutschen auch als Nominalisierungen aufgefaßt werden können, so läßt sich die Tatsache, daß Broca-Aphasiker diese Formen besonders häufig verwenden (z.B. »I – washing« bzw. »Ich – Waschen«), auf die vergleichsweise hohe nominale Qualität dieser Formen zurückführen (aber: Lapointe, 1985).

Die Stress-Saliency-Hypothese ist außerordentlich flexibel und läßt sich wie keine andere Hypothese mit dem Befund vereinbaren, daß die Schwierigkeitshierarchie der verschiedenen Funktionswörter und Flexive graduell abgestuft ist. Aber die Hypothese ist noch nicht so weit ausgearbeitet, daß auch immer Vorhersagen möglich sind. Das zugrundeliegende Sprachverarbeitungsmodell wird von Goodglass nicht spezifiziert. So bleibt unklar, warum beispielsweise die emotionale Tönung oder die nominale Qualität eines Elementes das Sprachausgabe-System beeinflussen können. Ohne eine Kennzeichnung der wichtigsten Schritte der Verarbeitung ist eine präzise Definition der relevanten Variablen nicht möglich. Im konkreten Fall ist es daher oft schwierig zu entscheiden, welches von zwei Elementen »emphatischer« oder »hervorgehobener« ist und folglich besser verfügbar sein sollte. Sollte den Patienten beispielsweise der definite Artikel leichter fallen als der indefinite Artikel? Sollte das Reflexivpronomen mehr Schwierigkeiten bereiten als das Personalpronomen?

Goodglass zielt mit seiner Hypothese ausschließlich auf eine Erklärung des Agrammatismus ab. Er hebt hervor, daß sich das Leistungsprofil von Broca-Aphasikern in anderen Sprachproduktionsaufgaben, sowie in Satzverständnisprüfungen und in metalinguistischen Aufgaben nicht wesentlich von dem flüssig sprechender Aphasiker unterscheidet und jene Beeinträchtigungen daher wohl einer zusätzlichen Störung zugeschrieben werden müssen, die nicht speziell mit dem Agrammatismus verbunden sei. In den frühen Arbeiten sprechen Goodglass et al. (1967; Goodglass, 1968) in diesem Zusammenhang von der Möglichkeit eines »conceptual agrammatism«, ohne aber die Art der Störung genauer zu kennzeichnen.

Die Stress-Saliency-Hypothese beruht also auf der Annahme, daß *kein* funktioneller Zusammenhang zwischen dem Agrammatismus und Beeinträchtigungen der Sprachrezeption besteht. Bei allen anderen Hypothesen der modernen Agrammatismusforschung wird hingegen die Störung einer »zentralen« Verarbeitungskomponente angenommen, die bei der Sprachproduktion *und* -rezeption mitwirkt. Welcher Ansatz angemessener ist, wurde bisher kaum diskutiert. Dies bedeutet aber keinesfalls, daß die verfügbaren Daten für die übliche Annahme einer funktionellen Verknüpfung von Agrammatismus und beeinträchtigter Sprachrezeption sprechen. Wenn man beispielsweise die beiden Kriterien heranzieht, die in der Forschung zu den lexikalisch-semantischen Beeinträchtigungen von Aphasikern üblicherweise zur Differenzierung zwischen der Hypothese einer funktionellen Verknüpfung von sprachlichen und nicht-sprachlichen Beeinträchtigungen und der Hypothese einer sprachspezifischen Störung verwendet werden – nämlich Dissoziationsbefunde und korrelativer Zusammenhang zwischen den Beeinträchtigungen –, müßte die Hypothese einer zentralen Störung zurückgewiesen und Goodglass' Hypothese akzeptiert werden: Daß es Patienten mit einer Dissoziation gibt, dokumentieren die Arbeiten von Miceli et al. (1983) und Kolk et al. (1985), die über Patienten mit agrammatischer Spontansprache berichten, deren Sprachverständnis intakt war. Zudem deutet sich die komplementäre Dissoziation bei Leitungsaphasikern an, deren Äußerungen ja nicht agrammatisch sind, die aber bei Sprachverständnisprüfungen sehr ähnliche Leistungen wie Broca-Aphasiker erbringen. Was den korrelativen Zusammenhang zwischen dem Schweregrad des Agrammatismus und dem Ausmaß der Beeinträchtigung des Satzverständnisses von Agrammatikern angeht, so finden sich dazu in den Publikationen zum Agrammatismus überraschenderweise keinerlei Angaben. Wenn wir behelfsweise mit den von Kolk et al. (1985) und Schwartz et al. (1980) publizierten Daten zu zehn bzw. fünf Agrammatikern entsprechende korrelationsstatistische Analysen durchführen, ergeben sich für den Zusammenhang zwischen dem Schweregrad des Agrammatismus und der Leistung bei Satzverständnisprüfungen mit semantisch reversiblen Sätzen Rangkorrelationskoeffizienten zwischen .03 und .13 (!), je nachdem, welche Kennwerte wir für den Schweregrad des Agrammatismus verwenden. Mangelnde Reliabilität scheint zumindest bei den Daten von Schwartz et al. (1980) nicht die Ursache der geringen Koeffizienten zu sein, weil verschiedene Sprachproduktionsmaße untereinander immerhin zu .68 korrelieren. Diese Ergebnisse sind wohl kaum als Stütze der These einer zentralen Störung zu werten. Eine genauere Prüfung der Frage nach dem Zusammenhang zwischen Agrammatismus und Beeinträchtigungen der Sprachrezeption von Agrammatikern ist offenbar nötig.

4.3.2 Kean: Defekte phonologische Satzrepräsentation

Kean (1977, 1979, 1980a, b, 1982) entwickelte die erste präzise kognitionswissenschaftlich fundierte Hypothese zum Agrammatismus. Sie verbindet ihre Hypothese mit einem Plädoyer für eine bestimmte Strategie der aphasiologischen Hypothesenbildung. Im ersten Schritt müsse man eine Grammatiktheorie wählen, die für die Sprache gesunder Sprecher/Hörer adäquat erscheine. Sodann sei zu prüfen, welche Sprachelemente bei den Aphasikern erhalten seien und welche nicht mehr verfügbar seien. Im dritten Schritt müsse bestimmt werden, auf welcher Ebene der allgemeinen Grammatiktheorie diese Gruppen von Elementen einfach zu unterscheiden seien. Daraus ergebe sich, viertens, die Hypothese über die Störung. Um präzise Vorhersagen machen zu können, benötige man dann allerdings noch eine psycholinguistische Theorie, die die Verarbeitungsprozesse spezifiziere.

Kean geht von der generativen Transformationsgrammatik von Chomsky (1965, Chomsky & Halle, 1968) aus. Als Charakteristikum des aphasischen Agrammatismus bezeichnet sie die Tendenz zur Auslassung von Funktionswörtern und Affixen. Demgegenüber seien die Elemente der lexikalischen Kategorien N, V und A erhalten. Diese beiden Gruppen von Elementen sind nach Kean allein auf der Ebene der phonologischen Repräsentation eines Satzes zu trennen, nämlich als phonologische klitisierte Elemente (P-clitics) und phonologische Wörter (P-words). Keans Hypothese lautet daher: Bei Aphasikern mit Agrammatismus ist die phonologische Satzrepräsentation in bezug auf die P-clitics defekt – es sind nur noch die P-words repräsentiert (Kean, 1980b, S. 190).

Der Terminus »phonologische Repräsentation« kann zu Mißverständnissen Anlaß geben. Eine phonologische Repräsentation wird aus der Oberflächenstruktur erzeugt, wobei u. a. rechts und links von den lexikalischen Kategorien N, A und V, sowie allen sie dominierenden Kategorien Grenzsymbole # angebracht werden. Die phonologische Repräsentation ist dann eine Kette von Segmentfolgen und Grenzsymbolen, auf die bestimmte phonologische Regeln angewendet werden können, um eine phonetische Repräsentation zu bilden. Kean definiert als P-word eine Segmentfolge, die zwischen zwei einfachen Grenzsymbolen # – – –# steht und selbst kein Grenzsymbol enthält. Die restlichen Segmentfolgen der phonologischen Repräsentation bezeichnet Kean als P-clitics. Bei dem Ausschnitt »...##Licht+blitz# e#...« ist beispielsweise ›Lichtblitz‹ ein P-word, ›e‹ hingegen ein Pclitic. Grob gesagt (und nicht für alle Sprachen gültig), sind P-clitics Elemente, die bei nicht-kontrastiver Betonung im gegebenen Satz unbetont sind und die auch keinen Einfluß auf die Aussprache oder die Betonung der anderen Elemente haben. Zu den P-clitics gehören (im Englischen) u. a. Artikel, Hilfsverben, bestimmte Flexions- und Wortbildungsmorpheme sowie einsilbige Präpositionen und einige Adverbien.

Mit der Hypothese läßt sich offensichtlich erklären, warum Broca-Aphasiker bei der Sprachproduktion häufig Funktionswörter und Flexive auslassen und warum sie beim Satzverständnis Schwierigkeiten haben, wenn Funktionswörter und Flexive für die Satzinterpretation entscheidend sind. Aus der Hypothese läßt sich aber keine Begründung dafür ableiten, warum manche Funktionswörter und Flexive häufiger als andere ausgelassen werden (z.B. de Villiers, 1978) und warum bei Satzverständnisprüfungen die Information mancher Funktionswörter oder Flexive häufiger korrekt erfaßt wird als die anderer Elemente (z.B. Parisi & Pizzamigilio, 1970). Es läßt sich auch nicht erklären, warum bestimmte P-*words* Schwierigkeiten bereiten, nämlich Verben (vgl. 4.2.1), pränominale Adjektive (z.B. Gleason et al., 1975; Kolk, 1978b) und einige (nicht-klitisierte) Pronomina (vgl. 4.2.1). Da die Störung eine Repräsentation betreffen soll, die bei der Sprachproduktion erst in einem sehr späten Verarbeitungsschritt – nach Abschluß der Mitteilungsplanung und der syntaktischen Ausarbeitung – erstellt wird, ist auch unverständlich, warum die Äußerungen von Broca-Aphasikern nicht ähnlich lang und von derselben syntaktischen Komplexität sind wie die von sprachgesunden Probanden und warum den Patienten die korrekte Sequenzierung der NPs von SVO-Sätzen Schwierigkeiten bereitet.

In ihrer jetzigen Form ist die Hypothese von Kean offensichtlich wenig brauchbar (zur Kritik vgl. auch Berndt & Caramazza, 1980; Kolk, 1978a, Lapointe, 1983; Saffran et al., 1980a; Schwartz et al., 1980). Kean (1980a, 1982) räumt ein, daß ihre Hypothese viele Befunde noch nicht vollständig erklären kann, weist aber darauf hin, daß beobachtbare Leistungen niemals direkt die zugrundeliegende Störung reflektieren, sondern immer das Ergebnis der Interaktion der gestörten und der *intakten* Verarbeitungskomponenten sind. Vorhersagen über die Auswirkungen der phonologischen Störung seien daher erst möglich, wenn die Hypothese mit einer psycholinguistischen Theorie verbunden sei, die die Verarbeitungsprozesse im einzelnen spezifiziere. Kean (1980a) erwägt eine Kombination mit der Hypothese von Bradley et al. (1980; vgl. den folgenden Abschnitt 4.3.3), formuliert diesen Ansatz allerdings nicht aus. Eine zweite Möglichkeit wäre, die Hypothese mit der Forschung zu den mnestischen Beeinträchtigungen von Aphasikern in Zusammenhang zu bringen. Einige empirische Ergebnisse sprechen dafür, daß das beeinträchtigte Kurzzeitgedächtnis von Aphasikern auf einer Störung der phonologischen Repräsentation von Wörtern beruht (vgl. 4.3.10).

4.3.3 Bradley, Garrett, Zurif: »Closed-Class-Deficit«

Bradley, Garrett und Zurif (1980; Bradley & Garrett, 1983; Garrett, 1982; Zurif, 1982, 1984) führen die Broca-Aphasie auf eine lexikalische Störung zurück – auf eine Störung des Abrufs aus einem speziellen Lexikon für Elemente der geschlossenen Klasse.

Die theoretische Basis der Hypothese ist das in der Psycholinguistik populäre Sprachproduktionsmodell von Garrett (1980, 1982), in dem zwischen den sog. »closed class elements« (Elementen der geschlossenen Klasse) und »open class elements« (Elementen der offenen Klasse) unterschieden wird. Zu den Elementen der geschlossenen Klasse gehören alle Funktionswörter und Affixe. Zu den Elementen der ofenen Klasse gehören u. a. Substantive, Verben und Adjektive. Nach Garretts Modell werden die Elemente der offenen Klasse bei der Sprachproduktion direkt ausgehend von dem Mitteilungsplan ausgewählt, so daß sie schon in der ersten linguistischen Struktur-Repräsentation (»functional level structure«) lexikalisch spezifiziert sind, wenn auch noch nicht in ihrer phonologischen Form. Die Elemente der geschlossenen Klasse werden hingegen erst mit der syntaktischen Ausarbeitung dieser Repräsentation bestimmt. Sie sind in der resultierenden Repräsentation auf der positionalen Ebene (»positional level representation«) enthalten, in der sämtliche Sprachelemente der geplanten Äußerung phonologisch dargestellt sind (vgl. Garrett, 1982).

Bradley et al. (1980) präzisieren das Modell in bezug auf die lexikalische Verarbeitung. Aufgrund der Ergebnisse ihrer Untersuchung mit lexikalischen Entscheidungsaufgaben (vgl. 4.2.4), gelangen die Autoren zu der Ansicht, daß *zwei* mentale Lexika anzunehmen seien – zum einen ein generelles Lexikon, in dem alle Sprachelemente gespeichert sind und bei dem die Abrufprozesse sensitiv für die Frequenz der Elemente in der gesprochenen Sprache sind, und zum zweiten ein spezielles Lexikon, in dem nur die Elemente der geschlossenen Klasse gespeichert sind und bei dem die Frequenz eines Elements für seinen Abruf keine Rolle spielt. Die Elemente der geschlossenen Klasse sind demnach zweimal repräsentiert (Bradley et al., 1980 S. 283; vgl. auch Zurif, 1982). Ihr Abruf erfolgt beim Hirngesunden in lexikalischen Entscheidungsaufgaben aus dem speziellen Closed-Class-Lexikon.

Die Autoren begründen ihre Annahmen wie folgt: Da in ihrer Untersuchung bei Hirngesunden Worthäufigkeitseffekte und bestimmte Interferenzeffekte nur bei Inhaltswörtern, nicht aber bei Funktionswörtern auftraten, sei anzunehmen, daß die Elemente aus zwei verschiedenen Lexika abgerufen werden. Bei den Broca-Aphasikern traten die beiden Effekte hingegen bei Inhalts- *und* Funktionswörtern auf. Wenn man nicht annehmen wolle, daß sich nach Hirnläsionen neue Lexika herausbilden, müsse man schließen, daß in dem Lexikon, für das Worthäufigkeitseffekte kennzeichnend sind und das Hirngesunde beim Abruf von Open-Class-Elementen benutzen, im Prinzip auch die Closed-Class-Elemente verzeichnet sind. Da allerdings die Entscheidungslatenzen der Hirngesunden bei hochfrequenten Funktionswörtern deutlich *länger* als bei ähnlich frequenten Inhaltswörtern waren und somit der Abruf von Funktionswörtern aus dem speziellen Lexikon häufig eigentlich nachteilig ist, sei eine Zusatzannahme nötig: Beim Hirngesunden hat der Abruf aus dem Closed-Class-Lexikon Vorrang, auch wenn er vergleichsweise langsam vonstatten geht; gegebenenfalls verhindert er den Abruf aus dem generellen Lexikon (Bradley et al., 1980, S. 283).

Aus dieser Analyse ergab sich zugleich die Hypothese, daß bei Broca-Aphasikern der Zugriff auf die Elemente des Closed-Class-Lexikon gestört ist und die Elemente der offenen *und* der geschlossenen Klasse aus dem generellen Lexikon abgerufen werden müssen.

Eine solche Störung hat nach Ansicht der Autoren zur Folge, daß die Satzrepräsentationen auf dem »positional level« in bezug auf die Closed-Class-Elemente defekt sind. Dies führe einerseits zu morphologisch vereinfachten und unvollständigen Äußerungen und andererseits zu Beeinträchtigungen des Satzverständnisses, da die Information von Closed-Class-Elementen für die syntaktische Analyse von entscheidender Bedeutung sei (vgl. Cooper & Zurif, 1983; Zurif, 1984).

Die Hypothese von Bradley, Garrett und Zurif (1980; Zurif, 1982, 1984) hat eine gewisse Ähnlichkeit mit der Hypothese Keans (1977, vgl. 4.3.2). In beiden Hypothesen wird ein Defekt phonologischer Satzrepräsentationen bezüglich der »kleinen Sprachelemente« angenommen, wobei nur geringfügige Unterschiede in bezug auf nicht-klitisierte Pronomina und bestimmte Derivationsaffixe bestehen. Der Vorteil der Closed-Class-Deficit-Hypothese ist die Einbettung in ein ausgearbeitetes Performanzmodell (das in der Psycholinguistik allerdings nicht unumstritten ist, vgl. Dell & Reich, 1981; Harley, 1984; Stemberger, 1985b). Bevor wir uns anschauen, welchen empirischen Ergebnissen die Hypothese Rechnung tragen kann, müssen wir aber ein anderes Problem genauer untersuchen.

Wie in Abschnitt 4.2.4 berichtet, konnten die Ergebnisse der Untersuchung von Bradley et al. (1980) zur lexikalischen Entscheidung *nicht* repliziert werden. In methodischen sauberen Untersuchungen fanden sich keinerlei

Hinweise darauf, daß die lexikalische Identifikation von Open-Class- und Closed-Class-Elementen unterschiedliche Verarbeitungsprozesse oder Systeme involviert. Dies besagt zwar nicht, daß die Elemente der beiden Klassen bei der Sprachverarbeitung dieselbe Rolle spielen, aber die Annahme, daß der Unterschied im lexikalischen Bereich liegt, wird durch die Ergebnisse nicht gestützt. Die Basis für die Closed-Class-Deficit-Hypothese entfällt damit. Nun ließe sich argumentieren, daß die empirischen Ergebnisse zwar nicht *für* die Annahme von zwei sich überlappenden Lexika sprechen, diese aber auch nicht als *falsch* ausweisen (vgl. Kolk & Blomert, 1985). Die Annahme ist jedoch noch aus anderen Gründen problematisch.

Zum einen stellt sich die Frage, bei welchen Aufgabenstellungen ein Hirngesunder die Information des generellen Lexikons über die Closed-Class-Elemente benutzt, wenn er schon bei lexikalischen Entscheidungsaufgaben, bei denen die Closed-Class-Elemente ja *isoliert* geboten werden, auf das spezielle Closed-Class-Lexikon zurückgreift. Es muß solche Aufgabenstellungen geben, denn wenn ein Hirngesunder die Closed-Class-Information des generellen Lexikons niemals verwenden würde, wäre unverständlich, wie die Information beim Spracherwerb in das generelle Lexikon gelangen kann und wieso dabei sogar die Verwendungshäufigkeit der Elemente vermerkt wird. Setzen wir also voraus, daß es Gelegenheiten gibt, bei denen ein Hirngesunder auf die Closed-Class-Information des generellen Lexikons zurückgreift. Nun wäre zu klären, welche Information über Closed-Class-Elemente im generellen Lexikon gespeichert ist und worin sie sich von der Information unterscheidet, die im speziellen Closed-Class-Lexikon gespeichert ist. Die Information kann nicht die gleiche sein, denn sonst sprächen Agrammatiker nicht agrammatisch. Die Autoren deuten an, daß das generelle Lexikon semantische Information und das spezielle Closed-Class-Lexikon syntaktisch relevante Information enthält (Garrett, 1982; Zurif, 1982, 1984). Dann erhebt sich aber die Frage, wo die syntaktische Information von Open-Class-Elementen gespeichert ist (vgl. Cooper & Zurif,

1983). Zudem impliziert die Annahme die Vorhersage, daß Broca-Aphasiker nur dann beeinträchtigt sind, wenn die syntaktisch relevante Information von Closed-Class-Elementen für die Satzverarbeitung benötigt wird (vgl. auch Friederici, 1985). In diesem Fall lassen sich aber viele Untersuchungsergebnisse nicht mehr erklären (vgl. 4.2.1, 4.2.2 und 4.2.4). Um nur ein Ergebnis zu nennen, das gern als Stütze (!) für die Hypothese zitiert wird: Goodenough, Zurif und Weintraub (1977) stellten fest, daß Broca-Aphasiker bei auditiver Satzdarbietung den Unterschied zwischen definitem und indefinitem Artikel (the vs. a) nicht mehr zuverlässig erfassen. Der Unterschied zwischen definitem und indefinitem Artikel ist aber im Englischen syntaktisch nicht wesentlich. Broca-Aphasiker sollten daher den Unterschied nach dem Abruf aus dem generellen Lexikon durchaus erfassen können. Die Angelegenheit wird vollends unklar, wenn Zurif (1982; vgl. auch Cooper & Zurif, 1983) es als positive Evidenz für die Closed-Class-Deficit-Hypothese anführt, daß Broca-Aphasiker den fraglichen Unterschied mühelos erfassen, wenn die Sätze schriftlich dargeboten werden. Hat denn die Darbietungsmodalität (oder die sog. on-line/off-line Unterscheidung) etwas mit der Eigenart der beiden Lexika zu tun?

Zusammenfassend ist festzustellen, daß die Annahme von zwei sich überlappenden Lexika theoretisch fragwürdig ist und durch keine empirischen Ergebnisse gestützt wird. Man sollte die Annahme fallen lassen. Die Closed-Class-Deficit-Hypothese müßte aber nicht verworfen, sondern vorerst nur allgemeiner gefaßt werden. Sie könnte lauten: Der Agrammatismus und die Beeinträchtigungen der Sprachrezeption von Broca-Aphasikern beruhen auf Schwierigkeiten bei der Verarbeitung von Closed-Class-Elementen. Durch die weitere Forschung müßte dann die Art der Störung genauer bestimmt werden.

Es wäre durchaus möglich, daß die Störung im lexikalischen Bereich liegt. Wenn man ein gemeinsames Lexikon für Open- und Closed-Class-Elemente ansetzt, würde diese Hypothese allerdings die Annahme eines funktionellen Zusammenhangs zwischen dem

»Closed-Class-Deficit« und lexikalisch-semantischen Beeinträchtigungen beinhalten. Diese Annahme erscheint nicht unplausibel. Wie in Kapitel 3 berichtet, sind auch Broca-Aphasiker in der Verarbeitung von Inhaltswörtern beeinträchtigt. Zudem fanden Wagenaar et al. (1975), daß bei einer unausgelesenen Gruppe von Aphasikern die Häufigkeiten der Auslassung von Inhaltswörtern und von Funktionswörtern in der Spontansprache positiv miteinander korrelieren.

In Kapitel 3 hatte sich gezeigt, daß die lexikalisch-semantischen Beeinträchtigungen recht gut erklärt werden können, wenn man annimmt, daß die Zuordnungsprozesse zwischen lexikalisch-semantischen und phonologischen Repräsentationen gestört sind (3.5.2) oder daß die lexikalisch-semantischen Repräsentationen selbst lückenhaft sind (3.5.3 bzw. 3.5.4). Diese Hypothesen können analog für die Verarbeitung von Closed-Class-Elementen formuliert werden. Wir gehen dabei davon aus, daß die Basis für den Abruf von Closed-Class-Elementen Merkmalskomplexe sind, die aus Angaben zu Kasus, Numerus, Person, Tempus, Definitheit usw. bestehen. Diese Merkmalskomplexe sind funktional den semantischen Repräsentationen von Inhaltswörtern vergleichbar. Bei der Sprachproduktion wird zunächst die Repräsentation eines Merkmalskomplexes gebildet und zu dieser dann die geeignete phonologische Repräsentation abgerufen. Bei der Sprachrezeption wird zunächst die Repräsentation der Lautstruktur gebildet und dieser dann die Repräsentation des entsprechenden Merkmalskomplexes zugeordnet. Die Beeinträchtigungen von Broca-Aphasikern bei der Verarbeitung von Closed-Class-Elementen könnten dann zum einen darauf zurückgeführt werden, daß die Zuordnung zwischen den Merkmalskomplexen und den phonologischen Repräsentationen der Closed-Class-Elemente gestört ist. Zum zweiten wäre denkbar, daß die Repräsentationen der Merkmalskomplexe selbst lückenhaft sind. In der letztgenannten Version hat die Closed-Class-Deficit-Hypothese Ähnlichkeit mit der Hypothese von Caramazza und Berndt (1985), die u. a. eine Störung bei der Verarbeitung sogenannter »control units« und »discourse units« erwägen, die etwa den von uns postulierten Merkmalskomplexen entsprechen. Auch die Überlegungen, die Lapointe (1985) zu einer Störung des Abrufs von »Strukturfragmenten« anstellt, kommen der Lückenhypothese nahe. In gewisser Weise kann die in Abschnitt 4.3.4 dargestellte Hypothese von Grodzinsky (1984) als Extremvariante unserer Hypothese aufgefaßt werden. Grodzinsky nimmt an, daß die mentalen Repräsentationen, die Broca-Aphasiker von der S-Struktur eines Satzes bilden, *keinerlei* Angaben zu den nicht-lexikalisch spezifizierten Elementen mehr enthalten.

Unter dem modifizierten Erklärungsansatz bietet sich an, zu prüfen, ob die Variablen, die für den Abruf von Inhaltswörtern relevant sind, auch für den Abruf von Closed-Class-Elementen von Bedeutung sind. In Frage kommen beispielsweise die Verwendungshäufigkeit eines Elementes (vgl. Lapointe, 1985) oder die »Reichhaltigkeit« des zugrundeliegenden Merkmalskomplexes. Darüber hinaus könnte es nützlich sein, die Annahme einer prä-artikulatorischen Ausgabe-Kontrolle zu erproben. In Kapitel 3 kamen wir zu dem Schluß, daß Broca-Aphasiker über eine relativ gut erhaltene prä-artikulatorische Ausgabe-Kontrolle verfügen. Ihre semantischen Paraphasien schienen häufiger als bei Wernicke-Aphasikern das Ergebnis von Ersatzstrategien und seltener das Ergebnis mangelnder prä-artikulatorischer Ausgabe-Kontrolle zu sein (vgl. 3.5.2). Überträgt man dies auf die Verarbeitung von Closed-Class-Elementen, wäre zu vermuten, daß Broca-Aphasiker zwar oft nicht die intendierten Closed-Class-Elemente abrufen können, aber (im Unterschied zu Wernicke-Aphasikern) noch recht zuverlässig erkennen, wenn sie ein unpassendes Closed-Class-Element abgerufen haben. Es ist denkbar, daß sie unter normalen Umständen ein als unpassend erkanntes Element nicht lautlich realisieren, aber in Situationen, in denen Closed-Class-Elemente unabdingbar sind, solche Elemente doch produzieren. Dies paßt exakt zu dem Befund von Heeschen (1985), daß Broca-Aphasiker in der freien Gesprächssituation Closed-Class-Elemente

auslassen oder aber korrekt verwenden, während sie bei einer Aufgabe, die zur Verwendung von Closed-Class-Elementen zwingt, mehr Closed-Class-Elemente produzieren, von denen aber ein Gutteil unpassend ist.
Es gibt einige Besonderheiten agrammatischer Sprachproduktion, denen auch die modifizierte Closed-Class-Deficit-Hypothese nicht Rechnung tragen kann. Unklar bleibt, warum – wie Goodglass et al. feststellten – prosodische Faktoren die Leistungen beeinflussen (vgl. 4.2.1). Es bestehen wohl auch kaum Aussichten, die strukturell-syntaktische Vereinfachung agrammatischer Äußerungen zu erklären oder verständlich zu machen, warum die Patienten bei der Beschreibung von Sachverhalten mittels Wortkärtchen die Reihenfolge der NPs vertauschen. Das Problem ist – genau wie bei Kean – grundsätzlicher Natur. Im Rahmen eines streng sequentiellen Stufenmodells, wie dem von Garrett, kann eine Störung, die die einzelnen Sprachelemente betrifft, niemals für die Besonderheiten in bezug auf die Grobstruktur der Äußerungen verantwortlich gemacht werden, da angenommen wird, daß die Grobstruktur in einem früheren Verarbeitungsschritt festgelegt wurde. Der »constructional agrammatism« (Saffran et al., 1980b) kann also nicht erklärt werden. Wenn das Stufenmodell und die Hypothese beibehalten werden sollen, gibt es nur zwei Möglichkeiten. Zum einen könnte eine zusätzliche Störung auf einer höheren Verarbeitungsstufe (z.B. Mitteilungsebene, »functional level«) postuliert werden. Zum zweiten könnte angenommen werden, daß die Patienten bestimmte Sprachstrategien verwenden, um die negativen Folgen ihrer Behinderung gering zu halten, und daß diese Strategien die strukturellen Besonderheiten bedingen. Wie solche kompensatorischen Strategien aussehen könnten, wird in Abschnitt 4.3.9 dargestellt.

4.3.4 Grodzinsky: Defekte Repräsentation der S-Struktur

Grodzinsky (1984, 1986a, b) geht von der Rektions- und Bindungstheorie von Chomsky (1981) aus. Er vermutet, daß der aphasische Agrammatismus auf einer Störung der Repräsentation der S-Struktur beruht (vgl. auch Grodzinsky & Marek, 1988; Grodzinsky et al., 1985; Zurif & Grodzinsky, 1983). Die S-Struktur kennzeichnet, grob gesagt, die hierarchische syntaktische Struktur eines Satzes, wobei die lineare Folge der Elemente in der Endkette etwa der Reihenfolge entspricht, in der sie lautlich realisiert würden (vgl. (29)). Die lexikalischen Kategorien N, V und A sind in der S-Struktur lexikalisch spezifiziert. Für Präpositionen gilt dies nur in bestimmten Fällen (siehe unten). Andere Endknoten sind lediglich durch Merkmale (z.B. Person, Numerus) spezifiziert, und schließlich gibt es »leere Kategorien«, die lautlich nicht realisiert werden. Von ihnen ist für Grodzinskys Hypothese insbesondere die »Spur« wichtig: Wenn bei einer Transformation eine NP(i) in eine andere, zuvor leere Position des Satzes bewegt wird, wird an der ursprünglichen Position eine Spur t(i) hinterlassen, so daß die enge Beziehung zwischen der NP(i) und der Position von t(i) in der S-Struktur noch erkennbar ist (z.B. John(i) was killed t(i)).
Grodzinsky vermutet, daß bei Agrammatikern in der mentalen Repräsentation einer S-Struktur alle Endknoten, die nicht lexikalisch spezifiziert sind, überhaupt nicht spezifiziert sind. Die Baumstruktur sei dem Patienten aber verfügbar. Nach Grodzinsky (1984) sieht die Repräsentation der S-Struktur des Satzes

(28) The boy kissed the girl.

beim Hirngesunden wie (29) aus:

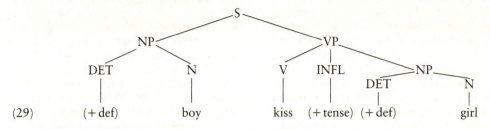

beim Agrammatiker hingegen wie (30):

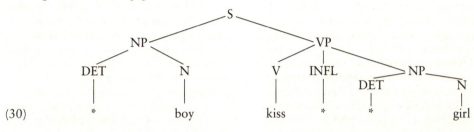

Bei der Sprachproduktion neigen die Patienten dazu, die nicht lexikalisch spezifizierten Elemente (*) der Struktur bei der Weiterverarbeitung einfach zu ignorieren, so daß in ihren Äußerungen Funktionswörter und Flexive fehlen. Im Unterschied zu Kean (1977) postuliert Grodzinsky (1984) einen Mechanismus, der unter bestimmten Umständen zur Produktion von unpassenden Flexiven führt. Wenn der Stamm des Substantivs, Verbs oder Adjektivs allein kein Wort ergibt (im Deutschen z. B. der Stamm »geb-«) oder wenn er allein nicht einmal phonologisch legal wäre (wie z. B. die Stämme im Hebräischen), wird zufällig oder entsprechend einer bestimmten Default-Regel eine flektierte Form ausgewählt. Vorerst liefert die Hypothese von Grodzinsky keine Erklärung für die spezifischen Schwierigkeitsunterschiede zwischen grammatischen Morphemen. Aber wenn die Kriterien, nach denen Elemente als Ersatz gewählt werden, genauer gekennzeichnet würden und wenn man animmt, daß u. U. auch freie grammatische Morpheme ersetzt werden, könnte vielleicht einem Gutteil der Befunde über das Default-Prinzip Rechnung getragen werden: Diejenigen grammatischen Morpheme, die vergleichsweise häufig korrekt realisiert werden, entsprechen den Default-Werten (vgl. den Ansatz von Lapointe, 1985). Allerdings läßt sich mit der Hypothese wohl in keinem Fall erklären, warum die Patienten größere Schwierigkeiten mit nicht-silbischen als mit silbischen Allomorphen haben und warum sie zu Beginn einer Äußerung häufiger unbetonte als betonte Elemente auslassen (vgl. 4.2.1). Denn die lautliche Form einer Zieläußerung ist auf der Ebene der S-Struktur noch nicht festgelegt und kann folglich bei der Ersetzung von Elementen eigentlich keine Rolle spielen.

Eine defekte S-Struktur muß notwendigerweise auch zu Beeinträchtigungen des Satzverständnisses führen. Inwieweit sich aber die spezifische Schwierigkeitshierarchie verschiedener Funktionswörter und Flexive (vgl. 4.2.2) erklären läßt, erörtert Grodzinsky nicht. Er beschäftigt sich in erster Linie mit den Minderleistungen der Patienten bei semantisch reversiblen Sätzen. Daß bei einer kanonischen Passivkonstruktion mehr Fehler als beim Aktiv begangen werden, hängt nach Grodzinsky mit der Spur zusammen. Bei einem einfachen SVO-Satz, der keine

Spur enthält, könne der Agrammatiker die thematische Rollenzuweisung korrekt entsprechend den Positionen der NPs vornehmen. Bei einer Passivkonstruktion gerate er jedoch in Schwierigkeiten, weil die Spur nach dem Verb (z. B. »the boy(i) was hit t(i) by the girl«), aufgrund derer der ersten NP eine θ-Rolle zugewiesen werden kann, in der Repräsentation der S-Struktur fehlt. Da keine NP ohne thematische Rolle bleiben darf, wird der NP nun nach einem Default-Prinzip, das Grodzinsky explizit als »non-linguistisch« bezeichnet und bei dem nur die Reihenfolge der NPs berücksichtigt wird, die Agens-Rolle zugewiesen. Wäre das alles, müßten die Patienten Agens und Thema bei Passivkonstruktionen grundsätzlich vertauschen. In der Tat ist nach Grodzinskys Hypothese zu erwarten, daß die Patienten Passivkonstruktionen ohne Agens (z. B. »Das Mädchen wird verprügelt.«) notorisch fehlinterpretieren. Bei den üblicherweise verwendeten Aufgaben mit Passivkonstruktionen mit Agens ist der Sachverhalt aber komplizierter. Die Präposition »by« ist nach Grodzinsky in der S-Struktur lexikalisch spezifiziert (als Kopf einer Präpositionalphrase, die unmittelbar von S dominiert wird, vgl. Grodzinsky, 1984, 1986a; aber: Caplan & Hildebrandt, 1986). Sie steht daher auch dem Agrammatiker zur Verfügung. Er kann somit der zweiten NP korrekt die Agens-Rolle zuweisen. Das Ergebnis ist, daß er nun *beiden* NPs die Agens-Rolle zugewiesen hat und ihm nichts anderes übrig bleibt, als zu raten, welche Zuweisung richtig ist. Ähnliche Überlegungen stellt Grodzinsky (1986a) für andere Konstruktionen wie Spaltsätze und eingebettete Relativsätze an. Generell gelte, daß die Patienten unbeeinträchtigte Leistungen bei Sätzen zeigen sollten, bei denen eine NP von der Subjekt-Position wegbewegt wurde (z. B. »it was the frog(i) that t(i) chased the monkey«), weil die Default-Regel hier quasi zufällig die richtige θ-Rolle zuweist, und daß sie Leistungen auf Zufallsniveau zeigen sollten, wenn eine NP von der Objektposition fortbewegt wurde (z. B. »it was the frog (i) that the monkey chased t(i)«), weil das Default-Prinzip hier nicht die richtige θ-Rolle zuweist (Grodzinsky, 1986a).

Nach Ansicht von Grodzinsky entsprechen die empirischen Ergebnisse seiner Vorhersage. Er idealisiert allerdings die Ergebnisse. Die Patienten schneiden zwar tatsächlich bei SVO-Sätzen und Subjekt-Spaltsätzen besser als bei Passivkonstruktionen und Objekt-Spaltsätzen ab (vgl. 4.2.2), aber es gibt erhebliche interindividuelle Unterschiede im Leistungsniveau und im Mittel liegen die Leistungen bei Aufgaben mit Passivkonstruktionen i. allg. deutlich über dem Zufallsniveau und bei Aufgaben mit SVO-Sätzen je nach Art des Satzes einmal mehr und einmal weniger deutlich unter der perfekten Leistung (z. B. Gallaher & Canter, 1982; Heeschen, 1980; Kolk & van Grunsven, 1985; Smith & Mimica, 1984). Um den Ergebnissen Rechnung tragen zu können, muß in der Hypothese eingeräumt werden, daß die Störung mehr oder minder schwer sein kann. Das gilt im übrigen nicht nur für Grodzinskys Hypothese, sondern auch für die Hypothesen von Kean (1977), Berndt und Caramazza (1980) und Saffran, Marin und Schwartz (1980a), in denen ebenfalls der »Totalverlust« einer Fähigkeit oder bestimmter Teile von sprachlichen Repräsentationen postuliert wird (für eine Kritik, vgl. Kolk & van Grunsven, 1985). Die Hypothese von Grodzinsky könnte dahingehend geändert werden, daß die lexikalisch nicht-spezifizierten Elemente mit einer bestimmten Wahrscheinlichkeit in der S-Struktur nicht repräsentiert sind und daß diese Wahrscheinlichkeit bei verschiedenen Patienten unterschiedlich groß sein kann. Damit wäre die Hypothese mit den Ergebnissen für die Passivkonstruktionen vereinbar. Unklar bliebe allerdings weiterhin, warum die Patienten bei Aktiv-Sätzen Fehler begehen. Durch Wortverständnisschwierigkeiten allein lassen sie sich nicht erklären (Gallaher & Canter, 1982).

Ein weiteres Thema, mit dem sich Grodzinsky eingehend auseinandersetzt, sind die Leistungen von Agrammatikern bei Aufgaben zur Beurteilung der Grammatikalität von Sätzen. Aus der Hypothese lückenhafter S-Strukturen lassen sich zwei Vorhersagen ableiten (Zurif & Grodzinsky, 1983): (1) Agrammatiker bemerken die Regelverletzungen *nicht*, wenn korrekte Funktionswörter oder Flexive im Satz durch inadäquate ersetzt sind, und (2) Broca-Aphasiker bemerken jede Regelverletzung, die auf einer Änderung der *Position* von Artikel, Hilfsverb oder Flexiv oder einer anderen Strukturveränderung beruht. Nach Ansicht von Zurif und Grodzinsky (1983) entsprechen die Untersuchungsergebnisse von Linebarger et al. (1983a) exakt diesen Vorhersagen. Aber wie im Abschnitt 4.2.4 dargestellt wurde, rechtfertigen die von Linebarger et al. publizierten Ergebnisse nicht die Auffassung, die Patienten hätten nur bei drei der zehn Satztypen Leistungsbeeinträchtigungen gezeigt. Bei den sechs Satzgruppen, mit denen Agrammatiker nach Ansicht von Zurif und Grodzinsky (1983) keinerlei Schwierigkeiten haben sollten, erkannten die vier Broca-Aphasiker der Untersuchung von Linebarger et al. (1983a) die Regelverletzung im Mittel in 10%, 18%, 22%, 25%, 26% und 31% der Fälle *nicht*. Das Ergebnis kann daher wohl kaum als Stütze für die Hypothese von Grodzinsky gewertet werden.

Die Hypothese von Grodzinsky besticht, weil sie auf der Basis einer erprobten linguistischen Theorie die Störung von Agrammatikern klar und einfach kennzeichnet und zugleich mit den heuristischen Verarbeitungsprinzipien eine Erklärungsmöglichkeit dafür bietet, warum das Leistungsmuster der Patienten bei Closed-Class-Elementen weder klar, noch einfach ist. Möglicherweise ließe sich sogar ein Mechanismus spezifizieren, auf den die Schwierigkeitshierarchie der grammatischen Morpheme bei der Sprachproduktion und -rezeption zurückgeführt werden könnte. Aber den strukturellen Besonderheiten des Agrammatismus kann die Hypothese nicht Rechnung tragen. Der Grund ist der gleiche wie bei Kean (1977) und Bradley, Garrett und Zurif (1980). Die S-Struktur wird bei der Sprachproduktion in einem relativ späten Verarbeitungsschritt gebildet und kann daher keine strukturellen Besonderheiten der Äußerungen zur Folge haben.

4.3.5 Berndt & Caramazza: Syntaktische Störung

Als Mitte der 70er Jahre die ersten Untersuchungen gezeigt hatten, daß Broca-Aphasiker auch im Satzverständnis und in bestimmten metalinguistischen Leistungen beeinträchtigt sind, interpretierten viele Forscher dies als Beleg für eine syntaktische Störung (z.B. von Stockert & Bader, 1976; Zurif & Caramazza, 1976; Zurif et al., 1972). Aber erst Berndt und Caramazza (1980) präzisierten die »Syntactic-Deficit«-Hypothese.

Nach Berndt und Caramazza (1980) beruht das Syndrom der Broca-Aphasie auf zwei verschiedenen Störungen, die nur aufgrund der neuroanatomischen Verhältnisse häufig miteinander assoziiert sind: einer Artikulationsstörung und einer Störung der syntaktischen Verarbeitungskomponente, des »syntaktischen Parser«. Die Artikulationsstörung wird ähnlich wie die von Goodglass postulierte Sprechstörung charakterisiert. Sie soll unter anderem für die verlangsamte Sprechrate der Patienten und die Leistungsunterschiede bei grammatischen Morphemen in Abhängigkeit von ihrer phonetischen Form und der Akzentverteilung im Satz verantwortlich sein. Die anderen Charakteristika des Agrammatismus, sowie die Beeinträchtigungen des Sprachverständnisses werden der Störung des syntaktischen Parser zugeschrieben. Der syntaktische Parser sorgt normalerweise bei der Sprachproduktion für die Ausarbeitung eines geeigneten Satzrahmens und bei der Sprachrezeption für die Erfassung der Phrasenstruktur des Satzes, wobei er die syntaktisch relevante Information der grammatischen Morpheme und der Wortfolge nutzt. Bei Broca-Aphasikern sind nach Ansicht von Berndt und Caramazza all diese Prozesse gestört – es ist *keinerlei* syntaktische Informationsverarbeitung mehr möglich. Die Äußerungen der Patienten bestehen daher nur noch aus den lexikalischen Einheiten, die das semantische Interpretationssystem auswählt, und das Satzverständnis der Patienten ist überall dort beeinträchtigt, wo semantische Strategien nicht ausreichen, um die Satzbedeutung zu bestimmen.

Nach der Hypothese von Berndt und Caramazza (1980) sind die Patienten also nicht nur in der Verarbeitung der syntaktisch relevanten Information der »kleinen Sprachelemente« beeinträchtigt, wie Kean (1977) und Bradley et al. (1980) annehmen, sondern auch in der Verarbeitung der syntaktisch relevanten Information der *Wortfolge*. In der Tat gibt es ja empirische Ergebnisse, die auf ein »word order problem« der Patienten hindeuten. Bei der Aufgabe, einen Sachverhalt mittels Wortkärtchen zu beschreiben (z.B. EIN MANN WÄSCHT EIN AUTO), vertauschen die Patienten manchmal die Reihenfolge der beiden NPs (Jones, 1984; Kolk & van Grunsven, 1985; Saffran et al., 1980a), und in Aufgaben zum Verstehen von semantisch reversiblen Sätzen begehen sie bei der Zuweisung der thematischen Rollen Fehler (vgl. 4.2.2). In dieser Hinsicht scheint die Hypothese also brauchbar. Zudem hat sie gegenüber den bisher erörterten Hypothesen den Vorteil, auch die strukturellen Besonderheiten agrammatischer Sprachproduktion – die syntaktischen Vereinfachungen, die bruchstückhaften Äußerungen, die Besonderheiten der Wortfolge u.Ä. – verständlich zu machen.

Aber die Aussage, daß die Patienten *keinerlei* syntaktische Information mehr verarbeiten können, ist problematisch. Wie im letzten Abschnitt dargestellt, sprechen die interindividuellen Unterschiede im Leistungsniveau gegen jede Hypothese eines »Totalverlustes« einer Fähigkeit. Die »Syntactic-Deficit«-Hypothese müßte also abgeschwächt werden. Um die Annahme einer *generellen* Störung der syntaktischen Verarbeitung beizubehalten, könnte die Hypothese dahingehend abgeändert werden, daß der syntaktische Parser mit einer gewissen Wahrscheinlichkeit, die bei den Patienten unterschiedlich groß sein kann, zeitweilig komplett ausfällt. Dabei sind alle Teilprozesse der syntaktischen Verarbeitung gleichermaßen von der Störung betroffen.

Diese Hypothese ist mit den Ergebnissen der Untersuchungen zum Verstehen von semantisch reversiblen Sätzen vereinbar. Die bisher gefundenen systematischen intraindividuellen Leistungsunterschiede könnten nämlich über nicht-syntaktische Verarbeitungsprinzipien (Aktor-Zuerst-Prinzip, Prinzip der minimalen Distanz, Plausibilitätserwägungen) und allgemeine Faktoren wie die Satzlänge, die Anforderungen an das Wortverständnis usw. erklärt werden. Es ließe sich also durchaus die Ansicht vertreten, daß die Patienten keinen Teilaspekt der syntaktischen Information zuverlässiger als die anderen erfassen und daß sie nur deshalb bei manchen Aufgaben besser abschneiden als bei anderen, weil die nicht-syntaktischen Verarbeitungsprinzipien quasi zufällig bei einigen Aufgaben zu dem richtigen und bei anderen zu einem falschen Ergebnis führen. Es dürfte jedoch schwierig sein, mit der Hypothese einer generellen syntaktischen Störung auch die Schwierigkeitshierarchie der Satzverständnisprüfungen mit morphologischen Ablenkern und die unterschiedliche Häufigkeit der Auslassung verschiedener Flexive und Funktionswörter in der Spontansprache zu erklären. Berndt und Caramazza (1980) betonen, daß nach ihrer Hypothese allein die Verarbeitung der syntaktischen Information, nicht die der semantischen Information von grammatischen Morphemen gestört ist (1980 S. 272). Damit ließen sich zwar einige Ergebnisse erklären (vgl. Friederici, 1985), aber ein Blick auf die Auslassungshierarchie grammatischer Morpheme von de Villiers (1978; vgl. S. 91) oder die Schwierigkeitshierarchie der Aufgaben zur Prüfung des Satzverständnisses von Parisi und Pizzamiglio (1970; vgl. S. 96) genügt, um festzustellen, daß die Patienten auch in bezug auf die Verarbeitung von semantischer und deiktischer Information von Funktionswörtern und Flexiven beeinträchtigt sind. Insgesamt erscheint die Hypothese einer generellen syntaktischen Störung also wenig plausibel.

Berndt und Caramazza sind inzwischen von ihrer Hypothese abgerückt. Sie vertreten heute die Auffassung, daß es ganz unterschiedliche Formen des aphasischen Agrammatismus gibt und es daher unsinnig ist, nach der funktionellen Verursachung »des« Agrammatismus zu suchen (Caramazza & Berndt, 1985). Unter diesem »multicomponent deficit view« halten die Forscher Untersuchungen an Probanden*gruppen*, deren Homogenität in bezug auf die zugrundeliegende

Störung nicht garantiert werden kann, für nicht vertretbar. Es komme vielmehr darauf an, sorgfältige und theoretisch fundierte Einzelfallstudien durchzuführen.

Der Grund, warum hier die »Syntactic-Deficit«-Hypothese ausführlich dargestellt wurde, obwohl sie heute nicht einmal mehr von den Autoren selbst vertreten wird, ist, daß diese Hypothese die Auffassung der Broca-Aphasie innerhalb und außerhalb der Aphasieforschung entscheidend geprägt hat. Auch heute noch gilt für Annahmen über die zugrundeliegende Störung der Broca-Aphasie der Default-Wert einer »syntaktischen« Störung, und weiterhin wird oft das simple Gleichungssystem »Broca-Aphasie = syntaktische Störung – – – Wernicke Aphasie = lexikalisch-semantische Störung« als korrekt vorausgesetzt (zur Kritik, vgl. Heeschen, 1985). Es ist daher wichtig klarzustellen, daß die Hypothese einer generellen syntaktischen Störung in dieser globalen Form nicht mit den Befunden vereinbar ist.

4.3.6 Caplan et al.: Lexikalische Kategorien

Gewöhnlich wird angenommen, daß der Zugriff auf die Lexikoneinträge der Inhaltswörter bei Agrammatikern relativ ungestört ist. Wenn diese Annahme zutreffend ist, sollte den Patienten zumindest die im Lexikon gespeicherte syntaktische Information für die Satzverarbeitung zur Verfügung stehen. Genau dies ist der Kern der Hypothese von Caplan und Mitarbeitern (Caplan, 1983a, b, 1985; Caplan et al., 1985; Caplan & Futter, 1986). Die Forscher vermuten, daß die Patienten die lexikalische Kategorie der Inhaltswörter identifizieren können (Caplan, 1985) und auch über die Subkategorisierungsinformation verfügen (Caplan, 1983a). Nicht erfassen könnten die Patienten hingegen phrasale Kategorien wie NP, VP, PP usw. Die Repräsentationen, die die Patienten bei der Planung oder beim Hören einer Äußerung bildeten, bestünden daher lediglich in lexikalisch spezifizierten Folgen von lexikalischen Kategorien wie z.B. N-V-N, N-V-N-N oder A-N-V. Caplan et al. vermuten, daß die Patienten bei der Satzrezeption die Kategorien N, V und A aber quasi als Indikatoren für die Kategorien NP, VP und AP verwenden und dann auf dieser Basis die Zuordnung der thematischen Rollen vornehmen. Bei einer Folge wie N-V-N wiesen sie beispielsweise dem präverbalen Nomen gewöhnlich die Agens-Rolle und dem postverbalen Nomen die Thema-Rolle zu (Caplan, 1985 S. 137). Darüber hinaus tendierten die Patienten dazu, dem Nomen, das einen belebten Referenten bezeichnet, die Agens-Rolle zuzuweisen (Caplan, 1983b). Zusammengenommen habe dies zur Folge, daß die Patienten in Satzverständnisprüfungen bei Aktiv-Sätzen zwar bessere Leistungen als bei Passiv-Sätzen erbrächten, aber je nach Art der im Satz erwähnten Referenten durchaus auch Fehler beginnen. Anzumerken ist allerdings, daß Caplan (1983b) die Ergebnisse von Schwartz et al. (1980) in Wirklichkeit *nicht* erklärt, weil er für die Passiv-Sätze irrtümlich Werte ansetzt, die von den publizierten Ergebnissen von Schwartz et al. in einem für die Interpretation entscheidendem Maße abweichen, nämlich 68% (Caplan, 1983b S. 157) gegenüber 50,8% bei Schwartz et al. (1980 S. 254). Die empirische Evidenz für die Hypothese von Caplan und Mitarbeitern ist gegenwärtig noch gering. Zwar zeigen viele Untersuchungen, daß Aphasiker dazu neigen, der ersten NP des Satzes die Agens-Rolle zuzuweisen (vgl. 4.2.2), aber dies läßt sich auf vielerlei Arten deuten. Belege dafür, daß die Patienten tatsächlich die lexikalische Kategorie eines jeden Inhaltswortes erfassen und die damit verbundene syntaktische Information nutzen, gibt es noch nicht. Lediglich die Ergebnisse der Einzelfallstudie von Tyler (1985) lassen sich eindeutig als Stütze der Hypothese von Caplan et al. werten. Wie erwähnt, schien der Proband von Tyler – ganz wie nach Caplans Hypothese zu erwarten – die Subkategorisierungsinformation für den Aufbau lokaler Strukturrepräsentationen verwenden zu können, aber er schien nicht in der Lage zu sein, die »globale« syntaktische Struktur eines ganzen Satzes zu erfassen (vgl. 4.2.4). Zweifellos ist die Frage, ob Aphasiker die im Lexikon gespeicherte Information für die Satzverarbeitung verwenden können, für die Agrammatismusforschung von großer Bedeutung. Es ist das Verdienst von Caplan und Mitarbeitern, auf diese Frage aufmerksam gemacht zu haben.

4.3.7 Stemberger: Erhöhung der Abrufschwelle und des Rauschpegels

Stemberger (1984, 1985 a) geht bei seiner Analyse des Agrammatismus von einem »interaktiven Aktivationsmodell« aus (Stemberger, 1982, 1984, 1985 b). Die sprachliche Informationsverarbeitung erfolgt durch teilweise parallel stattfindende Aktivierung und Inhibition (= De-Aktivierung) von zahlreichen Einheiten (»units«), die sprachliche Wissensstrukturen repräsentieren. Die Einheiten sind auf verschiedenen Ebenen angeordnet, die verschiedene Arten sprachlichen Wissens repräsentieren. So gibt es beispielsweise eine Ebene mit syntaktischen Struktureinheiten (z.B. NP, VP), eine Ebene der lexikalischen Items (Open- und Closed-Class-Wörter), eine Ebene der Morpheme, eine Ebene der Phoneme und eine Ebene der phonetischen Merkmale. Jede Einheit ist zum einen mit all jenen Einheiten der darunterliegenden Ebene verbunden, die Bausteine für ihre Realisierung sind (z.B. lexikalisches Item »Hund« → entsprechende Phoneme), und zum anderen mit all jenen Einheiten der darüberliegenden Ebene, für die sie selbst als Baustein der Realisierung fungieren kann (z.B. lexikalisches Item »Hund« → alle syntaktischen Struktureinheiten, die N enthalten).

Jede Einheit besitzt ein gewisses Ruhepotential der Aktivation. Dieses variiert um einen Mittelwert, der umso höher liegt, je häufiger die Einheit in der Sprachverwendung ist. Die Varianz des Ruhepotentials der Aktivation bezeichnet Stemberger als Rauschen (»noise«). Wenn eine Einheit von irgendeiner Seite her aktiviert wird, aktiviert sie ihrerseits die Einheiten anderer Ebenen, mit denen sie verbunden ist, und de-aktiviert die Einheiten ihrer eigenen Ebene. Je stärker eine Einheit aktiviert ist, desto stärker ist die Aktivierung bzw. Inhibition, die von ihr ausgeht. Wenn eine Einheit von verschiedenen Seiten her gleichzeitig aktiviert bzw. inhibiert wird, so summieren sich die Effekte. Überschreitet der Aktivationsgrad einer Einheit eine bestimmte »Abrufschwelle«, kann die Einheit abgerufen werden.

Stemberger hat das Modell bisher nur für die Sprach*produktion* ausgearbeitet. Ausgehend vom Mitteilungsplan werden Struktureinheiten und lexikalische Einheiten aktiviert, und zwar umso stärker, je besser sie dem Mitteilungsziel semantisch und pragmatisch entsprechen. Von diesen Einheiten werden weitere Aktivierungs- und Inhibitionsprozesse nach den genannten Prinzipien in Gang gesetzt, wobei die Aktivierung einer Einheit auf einer unteren Ebene (z.B. phonologische Einheit) auch wieder Rückwirkungen auf die Ebene der Struktureinheiten und die lexikalische Ebene hat, weil jede aktivierte Einheit auch die zu ihr passenden Einheiten der darüberliegenden Ebenen aktiviert. So werden zahlreiche Elemente auf verschiedenen Ebenen aktiviert und zum Großteil auch wieder deaktiviert, bis schließlich ein stabiler Zustand erreicht ist, in dem nur noch einige Einheiten überschwellig aktiviert sind. Zumeist sind das Einheiten, die sich gegenseitig stark aktivieren, d.h. zueinander passen, und auch dem Mitteilungsplan gut entsprechen. Allerdings kann es aufgrund des unterschiedlichen Ruhepotentials der Einheiten und des Rauschens im System vorkommen, daß auf einer Ebene nicht diejenige Einheit den höchsten Aktivationsgrad hat und abgerufen wird, die vom Mitteilungsinhalt und/oder anderen Einheiten am stärksten aktiviert wurde, sondern eine andere Einheit, die eigentlich weniger stark aktiviert wurde (»Substitutionsfehler«).

Das Modell von Stemberger erscheint auf den ersten Blick viel zu komplex, um Vorsagen über das Resultat der Verarbeitung in konkreten Fällen zu erlauben. Stemberger hat aber in mehreren Untersuchungen gezeigt, daß aus seinem Modell eine Reihe nicht-trivialer Vorhersagen über die Systematik von Versprechern Sprach*gesunder* abgeleitet werden können, die den Ergebnissen empirischer Untersuchungen entschieden besser entsprechen als beispielsweise das zuvor skizzierte Modell von Garrett (vgl. Stemberger 1982, 1984, 1985 a, b).

Stemberger vermutet, daß der aphasische Agrammatismus auf einer Zunahme des Rauschens und einer allgemeinen Erhöhung der Abrufschwelle beruht. Er zeigt, daß eine solche Veränderung des Systems zwei Konsequenzen hat: (1) Auf jeder Ebene werden mit erhöhter Wahrscheinlichkeit die Einheiten abgerufen, die ein relativ hohes Ruhepotential besitzen, d. h. die hochfrequenten Einheiten. (2) Auf jeder Ebene ist die Wahrscheinlichkeit von Substitutionsfehlern erhöht.

Daß Broca-Aphasiker in der Spontansprache nur sehr einfache syntaktische Konstruktionen verwenden und daß ihnen bei der gelenkten Sprachproduktion Aktivsätze und A-N-Konstruktionen leichter fallen als Passivsätze und A-A-N-Konstruktionen, ist nach Stemberger ein Ausdruck der verstärkten Tendenz zum Abruf hochfrequenter Struktureinheiten. Auch die Unterrepräsentation von Verben in der Spontansprache von Agrammatikern führt Stemberger darauf zurück, daß diese Einheiten im Schnitt eine geringere Wortfrequenz als Substantive haben. Daß die Patienten bei Wortkärtchen-Sequenzierungsaufgaben die Verb-Mitte-Stellung bei SVO-Sätzen fast immer korrekt realisieren, ist ebenfalls der großen Gebräuchlichkeit dieser Struktur zuzuschreiben. Zu prüfen wäre allerdings noch, ob sich in analoger Weise auch die differenzierten Befunde von Kolk und van Grunsven (1985) zur Verb-Anfangs- und -Endstellung erklären lassen. Daß die Patienten häufig die NP des belebten, auffälligeren Referenten an die Spitze eines Satzes zu setzen, hat möglicherweise eine ähnliche Ursache wie die »shift errors« bei Hirngesunden: Das Item, das eigentlich als zweites Item produziert werden sollte, hat einen deutlich höheren Aktivationsgrad als das andere Item und wird daher unter der Bedingung erhöhten Rauschens fälschlicherweise früher als jenes abgerufen und als erstes produziert.

Stembergers Erklärung der morphologischen Besonderheiten agrammatischer Sprachproduktion weicht wesentlich von der anderer Autoren ab. Die Fehler, die man i. allg. als Auslassungen von Closed-Class-Elementen bezeichnet, sind nach Ansicht von Stemberger in Wirklichkeit zumeist Substitutionsfehler, und zwar auf der Ebene der syntaktischen Struktureinheiten. Anstelle der Struktureinheit, die für die Mitteilung eigentlich am besten geeignet wäre, aber im Sprachgebrauch nicht sehr üblich ist, wird eine weniger gut passende, aber hochfrequente Struktur abgerufen. Da im Englischen hochfrequente Strukturen mehrheitlich keine oder nur wenige Closed-Class-Elemente enthalten, sieht es dann so aus, als habe der Patient ein Closed-Class-Element ausgelassen. Bezeichnenderweise produzierten Agrammatiker in morphologisch reicheren Sprachen wie dem Deutschen, Russischen oder Italienischen oft flektierte Formen, und zwar diejenigen, die in der Sprache besonders häufig verwendet werden (im Deutschen z.B. die Verbform V-en). In derselben Weise ist die häufige Verwendung der Verbform V-ing bei englisch-sprachigen Agrammatikern zu verstehen (vgl. auch Lapointe, 1985). Stemberger (1985a) zeigt auf, daß auch die unterschiedliche Häufigkeit, mit der englischsprachige Patienten das Numerusflexiv (-s), das Kasusflexiv (-s) und die Verbendung (-s) der 3. Pers. Sing. Präs. auslassen, über dieses Prinzip erklärt werden kann.

Darüber hinaus ist nach Stemberger der semantische Gehalt eines Closed-Class-Elementes wichtig. Ein Element mit einem hohen semantischen Gehalt wird nämlich u. U. direkt vom Mitteilungsinhalt aktiviert und kann dann seinerseits die zu ihm passenden Struktureinheiten aktivieren, so daß die Wahrscheinlichkeit relativ hoch ist, daß die korrekte Struktur einschließlich der zugehörigen Closed-Class-Elemente abgerufen wird. Dies ist nach Stemberger der Grund dafür, warum den Patienten semantisch selegierte Präpositionen (z.B. »Peter steht *auf* dem Stuhl«) besser verfügbar sind als syntaktisch obligatorische Präpositionen (»Peter achtet *auf* das Feuer«; Friederici, 1982).

Welchen Besonderheiten agrammatischer Sprachproduktion kann die Hypothese *nicht* Rechnung tragen? Stemberger selbst räumt ein, daß der besondere Einfluß prosodischer Faktoren (vgl. 4.2.1) mit seiner Hypothese nicht erklärt werden kann und wohl einer zusätzlichen Störung im artikulatorisch-motorischen Bereich zugeschrieben werden muß. Ein zweites Problem für die Hypothese ist die Tatsache, daß die Äußerungen von agrammatischen Patienten häufig aus unvollständigen Wortgruppen oder gar einzelnen unverbundenen Wörtern bestehen. Nach Stembergers Hypothese sollten die Patienten zwar oft inadäquate, vor allem hochfrequente Strukturen verwenden, diese aber komplett realisieren. Denkbar wäre, daß die Patienten hin und wieder ein Wort nicht abrufen können, so daß eine Leerstelle in der Struktur zurückbleibt. Wie aber Kolk und van Grunsven (1985) zu Recht einwenden, wäre in solchen Fällen zu erwarten, daß aufgrund des erhöhten Rauschpegels eine andere lexikalische Einheit abgerufen und in die Leerstelle eingefüllt wird.

Anders als in den üblichen Stufenmodellen der Psycholinguistik (z.B. Bock, 1982; Garrett, 1980) wird in dem Modell von Stemberger die Sprachverarbeitung als interaktiver Prozeß dargestellt: Es wird angenommen, daß bei der Verarbeitung auf der einen Ebene (z.B. syntaktische Struktureinheiten) die *Zwischen*ergebnisse der gleichzeitig ablaufenden Verarbeitungsprozesse auf den anderen Ebenen (z.B. der lexikalischen Ebene) mitberücksichtigt werden. Für die verschiedenen Repräsentationsebenen werden also keine autonomen Verarbeitungskomponenten (»Modulen«) angesetzt. Nach Stemberger gibt es nur ein einziges integriertes sprachverarbeitendes System, das auf unterschiedliche Arten sprachlichen Wissens zurückgreifen kann und die entsprechenden Informationen miteinander verrechnet. Dieser Modellansatz impliziert, daß die Störung, die dem Agrammatismus zugrundeliegt, auch Beeinträchtigungen auf der Laut- und Wortebene zur Folge hat. Stemberger weist auf diese Konsequenz hin, beschäftigt sich aber nicht eingehender mit den Beeinträchtigungen auf den anderen Ebenen. Was die Wortebene angeht, so hat Stembergers Hypothese große Ähnlichkeit mit der in Abschnitt 5.3.2 dargestellten Hypothese von Zugangsstörungen, die sich ja als recht brauchbar erwies.

4.3.8 Linebarger, Marin, Saffran, Schwartz: Zuordnungsstörung (**Mapping-Deficit**)

Linebarger, Marin, Saffran und Schwartz diskutieren verschiedene Erklärungsmöglichkeiten für den aphasischen Agrammatismus (vgl. Linebarger et al., 1983a; Schwartz et al., 1985), präzisieren aber nur die Hypothese eines »Mapping-Deficit« (Linebarger et al., 1983a, b; Saffran, 1982; Saffran et al., 1980a, b; Schwartz et al., 1980, 1985). Im folgenden soll daher auch nur diese Hypothese dargestellt werden.

Nach der Hypothese eines »Mapping-Deficit« wird der aphasische Agrammatismus schon in einem sehr frühen Verarbeitungsschritt angelegt, nämlich bei der Übersetzung der konzeptuellen Repräsentation des Mitteilungsinhaltes in eine erste linguistische Repräsentation. Der Patient ist nicht mehr in der Lage, die *Struktur* des geplanten Mitteilungsinhalts in eine sprachliche Struktur abzubilden. Erhalten ist nur noch die Fähigkeit zur Herstellung von Referenz. So wird der geplante Mitteilungsinhalt Element für Element in eine sprachliche Repräsentation übertragen (»one-to-one mapping«, Saffran et al., 1980b). Die Äußerungen geben daher nicht mehr die gemeinten Relationen zwischen den Elementen wieder (Saffran et al., 1980a). Die Reihenfolge, in der die Inhaltswörter geäußert werden, hat nichts mit einer Verb-Argument-Struktur zu tun, sondern richtet sich nach allgemeinen kognitiven Prinzipien, beispielsweise danach, was konzeptuell oder wahrnehmungsmäßig hervorgehoben ist (Saffran et al., 1980a). Dies ist nach Ansicht der Forscher der Grund dafür, warum die Patienten bei der Beschreibung von Sachverhalten mit Hilfe von Wortkärtchen die Reihenfolge der NPs oft vertauschen. Zudem habe die Störung zur Folge, daß die Patienten zu dem vermehrten Gebrauch von Nomina (gegenüber Verben) neigten, denn diese seien für die Referenzierung am besten geeignet. Verben verwendeten die Patienten nur, um Tätigkeiten zu »benennen«, nicht um Relationen auszudrücken (Saffran, 1982). Die von englischsprachigen Agrammatikern sehr häufig verwendete

Verbform V-ing (z.B. »I – washing«) sei daher als Nominalform anzusehen (aber: Lapointe, 1985).

Die Störung betrifft aber nicht nur die Übertragung vom Nicht-Sprachlichen ins Sprachliche, sondern auch umgekehrt, die Übersetzung einer linguistischen Strukturrepräsentation in eine konzeptuelle Repräsentation. Letzteres sei die Ursache der Beeinträchtigungen beim Sprachverständnis. Auch hier bereite den Patienten speziell die Abbildung der strukturellen Aspekte Schwierigkeiten. Der Patient erfasse zwar, welche Inhalte im Satz genannt worden seien, nicht aber, welche Relationen zwischen ihnen ausgedrückt worden seien.

Als Beleg dafür, daß nicht die syntaktische Verarbeitung, sondern die Übertragung der korrekt erfaßten Satzstruktur in eine Bedeutungsstruktur gestört ist, verweisen die Autoren auf die Ergebnisse ihrer Untersuchung zur Grammatikalitätsbeurteilung (Linebarger et al., 1983a), die ihrer Ansicht nach zeigen, daß Agrammatiker mit beeinträchtigtem Satzverständnis durchaus in der Lage sind, die Grammatikalität von Sätzen zuverlässig zu beurteilen (vgl. Linebarger et al., 1983a; Schwartz et al., 1985). Dieses Argument ist allerdings wenig überzeugend. Wie in Abschnitt 4.2.4 ausführlich dargestellt wurde, sind die Leistungen, die Agrammatiker in dieser und in anderen Untersuchungen zur Grammatikalitätsbeurteilung erbrachten, schwerlich als »gut« oder »normal« zu bezeichnen. Es wäre aber ebenso falsch, die Fehler der Patienten bei diesen Aufgaben als Beleg *gegen* die Mapping-Deficit-Hypothese zu werten, denn es ist noch unerforscht, ob bei der Beurteilung der Grammatikalität das Satzverständnis tatsächlich keine Rolle spielt.

Als Evidenz für ihre Hypothese führen Schwartz et al. (1980, Saffran et al., 1980a) zum zweiten das »word order problem« von Agrammatikern an, das in der Vertauschung von Aktor und logischem Objekt bei Aufgaben mit semantisch reversiblen Sätzen zum Ausdruck kommt (für eine differenzierte Einschätzung vgl. 4.2.2). Nun kann das »word order problem« nicht ohne weiteres als eindeutiger Beleg für eine Zuordnungsstörung gewertet werden, da auch die Hypothesen einer syntaktischen Störung (z.B. Grodzinsky; Berndt & Caramazza; Caplan) eine Erklärung für dieses Problem anbieten. Aber es spricht für die Hypothese einer Zuordnungsstörung, daß ein ähnliches Wortfolge-Problem auch im lexikalischen Bereich festzustellen ist. Die Patienten begehen bei Wortverständnisprüfungen mit reversiblen Nomina Komposita (z.B. Reiz: »Fingerring«, Auswahlbilder: RINGFINGER, FINGERRING, RETTUNGSRING) weit mehr Fehler, als sich durch mangelndes Verstehen der Bedeutungen der einzelnen Komponenten erklären läßt (Kelter & Drews, 1984).

Wenn es zutrifft, daß Agrammatiker nur noch eine 1:1-Übersetzung zwischen sprachlicher Repräsentation und nicht-sprachlicher Repräsentation vornehmen, sollte die Interpretation der Wortfolge aber nicht das einzige Problem sein. Die Patienten sollten vielmehr generell dazu neigen, jedem Wort ein Konzept zuzuordnen und die Konzepte dann unverbunden nebeneinander stehen zu lassen. Tatsächlich gibt es einige Hinweise auf solche mangelhafte semantische Integration. Kelter und Drews (1984) stellten fest, daß Agrammatiker bei Wortverständnisprüfungen dazu tendieren, einem Nomen Kompositum *zwei* Konzepte als Bedeutung zuzuweisen, nämlich die Wortbedeutungen der einzelnen Komponenten des Kompositum. Für die Patienten bezeichnet ein »Fingerring« (tendenziell) einen Finger *und* einen Ring. Als Ausdruck dieser Tendenz läßt sich auch ein zunächst absonderlich erscheinendes Ergebnis von Scholes (1978; vgl. auch Heilman & Scholes, 1976) interpretieren. Bei Satz-Bild-Zuordnungsaufgaben mit ambigen Sätzen wie

(27) He showed the boy(')s horse shoes.
 A ZWEI SCHUHE WERDEN EINEM PFERD GEZEIGT
 B HUFEISEN WERDEN MEHREREN JUNGEN GEZEIGT

oder

(28) He showed her baby pictures.
 A EINEM BABY WERDEN BILDER GEZEIGT

B EINER FRAU WERDEN BABY-PHOTOS GEZEIGT

wählten Broca-Aphasiker bevorzugt die Abbildung A, während sich Hirngesunde und nicht-aphasische Hirngeschädigte häufiger für die Abbildung B entschieden. Offenbar faßten Broca-Aphasiker die beiden letzten Wörter des Satzes als Bezeichnung für zwei Referenten auf, während die sprachgesunden Probanden dazu neigten, die beiden letzten Wörter als Nomen Kompositum zu interpretieren und ihnen nur einen einzigen Referenten zuzuordnen.

Des weiteren kann es als Stütze für die Zuordnungshypothese gewertet werden, daß den Patienten Sätze mit Reflexivpronomina besondere Schwierigkeiten bereiten (Blumstein et al., 1983 Subtest 2; Linebarger et al., 1983a), denn eine Satzinterpretation nach der Regel »Zwei Wörter – zwei Konzepte« muß hier unweigerlich zu Fehlern führen.

Drittens schließlich könnten auch die Minderleistungen von Aphasikern im Token Test mit einer mangelnden semantischen Integration in Zusammenhang gebracht werden (vgl. auch De Renzi et al., 1978). Wenn die Patienten die semantischen Repräsentationen der einzelnen Inhaltswörter unintegriert stehen lassen (z.B. VIERECK, ROT, GROSS usw.), können sie nicht bestimmen, welche Plättchen jeweils gemeint sind, denn zu jeder Repräsentation passen mehrere Plättchen gleich gut. In einer Untersuchung von Naumann et al. (1980) wurde den Probanden u.a. eine Abwandlung des Token Test vorgegeben, bei der in den Abweisungen die beiden Angaben zur Größe und Form eines Plättchens jeweils durch ein einziges Wort – »Mann«, »Frau«, »Bube« oder »Mädchen« – ersetzt waren (z.B. anstelle von »... das große grüne Viereck...« nun »... den grünen Mann...«, anstelle von »... den kleinen blauen Kreis...« nun »... das blaue Mädchen...« usw.). Die Plättchen waren mit den entsprechenden Figuren beklebt. Die Aphasiker schnitten bei dieser Abwandlung erheblich besser als in der Standardversion des Token Test ab. Eine genauere Analyse zeigte, daß die Leistungsverbesserungen nicht allein durch die Erleichterung des Wortverständ-

nisses (»konkretere« Wörter) oder die Entlastung des Kurzzeitgedächtnisses bedingt sein konnten. Offenbar hatte die verbale Komplexbildung den Patienten einen Teil der Arbeit erspart, die ihnen sonst Schwierigkeiten bereitet, nämlich die Integration der semantischen Repräsentationen der einzelnen in der Anweisung genannten Wörter.

Die Hypothese einer Zuordnungsstörung macht eine Reihe von Befunden verständlich, zu denen sich aus anderen Hypothesen keine Aussagen ableiten lassen. Aber es ist nicht zu übersehen, daß sie an anderen Stellen versagt. Linebarger, Marin, Saffran und Schwartz räumen ein, daß ihre Hypothese keine Erklärung für den »morphologischen Agrammatismus« – die Auslassungen und Verwechslungen von Closed-Class-Elementen – anbietet. Er sei auf eine zusätzliche Störung, die vermutlich im phonologischen Bereich liege, zurückzuführen (Saffran, 1982; Saffran et al., 1980b; Schwartz et al., 1985, Fußnote 16). Mit dieser Zusatzannahme wird die empirische Prüfung der Hypothese entscheidend erschwert. Wird beispielsweise festgestellt, daß die Patienten bei einer Aufgabe beeinträchtigt sind, die keine Zuordnung zwischen sprachlichen und nicht-sprachlichen Repräsentationen verlangt, kann dies der noch unbekannten Zusatzstörung zugeschrieben werden. Die Hypothese einer Zuordnungsstörung kann nur noch durch Befunde in Frage gestellt werden, die zeigen, daß Agrammatiker bei einer Aufgabe, die eine Übersetzung zwischen sprachlicher und nicht-sprachlicher Struktur verlangt, *un*beeinträchtigt sind. Gibt es solche Befunde? Zurif (1984; vgl. auch Cooper & Zurif, 1983) verweist auf ein Untersuchungsergebnis von Danly und Shapiro (1982), die feststellten, daß Broca-Aphasiker bei kurzen Äußerungen einen völlig normalen Abfall der Grundfrequenz F(0) vom ersten bis zum letzten Wort zeigen (aber: Cooper et al., 1984). Dies beweise, daß die Äußerungen der Patienten supralexikalisch konzipiert seien. Zugunsten von Linebarger et al. ist dagegen zweierlei einzuwenden: Zum einen war der Untersuchungsgegenstand von Danly und Shapiro (1982) das laute *Lesen*, und von diesem kann sicherlich nicht ohne weiteres auf die Planung von Äußerungen bei der freien Sprachproduktion geschlossen werden. Zum zweiten wird mit der Hypothese einer Zuordnungsstörung nicht behauptet, daß die Patienten immer nur die Äußerung eines einzigen Wortes planen, sondern daß die Reihenfolge der geäußerten Wörter nichts mit den semantischen Relationen zwischen den Elementen zu tun hat. Die Veränderung von F(0) ist bestenfalls ein Indikator dafür, welche Elemente der Äußerung als zusammengehörig geplant wurden, nicht aber, welche Relationen zwischen den Elementen mental repräsentiert wurden.

Ein Einwand von Kolk und van Grunsven (1985) erscheint demgegenüber berechtigt. Die Autoren weisen darauf hin, daß die Leistungen vieler Agrammatiker beim Verstehen und Produzieren von semantisch reversiblen Sätzen durchaus über dem Zufallsniveau liegen und die Störung demnach nicht in dem Verlust irgendeiner Zuordnungsfähigkeit bestehen kann. Ähnlich wie die Hypothesen einer syntaktischen Störung müßte die Hypothese von Linebarger et al. dahingehend abgeändert werden, daß der Schweregrad der Störung unterschiedlich sein kann und daß die Wahrscheinlichkeit dafür, daß die Übersetzung eines strukturellen Aspekts gelingt, interindividuell variiert.

4.3.9 Kolk et al.: Veränderung der zeitlichen Parameter der Verarbeitungsprozesse und Adaptation

Ähnlich wie Stemberger (1984) vertreten Kolk, van Grunsven und Keyser (1985; Kolk & van Grunsven, 1985) die Ansicht, daß die Ursache der Broca-Aphasie eine *graduelle* Veränderung der Prozesse der Aktivierung sprachlichen Wissens ist. Sie halten dabei aber die *zeitlichen* Parameter für entscheidend. Es sei davon auszugehen, daß die Aktivierung eines Wissenselementes eine gewisse Zeit benötige und die Aktivation auch nur für eine begrenzte Zeit anhalte. Viele Satzelemente könnten aber nicht isoliert spezifiziert werden (z.B. Flexive, Artikel) und würden nur verfügbar, wenn sie durch Informationen verschiedener Art gleichzeitig aktiviert würden (z.B. Artikel: Kasus und Genus). Es sei daher für die Sprachproduktion und -rezeption von größter Bedeutung, daß die Elemente zur richtigen Zeit und auch hinreichend lange aktiviert würden. Kolk et al. vermuten, daß genau hier die Störung der Agrammatiker liegt. Zwei Möglichkeiten seien denkbar: eine zu geringe Aktivierungsgeschwindigkeit (»decrease in activation rate«) und ein zu schneller Verfall der Aktivation (»increase of decay rate«). Das eine wie das andere habe zur Folge, daß die Elemente oft nicht zu dem Zeitpunkt aktiviert seien, zu dem sie für die Weiterverarbeitung benötigt würden.

Nach dieser Hypothese hängt die Leistung bei der Sprach*rezeption* wesentlich von der Aufgabenstellung ab. Die Patienten können relativ gute Leistungen erbringen, wenn nur eine kurze Wortsequenz für kurze Zeit mental komplett repräsentiert sein muß. Zu solchen Aufgaben gehört nach Ansicht von Kolk und van Grunsven (1985 S.372) die Grammatikalitätsbeurteilung. Gewöhnlich könne die Verarbeitung hier rasch durchgeführt werden, weil keine semantische Interpretation erarbeitet werden müsse. Außerdem könne die Regelverletzung oft schon früh im Verarbeitungsprozeß entdeckt werden. Gute Leitungen seien selbstverständlich auch bei Satzverständnisaufgaben mit semantisch nicht-reversiblen Sätzen zu erwarten, weil sich bei ihnen die Satzbedeutung oft schon aus den Inhaltswörtern erschließen lasse. Bei Satz-Bild-Zuordnungsaufgaben mit semantisch reversiblen Sätzen sei hingegen eine syntaktische Analyse unabdingbar. Zudem müsse die Repräsentation der Satzstruktur für eine gewisse Zeit verfügbar gehalten werden, um die zugehörige Abbildung unter den Auswahlbildern herauszusuchen. Damit seien die Patienten überfordert. Es sei denkbar, daß sie versuchten, wenigstens einen Teil des Satzes – zumindest den Anfang – syntaktisch zu analysieren. Dies könne der Grund dafür sein, daß die Patienten bei Aktivsätzen mit kanonischer Konstituentenfolge relativ gute Leistungen, bei Aktivsätzen mit topikalisierter Konstituentenfolge und bei Passivsätzen hingegen schlechte Leistungen zeigten (Kolk & Friederici, 1985).

Das primäre Interesse von Kolk et al. gilt der Sprach*produktion*. Für die Sprachproduktion sei entscheidend, wie der Patient mit seiner Störung umgehe. Es gebe zwei Strategien:

(1) Korrektive Adaptation: Wenn aufgrund der Aktivationsstörung der Satzplan zerfällt, bevor alle notwendigen Morpheme ausgewählt und ihre Reihenfolge festgelegt werden konnte, versucht der Patient, den Plan neu zu erstellen oder die bruchstückhafte Repräsentation zu reparieren. Die Folge sind eine verlangsamte Sprechgeschwindigkeit, viele Pausen, mehrfache falsche Starts und alle Anzeichen erhöhter Sprachanstrengung.

Die korrektive Adaptation ist unter kommunikativen Gesichtspunkten nicht optimal. Die langsame und mühsame Sprechweise erfordert große Geduld vom Gesprächspartner. Viele Aphasiker wählen daher – zumindest in der alltäglichen Gesprächssituation – eine andere Strategie:

(2) Präventive Adaptation: Der Patient versucht, die für ihn schwierigen Sprachverarbeitungsprozesse zu vermeiden, indem er bereits bei der Planung der Äußerung, auf der vorsprachlichen Mitteilungsebene, die Informationen so auswählt und zusammenstellt, daß sie durch kurze Sätze oder elliptische Formen ausgedrückt werden können. Das Ergebnis ist der Telegrammstil. Nach Kolk et al. (1985) handelt es sich dabei um einen Sprachstil, den jeder Mensch neben seiner normalen Sprache beherrscht und in bestimmten Situationen auch spontan verwendet, beispielsweise, wenn er Fragen elliptisch beantwortet (»Was tut Fritz?« – »Kaffee trinken«) oder den Kern einer Nachricht möglichst knapp angeben will. Auf der Mitteilungsebene werden nur die für den jeweiligen kommunikativen Zweck unbedingt notwendigen Propositionen ausgewählt, und von diesen wiederum nur die wichtigsten Elemente. Alles andere wird »gestrichen«.

Die Folge ist, daß in der Sprachproduktion Closed-Class-Elemente, Inhaltswörter und sogar ganze Propositionen ausgelassen werden. Diese Auffassung wird durch den bereits erwähnten Befund von Wagenaar et al. (1975) gestützt, nach dem die Häufigkeiten der Auslassung von Funktionswörtern und Inhaltswörtern positiv miteinander korrelieren. Da Closed-Class-Elemente aber i. allg. für die Kommunikation weniger wichtig sind als Inhaltswörter, werden sie häufiger als jene ausgelassen. Hinzu kommt, daß auf der Mitteilungsebene oftmals gar nicht die Strukturen ausgewählt werden, die Closed-Class-Elemente erforderlich machen. Beispielsweise werden Konjunktionen vermutlich unter anderem deshalb sehr selten verwendet, weil auf der Mitteilungsebene fast nie die entsprechenden Propositonskomplexe gebildet werden (Kolk et al., 1985).

Die Veränderungen auf der Mitteilungsebene sind auch der Grund dafür, daß Agrammatiker häufig die Verbform V-ing (im Englischen) bzw. V-en (im Deutschen) verwenden: Wenn von einer Proposition der Aktor und die Zeitangabe gestrichen wurden, aber die Information über die Tätigkeit mitgeteilt werden soll, wird eine Form benötigt, die eine Tätigkeit als solche, ohne Bezug zu einem Handelnden oder zum Zeitaspekt, bezeichnet. Exakt dies ist das Gerundium bzw. der Infinitiv. Als Beleg dafür, daß die Äußerungen der Agrammatiker tatsächlich durch eine spezielle Mitteilungsplanung bedingt sind und nicht die Reste von ursprünglich auf Vollständigkeit hin angelegten normalen Sätzen sind, verweisen Kolk et al. auf die besondere Wortfolge der Syntagmen: Während bei einem einfachen holländischen (oder deutschen) Satz das direkte Objekt und ggf. das Adverb nach dem finiten Verb steht (z. B. »Fritz trinkt Kaffee.«, »Die Kinder essen schnell.«), werde das eine wie das andere von den Patienten *vor* dem Verb produziert (z. B. »Kaffee trinken.«, »Schnell essen.«). Dies ist genau die Form, die bei einer elliptischen Äußerung korrekt ist (z. B. »Was macht Fritz?« – »Kaffee trinken.«, »Schnell essen.«). Gegen diese Interpretation läßt sich einwenden, daß die Äußerungen durchaus Bruchstücke eines »normalen« Satzes, nämlich einer Konstruktion mit einem Modalverb oder eines Nebensatzes, sein könnten (z. B. »Fritz will *Kaffee trinken*, während die Kinder *schnell essen*.«). Eindeutig gestützt wird die Interpretation von Kolk et al. aber durch die Tatsache, daß die Umstellung ebenfalls bei *englisch*sprachigen Aphasikern beobachtet wurde (z. B. »wood handling« bei Myerson & Goodglass, 1972; vgl. aber Scholes, 1982). Für die Vermutung, daß der Agrammatismus schon auf einer sehr frühen Verarbeitungsstufe angelegt wird, spricht auch, daß die Reihenfolge der NPs in einfachen Aktiv- und Passiv-Sätzen nach semantisch-pragmatischen Gesichtspunkten bestimmt ist und daß anstelle von Komparativkonstruktionen manchmal zwei nebengeordnete Sätze produziert werden (vgl. 4.2.1). In das Bild paßt auch das Ergebnis von de Villiers (1978), daß die Patienten diejenigen Konstruktionen vergleichsweise selten verwenden, die die Produktion eines Closed-Class-Elementes erfordern würden, das ihnen besonders schwer fällt. Nicht zuletzt wird die »strategische« Komponente auch in Heeschens (1985) Befund deutlich, nach dem Agrammatiker in Situationen, in denen die Verwendung von Closed-Class-Elementen unter pragmatischen Gesichtspunkten unerläßlich ist, solche Elemente häufiger verwenden als in anderen Gesprächssituationen.

Die Hypothese von Kolk und Mitarbeitern macht viele Besonderheiten agrammatischer Spontansprache verständlich, die sonst unklar bleiben. Inwieweit sie auch die Ergebnisse von Untersuchungen mit restringierten Sprachproduktionsaufgaben, wie Goodglass et al. sie verwendeten (vgl. 4.2.1), erklären kann, ist allerdings offen. Kolk et al. vermuten, daß viele Patienten nicht einmal bei Aufgaben, bei denen die Zieläußerung weitgehend festgelegt ist, die präventive Adaptation völlig aufgeben. Möglicherweise beruhen die Leistungen der Patienten bei solchen Aufgaben also auf einer »Mischung« von korrektiver und präventiver Adaptation. Präzise Vorhersagen der Leistungen der Patienten dürften dann schwierig sein.

Es gibt wohl kaum einen Aphasiologen, der daran zweifelt, daß Broca-Aphasiker ihre Behinderung registrieren und versuchen, Schwierigkeiten so weit als möglich zu vermeiden. Die Hypothese von Kolk et al. ist attraktiv, weil sie einen Weg zu einer systematischen Erforschung kompensatorischer Strategien aufweist. Sie hat jedoch erhebliche Implikationen für die Auffassung vom Ziel und vom Nutzen der Agrammatismusforschung. Da es sich nach Kolk et al. bei der präventiven Adaptation um einen störungs*unspezifischen* Sprachstil handelt, der von den Patienten mehr oder weniger »freiwillig« gewählt wird, kann der Agrammatismus bei Patienten mit ganz unterschiedlichen Störungen vorkommen. Die Charakteristika agrammatischer Äußerungen reflektieren demnach nicht die Eigenart der zugrundeliegenden Störung. Die Untersuchung des Agrammatismus ist daher für diagnostische Zwecke wertlos. Die Agrammatismusforschung hat aber auch für die kognitive Theorienbildung kaum noch einen Nutzen: Wenn der aphasische Agrammatismus Ausdruck einer störungsunspezifischen kompensatorischen Strategie ist, können aus dem Leistungsmuster der Patienten keine Rückschlüsse darauf gezogen werden, welche Verarbeitungskomponenten normalerweise beim Sprechen und Sprachverstehen mitwirken. Bestenfalls könnte die Agrammatismusforschung Aufschluß über die kognitiven Grundlagen der elliptischen Sondersprache geben. Da die Sondersprache aber unter bestimmten Umständen auch von Hirngesunden verwendet wird, wäre die Agrammatismusforschung nicht einmal unter diesem Gesichtspunkt unbedingt erforderlich.

4.3.10 Beeinträchtigungen der kurzfristigen Speicherung

Broca-Aphasiker (und Patienten mit anderen Aphasieformen) sind im wörtlichen Behalten von Sätzen beeinträchtigt (Caramazza et al., 1978; Ostergaard, 1984; Ostrin & Schwartz, 1986) und schneiden sogar bei Aufgaben zum Behalten von unstrukturierten Wortlisten schlechter ab als rechts- oder linkshemisphärisch geschädigte Probanden ohne Aphasie (z.B. De Renzi & Nichelli, 1975; Kim, 1976; Mager, 1988). Zwischen der reduzierten Gedächtnisspanne und Beeinträchtigungen im Satzverstehen besteht bei aphasischen Probanden ein signifikanter korrelativer Zusammenhang (Heilman et al., 1976; Mager, 1988).

Es ist eine übliche Annahme in der psycholinguistischen Forschung, daß beim Satzverstehen die gehörten Wörter für eine kurze Zeit gespeichert werden müssen, um eine syntaktische Analyse zu ermöglichen (vgl. Clark & Clark, 1977). So stellt sich die Frage, ob die Beeinträchtigungen des Sprachverständnisses von Broca-Aphasikern durch ihr mnestisches Defizit bedingt sein könnten. Für die *Leitungsaphasie* wurde eine solche Hypothese bereits formuliert und in mehreren empirischen Untersuchungen erprobt (z.B. Caramazza et al., 1981; Friedrich et al., 1985; Saffran & Marin, 1975). In bezug auf die *Broca-Aphasie* wurden zwar gelegentlich ähnliche Vermutungen geäußert (z.B. De Renzi & Nichelli, 1975; Goodglass et al., 1970; Heilman et al., 1976; Linebarger et al., 1983a), aber kaum empirische Untersuchungen durchgeführt. Dabei ist es eigentlich naheliegend, die Hypothese zur Leitungsaphasie für die Broca-Aphasie zu übernehmen, da in allen Untersuchungen zur Sprachrezeption Leitungs- und Broca-Aphasiker sehr ähnliche Leistungen zeigten.

Die Hypothese, daß Broca-Aphasiker aus demselben Grund wie Leitungsaphasiker im Satzverständnis beeinträchtigt sind, hat aber einen Nachteil. Da die Sprachproduktion von Leitungsaphasikern nicht agrammatisch ist, könnte der Agrammatismus von Broca-Aphasikern nicht auf dieselbe Störung wie die Beeinträchtigungen des Satzverständnisses zurückgeführt werden, sondern müßte einer zusätzlichen Störung zugeschrieben werden. Die Annahme, daß der Agrammatismus und die Beeinträchtigungen des Satzverständnisses bei Broca-Aphasikern nur aus hirnanatomischen Gründen miteinander assoziiert sind, ist zwar durchaus mit den vorliegenden Befunden zu vereinbaren (vgl. 4.3.1), aber vielen Aphasiologen erscheint die Annahme eines funktionellen Zusammenhangs doch so viel plausibler, daß sie die Hypothese einer »zentralen«, sprachsystematischen Störung für die Broca-Aphasie vorziehen (z.B. explizit Caramazza et al., 1981 S. 263). Damit ist das Problem aber nicht gelöst – die Frage des Zusammenhangs zwischen mnestischen und sprachlichen Beeinträchtigungen ist weiterhin ungeklärt. Es ist durchaus nicht ohne weiteres einsichtig, warum Leitungsaphasiker im Satzverständnis wegen ihres mnestischen Defizits beeinträchtigt sein sollen, während Broca-Aphasiker bei Satzverständnisprüfungen *nicht* wegen ihres mnestischen Defizits, sondern »statt dessen« wegen einer sprachsystematischen Störung Minderleistungen erbringen sollen. Offensichtlich ist es notwendig, die Art des mnestischen Defizits genauer zu untersuchen. Wenn das mnestische Defizit von Broca- und Leitungsaphasikern von der gleichen Art ist, muß die Hypothese eines mnestischen Defizits als Ursache der Beeinträchtigungen der Satzrezeption für beide Aphasiesyndrome in Betracht gezogen werden oder für beide Syndrome abgelehnt werden. Wenn das mnestische Defizit hingegen von unterschiedlicher Art ist, können für die beiden Aphasiesyndrome unterschiedliche Hypothesen über den Zusammenhang zwischen Beeinträchtigungen des Kurzzeitgedächtnisses, der Sprachrezeption und der Sprachproduktion formuliert werden.

Bedauerlicherweise gibt es kaum Untersuchungen, in denen die Behaltensleistungen von Broca-Aphasikern und Leitungsaphasikern verglichen wurden. Wir werden daher die Frage nach der Art des mnestischen Defizits und seiner möglichen Bedeutung für die Sprachrezeption und -produktion für die beiden Aphasiesyndrome getrennt untersuchen. Wir beginnen mit der Leitungsaphasie, zu der weit mehr Untersuchungsergebnisse vorliegen, die für unsere Frage relevant sind, als zur Broca-Aphasie.

Leitungsaphasie

Warrington und Shallice (1969) waren die ersten, die die Hypothese einer mnestischen Beeinträchtigung als Ursache der Leitungsaphasie aufstellten. Sie gingen von der damals in der Gedächtnispsychologie üblichen Auffassung aus, daß es sich bei dem Kurzzeitgedächtnis um einen Speicher mit einer begrenzten Zahl von sequentiell geordneten Speicherplätzen für verbal-akustisch kodierte Reizinformation handelt (vgl. Atkinson & Shiffrin, 1968). Ihre Hypothese war, daß bei der Leitungsaphasie die Zahl der Speicherplätze des Kurzzeitgedächtnisses reduziert ist.

Inzwischen sind die allgemeinpsychologischen Modellvorstellungen zum Kurzzeitgedächtnis erheblich differenzierter geworden (vgl. Baddeley, 1986; Broadbent, 1984; Klapp et al., 1983; Monsell, 1984). Neben mehreren anderen Gedächtniskomponenten wird aber immer noch ein System ähnlich dem von Atkinson und Shiffrin (1968) postulierten Speicher angesetzt: In diesem System, das wir »PHO-System« nennen wollen, wird verbal-akustische Information automatisch registriert. Unter normalen Umständen können etwa fünf bis sechs Wörter gleichzeitig repräsentiert werden, wobei auch die Reihenfolge, in der die Items gehört wurden, vermerkt wird (Richardson, 1984). Kennzeichnend für das System ist der sog. negative phonematische Ähnlichkeitseffekt. Die Leistung sinkt dramatisch ab, wenn die Wörter, die behalten werden sollen, einander phonematisch ähnlich sind. Zum zweiten wird gewöhnlich ein visuelles Kurzzeitgedächtnis angenommen, dem eine Kapazität von zwei bis drei Items zugeschrieben wird. Wir wollen das System »VIS-System« nennen. Drittens wird ein System postuliert, das für die Artikulation relevant ist. Wir wollen es »ART-System« nennen. Mit Hilfe dieses Systems kann die Information von schriftlich gebotenen Wörtern in das PHO-System übertragen werden, das aufgrund seiner vergleichsweise großen Kapazität für das kurzzeitige Behalten am günstigsten ist. Wir wollen diese Umkodierung als VIS-ART-PHO-Schleife bezeichnen. Das ART-System wirkt darüber hinaus beim subvokalen Memorieren (»rehearsal«) mit, durch das die Information des PHO-Systems aufgefrischt wird. Man nimmt an, daß dabei die Information des PHO-Systems zunächst in das ART-System übertragen wird, um dann umgekehrt wieder neu in das PHO-System eingegeben zu werden. Wir wollen diese Artikulationsschleife als PHO-ART-PHO-Schleife bezeichnen. Ist das ART-System belegt, weil bei der Aufgabe beispielsweise eine artikulatorische Nebentätigkeit durchgeführt werden muß (z.B. eine sinnfreie Silbe fortwährend leise gesprochen werden muß), können die VIS-ART-PHO-Umkodierung und die PHO-ART-PHO-Schleife nicht durchgeführt werden. Die meisten Modelle sehen auch eine Möglichkeit zur kurzzeitigen Speicherung semantischer Information vor. Über die Speicherung ist aber noch wenig bekannt. Häufig wird sie einem »Rest-System« zugeschrieben, das in erster Linie für die Steuerung der Verarbeitung zuständig ist und nur eine geringe Speicherkapazität besitzt.

Die vorliegenden Untersuchungsergebnisse zum Kurzzeitgedächtnis von Leitungsaphasikern stützen die Hypothese von Warrington und Shallice (1969) insofern, als sie auf eine Störung des PHO-Systems hindeuten: Leitungsaphasiker sind bei der Aufgabe, mehrere Wörter in derselben Reihenfolge zu reproduzieren, in der sie vom Versuchsleiter vorgesprochen wurden, erheblich beeinträchtigt. Ihre Gedächtnisspanne beträgt ein bis zwei Items, während die Gedächtnisspanne von nicht-aphasischen Probanden etwa fünf bis sechs Items umfaßt. Die Ergebnisse sind nicht wesentlich anders, wenn der Proband anstelle einer lautsprachlichen Reproduktion die Referenten der Wörter, die der Versuchsleiter vorgesprochen hat, in einer Vorlage in der korrekten Reihenfolge zeigen soll (z.B. Basso et al., 1982; Friedrich et al., 1984; Heilman et al., 1976; Tzortzis & Albert, 1974; Warrington & Shallice, 1969).

Bei visuell-schriftlicher Darbietung der Wörter beträgt die Gedächtnisspanne etwa zwei bis drei Items (z.B. Basso et al., 1982; Caramazza et al., 1981; Heilman et al., 1976; Tzortzis & Albert, 1974; Warrington et al., 1971; Warrington & Shallice, 1969). Dies entspricht ziemlich genau der Gedächtnisspanne von Hirngesunden unter Bedingungen, unter denen visuell gebotene Information allein im VIS-System gespeichert werden kann, weil eine Speicherung im PHO-System nicht möglich ist (z.B. Zhang & Simon, 1985). Bei Leitungsaphasikern scheint also das VIS-System intakt zu sein, das PHO-System hingegen gestört. Einige andere Befunde stützen diese Hypothese. Anders als bei Hirngesunden findet sich für Leitungsaphasikern bei *visueller* Listendarbietung *kein* phonematischer Ähnlichkeitseffekt (Vallar & Baddeley, 1984), *keine* Leistungsreduktion bei gleichzeitiger artikulatorischer Nebentätigkeit (Vallar & Baddeley, 1984), *kei-*

ne Leistungsverbesserung bei gleichzeitiger lautlicher Benennung der Stimuli (Saffran & Marin, 1975) und auch *keine* Tendenz zu sogenannten akustischen Verwechslungsfehlern (Warrington & Shallice, 1972).

Verschiedentlich wurde die Ansicht geäußert, daß Leitungsaphasiker bei auditiver Listendarbietung nicht den üblichen Recency-Effekt (= vergleichsweise gutes Behalten der letzten ein bis drei Items einer Liste) zeigen sollten, wenn sie im PHO-System gestört sind. Viele, aber nicht alle empirischen Ergebnisse entsprechen dieser Erwartung (z.B. Basso et al., 1982; Caramazza et al., 1981; Martin, 1987; Saffran & Marin, 1975; Shallice & Warrington, 1970; Warrington et al., 1971). Nach Befunden an Hirngesunden ist allerdings fraglich, ob der Recency-Effekt allein dem PHO-System zuzuschreiben ist (vgl. Coltheart, 1984).

Ein Patient, dem eine effektive Speicherung im PHO-System nicht möglich ist, wird vermutlich versuchen, die gebotenen Items in anderer Form zu speichern, beispielsweise semantisch oder vorstellungsmäßig. Dazu paßt der Befund, daß Leitungsaphasiker Wörter mit »konkreter« Bedeutung besser behalten können als Wörter mit »abstrakter« Bedeutung (Allport, 1984; Warrington et al., 1971) und Inhaltswörter besser als Funktionswörter oder sinnfreie Lautfolgen (Caramazza et al., 1981; Friedrich et al., 1984; Saffran & Marin, 1975; Strub & Gardner, 1974; aber: Allport: 1984). Da der Aufbau präziser semantischer oder vorstellungsmäßiger Repräsentationen wahrscheinlich Zeit kostet, ist auch verständlich, daß die Patienten bessere Leistungen erbringen, wenn eine Wortliste besonders langsam dargeboten wird (Strub & Gardner, 1974; Warrington & Shallice, 1969).

Worin könnte die Störung des PHO-Systems bestehen? Das System ist offensichtlich nicht völlig zerstört, denn die auditive Gedächtnisspanne beträgt immerhin 1–2 Items. Zudem fanden Vallar und Baddeley (1984) bei ihrer Patientin einen negativen phonematischen Ähnlichkeitseffekt. Daß nur die Reihenfolge-Information nicht gespeichert werden kann (Tzortzis & Albert, 1974), ist unwahrscheinlich, da die Patienten auch bei Aufgaben schlechte Leistungen zeigen, bei denen die Reihenfolge der Items nicht behalten werden muß (z.B. Caramazza et al., 1981; Shallice & Warrington, 1974). Plausibler erscheint die Hypothese von Warrington und Shallice (1969), daß die Zahl der Speicherplätze des PHO-Systems reduziert ist. Allerdings ist mit dieser Hypothese nicht erklärbar, warum sich die Leistungen von Leitungsaphasikern bei Satzverständnisprüfungen *verschlechtern*, wenn die Pausen zwischen den Wörtern des Stimulus-Satzes verlängert werden (Blumstein et al., 1985). Bei einer Reduktion der Speicherplätze kann zwar die Anzahl der Wörter eines Satzes oder die syntaktische Komplexität besonders relevant sein, kaum aber die Darbietungsgeschwindigkeit. Bestenfalls könnte man erwarten, daß die Verlangsamung der Darbietung wie bei Wortlisten einen *positiven* Effekt hat, weil sie die Bildung semantischer oder vorstellungsmäßiger Kodes für die Inhaltswörter zuläßt. Daß die Verlängerung der Pausen einen negativen Effekt hat, kann als Hinweis darauf verstanden werden, daß die Repräsentationen der Wörter des Satzes bei den Patienten vielleicht zu »kurzlebig« sind. Möglicherweise sind bei der normalen Darbietungsgeschwindigkeit zumindest noch einige der Wörter gleichzeitig im PHO-System repräsentiert, die gemeinsam syntaktisch ausgewertet werden müssen, während bei der verlangsamten Darbietungsgeschwindigkeit eine Wortrepräsentation in vielen Fällen schon nicht mehr verfügbar ist, wenn sie wenig später mit einem nachfolgenden Satzelement gemeinsam verarbeitet werden muß. Wenn diese Vermutung richtig ist, muß die Hypothese von Warrington und Shallice (1969) umformuliert werden: Nicht der Speicherplatz des PHO-Systems ist reduziert, sondern die Repräsentationen, die das PHO-System bildet, zerfallen zu schnell.

Eine solche Störung hat für das Satzverständnis ansonsten praktisch dieselben Konsequenzen wie für die von Warrington und Shallice (1969) postulierte Reduktion der Speicherkapazität. Caramazza et al. (1981) beschreiben die Folgen prägnant: Dem Patienten ist beim Hören eines Satzes immer nur ein kleiner Ausschnitt des Satzes wörtlich präsent. Er blickt quasi durch ein »schmales Fenster« auf den Satz (Caramazza et al., 1981 S. 265; vgl. auch Friedrich et al., 1985; Saffran & Marin, 1975). Da die mnestische Beeinträchtigung aber nur die lautliche Form der Wörter betrifft, kann der Patient die Bedeutung der einzelnen Inhaltswörter durchaus erfassen und in beschränktem Maße auch für kurze Zeit speichern. Dies erklärt, warum Leitungsaphasiker bei Aufgaben mit kurzen Sätzen, deren Bedeutung sich aus der Bedeutung der einzelnen Inhaltswörter erschließen läßt, relativ gut abschneiden, aber bei Aufgaben mit komplexen oder semantisch reversiblen Sätzen versagen (Caramazza et al., 1981; Heilman et al., 1976). Da die meisten Funktionswörter und Affixe nur einen geringen oder gar keinen semantischen Gehalt haben, ist bei diesen Satzelementen normalerweise die Speicherung der lautlichen Form im PHO-System besonders wichtig. Es ist daher nicht verwunderlich, daß Patienten mit einer Störung des PHO-Systems die Information solcher Elemente oft nicht zur Satzinterpretation nutzen können (Friedrich et al., 1985). Ihre Neigung zu einer Satzinterpretation nach dem Aktor-Zuerst-Prinzip könnte dann als Ausdruck des Bestrebens angesehen werden, jedes Wort (auch das erste Wort des Satzes) möglichst schnell semantisch zu interpretieren und nicht abzuwarten, welche Funktion ihm im ganzen Satz zugewiesen wird.

Gegen die Hypothese einer mnestischen Störung als Ursache der Leitungsaphasie ist eingewendet worden, daß sie die phonematischen Paraphasien der Patienten nicht erklären kann. Viele Autoren halten es daher für wahrscheinlicher, daß bei der Leitungsaphasie eine genuine Sprachstörung im phonologischen oder phonetischen Bereich vorliegt (vgl. die Übersichten von Green & Howes, 1977 und Caramazza et al., 1981). Die Hypothesen lassen sich aber miteinander verbinden, wenn man das PHO-System nicht als separate Kurzzeitgedächtnis-Komponente auffaßt, sondern als dasjenige System, das bei der Sprachproduktion und -rezeption für die Erfassung und mentale Repräsentation phonologischer Information sorgt (vgl. auch Allport, 1984; Friedrich et al., 1984). Die kurzzeitige Speicherung von verbal-akustischer Information besteht nach diesem Theorieansatz darin, daß eine phonologische Repräsentation, die von diesem System zu einem Wort gebildet wurde, für einige Zeit erhalten bleibt. Die mnestischen Beeinträchtigungen von Leitungsaphasikern und ihre phonematischen Unsicherheiten sind dann als Ausdruck ein und derselben phonologischen Störung aufzufassen: Die phonologischen Repräsentationen sind ungewöhnlich fragil – sie zerfallen zu schnell.

Um diesen Erklärungsansatz zu präzisieren, wollen wir für das PHO-System eine analoge Struktur wie für das in Kapitel 3 dargestellte lexikalisch-semantische System (vgl. 3.5.1) ansetzen. Wir nehmen an, daß das PHO-System aus einer großen Zahl von phonologischen Einheiten besteht, die von anderen psychischen Verarbeitungssystemen oder durch innerphonologische Prozesse aktiviert und de-aktiviert werden können. Ein Lexikoneintrag ist ein Ensemble von phonologischen Einheiten, die in der Vergangenheit häufig zur gleichen Zeit aktiviert waren, so daß sie nun eng miteinander assoziiert sind und sich gegenseitig stark aktivieren. Wenn eine hinreichend große Zahl der Komponenten eines Ensembles von außen aktiviert wird, werden die restlichen Komponenten des Ensembles durch innerphonologische Prozesse ebenfalls aktiviert (vgl. »phonemic restoration effect«). Der Zusammenhalt der Komponenten eines Ensembles, das ein häufig verwendetes Wort repräsentiert, ist größer als der eines Ensembles, das ein Wort geringer Frequenz repräsentiert. Wenn es richtig ist, daß die PHO-Repräsentationen bei Leitungsaphasikern zu schnell zerfallen, so ist das nach unserem Modell als Ausdruck geschwächter phonologischer Aktivierungsprozesse zu deuten. Bei einer sehr schwachen Aktivierung ist der Zusammenhalt der phonologischen Komponenten einer Repräsentation gering. Die phonologische Repräsentation »zerbröckelt« und hat aufgrund der mangelnden gegenseitigen Aktivierung ihrer Komponenten, durch die die Aktivation der Komponenten normalerweise immer wieder aufgefrischt wird, insgesamt eine kurze Lebensdauer.

Nach dieser Hypothese sind die phonematischen Paraphasien von Leitungsaphasikern darauf zurückzuführen, daß die phonologischen Repräsentationen, die bei der Sprachplanung korrekt zu den semantischen und/oder syntaktischen Repräsentationen gebildet werden, verfallen, bevor die phonetische Ausarbeitung abgeschlossen werden konnte. Es entspricht genau unserer Hypothese, daß Leitungsaphasiker bei ihren erfolglosen Benennversuchen Wort*fragmente* produzieren und Teile des Zielwortes durch Silben ersetzen, die eine große Frequenz oder einen »morphologischen Status« (Kohn, 1984) haben – durch Silben also, deren phonologische Komponenten durch häufige Verwendung relativ eng miteinander assoziiert sind. Daß den Patienten bei Behaltensprüfungen die Reproduktion von Nicht-Wörtern besonders große Schwierigkeiten bereitet, liegt nach unserer Hypothese daran, daß der Zusammenhalt der Komponenten der entsprechenden phonologischen Repräsentation gering ist, weil die Einheiten in dieser Kombination per definitionem in der Vergangenheit noch nicht häufig wahrgenommen wurden. Die Komponenten der Repräsentation, die am wenigsten von den anderen Komponenten der Repräsentation aktiviert werden, gehen rasch verloren. Zum Testzeitpunkt steht dann nur noch der eine oder andere Teil der phonologischen Repräsentation zur Verfügung. Genauso bruchstückhaft, wie danach zu erwarten, sind denn auch die Reproduktionen, die Leitungsaphasiker erbringen (Allport, 1984; Friedrich et al., 1984). Auf die Fragilität der phonologischen Repräsentationen läßt sich auch zurückführen, daß die Patienten nicht mehr zuverlässig angeben können, ob zwei unmittelbar nacheinander gebotene verbal-akustische Reize identisch sind (Allport, 1984; Friedrich et al., 1984; Strub & Gardner, 1974) und ob ein Wort korrekt ausgesprochen wurde (Allport, 1984).

Die Hypothese einer mnestischen Störung und die Hypothese einer sprachsystematischen Störung schließen sich also nicht aus, wenn man davon ausgeht, daß es ein und dasselbe Verarbeitungssystem ist, das für die kurzzeitige Speicherung verbal-akustischer Information und für die phonologische Verarbeitung sorgt. Die Beeinträchtigungen von Leitungsaphasikern beruhen möglicherweise auf einem zu raschen Zerfall der Repräsentationen, die dieses System erstellt.

Broca-Aphasie

Die Gedächtnisspanne von Broca-Aphasikern beträgt bei auditiver Listendarbietung etwa drei Items und ist damit ebenfalls erheblich geringer als die von nicht-aphasischen Probanden. Dies gilt auch für Aufgaben, bei denen die Wörter nicht lautlich reproduziert werden müssen, sondern nur ihre Referenten in einer Vorlage in der Reihenfolge, in der sie genannt wurden, gezeigt werden sollen (z. B. De Renzi & Nichelli, 1975; Goodglass et al., 1970; Heilman et al., 1976; Kim, 1976; Kim et al., 1980; Mager, 1988). Dies deutet darauf hin, daß auch bei Broca-Aphasikern eine Störung des PHO-Systems vorliegt. Die Vermutung wird durch die Tatsache gestützt, daß die Patienten *keine* wesentlich schlechteren Leistungen als Kontrollprobanden erbringen, wenn in einer Vorlage Objekte in derselben Reihenfolge gezeigt werden sollen, in der zuvor der Versuchsleiter auf sie gedeutet hat (De Renzi & Nichelli, 1975; Kim et al., 1980; Mager, 1988; vgl. aber Gutbrod et al., 1987). Denn nach Befunden von Healy (1982) an Hirngesunden scheint das PHO-System bei solchen Aufgaben nicht mitzuwirken. Das PHO-System ist offenbar aber nicht gänzlich zerstört, da Broca-Aphasiker genau wie Leitungsaphasiker bei auditiver Listendarbietung einen phonematischen Ähnlichkeitseffekt zeigen (Mager, 1988; Martin, 1987).

Bei visueller Darbietung beträgt die Gedächtnisspanne von Broca-Aphasikern zwei bis drei Items und ist damit tendenziell geringer als bei auditiver Darbietung (Heilman et al., 1976; Kim, 1976; Martin, 1987). Da sich für Leitungsaphasiker, wie berichtet, oft die umgekehrte Tendenz fand (auditiv: ein bis zwei Items, visuell: zwei bis drei Items), wurde verschiedentlich die Ansicht vertreten, daß die Art der Störung von Broca- und Leitungsaphasikern unterschiedlich ist. Die Diskrepanz der Ergebnisse ist jedoch vermutlich ein Artefakt der Probandenselektion: Bei den Untersuchungen an Leitungsaphasikern handelte es sich fast ausschließlich um Einzelfallstudien, für die gezielt Probanden mit besonders schlechten Nachsprechleistungen ausgewählt worden waren. Die mnestische Störung dieser Probanden war daher wahrscheinlich relativ schwer. Bei einer sehr schweren Störung des PHO-Systems ist die auditive Gedächtnisspanne naturgemäß geringer als die visuelle Gedächtnisspanne, da letztere immer mindestens zwei bis drei Items beträgt, sofern das VIS-System intakt ist. Die Untersuchungen an Broca-Aphasikern wurden hingegen an Probandengruppen durchgeführt, die bezüglich ihrer Behaltensleistungen unausgelesen waren. Das mnestische Defizit der Probanden war daher im Schnitt wohl geringer als das der untersuchten Leitungsaphasiker. Können vom PHO-System mehr als zwei bis drei Items verfügbar gehalten werden, so daß sich bei visueller Listendarbietung eine VIS-ART-PHO-Umkodierung lohnt, sind die Behaltensleistungen generell – auch die von Hirngesunden (Kim, 1976; Klapp et al., 1981; Martin, 1987) – bei visueller Darbietung etwas schlechter als bei auditiver Darbietung, was vermutlich durch einen gewissen Informationsverlust bei der Umkodierung bedingt ist. Die differentiellen Effekte der Darbietungsmodalität bei Broca-Aphasikern und Leitungsaphasikern können also auf die unterschiedlichen Kriterien der Probandenselektion für die Untersuchungen zurückgeführt werden. Für diese Erklärung spricht, daß Heilman et al. (1976), die unausgelesene Gruppen von Leitungsaphasikern und Broca-Aphasikern verglichen, keine wesentlichen Gruppenunterschiede bezüglich der auditiven und visuellen Gedächtnisspanne feststellten.

Einige Untersuchungsergebnisse scheinen darauf hinzudeuten, daß Broca-Aphasiker in der PHO-ART-PHO-Schleife, also dem subvokalen Memorieren der Items, beeinträchtigt sind. Martin (1987) stellte fest, daß die Silbenzahl und die artikulatorische Komplexität der Wörter einer Behaltensliste, die bei Hirngesunden die Effizienz des subvokalen Memorierens und damit auch die Behaltensleistung bestimmen, einen ungewöhnlich geringen Einfluß auf die Behaltensleistungen von Broca-Aphasikern haben. Rothi und Hutchinson (1981) fanden, daß die Leistungen von Broca-Aphasikern bei der Aufgabe, drei auditiv gebotene Wörter für einige Sekunden im Gedächtnis zu behalten und anschließend die Referenten in einer Vorlage zu zeigen, praktisch nicht davon beeinflußt wurden, ob während des Behaltensintervalls eine artikulatorische Zwischentätigkeit durchgeführt werden mußte oder nicht (vgl. auch Whitehouse, 1981 Exp. 2). Die Kontrollprobanden erbrachten hingegen, wie erwartet, weit bessere Leistungen, wenn keine artikulatorische Zwischentätigkeit durchgeführt werden mußte. Der dritte Hinweis ergibt sich aus den Untersuchungen von Mager (1988) und Ostergaard und Meudell (1984), die das Behalten von auditiv gebotenen Wortlisten durch Probe-Rekognitionsaufgaben abprüften, bei denen nach der Darbietung einer Itemliste ein einzelnes Item geboten wurde und der Proband anzugeben hatte, ob das Item in der Liste enthalten war oder nicht. Anders als bei den Kontrollprobanden fand sich bei Broca-Aphasikern kein Primacy-Effekt. Ein Primacy-Effekt (= relativ gutes Behalten der ersten Items einer Liste) wird von vielen Forschern mit einem besonders intensiven subvokalen Memorieren der ersten Items einer Liste in Zusammenhang gebracht (vgl. Rundus, 1971). Daß der Primacy-Effekt bei Broca-Aphasikern fehlte, kann also als Evidenz dafür gewertet werden, daß die Patienten die ersten Items der Liste genauso wenig wie die nachfolgenden Items innerlich memorierten.

Die Hypothese einer Beeinträchtigung des inneren Memorierens ist aber unzureichend. In einigen Untersuchungen schnitten die Patienten bei Aufgaben schlechter als die Kontrollprobanden ab, bei denen es keine Gelegenheit zum inneren Memorieren der Items gab – beispielsweise bei Aufgaben mit unmittelbarer Wiedererkennungsprüfung nach Darbietung von nur zwei oder drei Items oder bei Aufgaben, die eine artikulatorische Nebentätigkeit während des Behaltensintervalls verlangten (Butters et al., 1970; Rothi & Hutchinson, 1981; vgl. auch Ostergaard & Meudell, 1984: Listenlänge 2 und 3). Butters et al. (1970) sehen in den Minderleistungen der Patienten die Folge eines »impairment in the registration of verbal material« (1970 S. 457). Es stellt sich jedoch die Frage, warum die Probanden in den Untersuchungen von Cermak und Mitarbeitern (Cermak & Moreines, 1976; Cermak & Tarlow, 1978; Cermak et al., 1984) die gehörten Wörter problemlos »registrieren« konnten. Bei den dort verwendeten fortlaufenden Behaltensaufgaben, bei denen der Proband während der Darbietung einer Wortliste darauf zu achten hatte, ob ein Wort der Liste wiederholt wurde, entging es den Broca-Aphasikern fast nie, wenn ein Wort in der Liste unmittelbar aufeinanderfolgend wiederholt wurde.

Zwei weitere Untersuchungsergebnisse geben Hinweise darauf, worin die Störung der Patienten bestehen könnte. In der Untersuchung von Rothi und Hutchinson (1981) schnitten Aphasiker mit nicht-flüssigem Sprechverlauf nicht nur insgesamt schlechter als die Kontroll-Probanden ab, sondern zeigten im Unterschied zu jenen auch unter der Bedingung artikulatorischer Zwischentätigkeit *keinerlei* Leistungsabfall nach Behaltensintervallen von 3, 9 oder 18 Sekunden. Dem Bericht von Ostergaard und Meudell (1984) ist zu entnehmen, daß Broca-Aphasiker bei Probe-Rekognitionsaufgaben in nicht weniger als 36% der Fälle ein Testitem, das *nicht* in der Liste geboten worden war, fälschlicherweise als Element der Liste »wiedererkannten« (Hirngesunde: 7%). In dieser Untersuchung, wie auch in den beiden anderen Untersuchungen, in denen Broca-Aphasiker bereits nach einem minimalen Behaltensintervall deutliche Minderleistungen zeigten (Butters et al., 1970; Rothi & Hutchinson, 1981), wurde eine geringe Menge von Stimuli für eine große Zahl von Listen verwendet. Daher wurden bei den Wiedererkennungsprüfungen oftmals Items als Ablenker angeboten, die in vorangegangenen Durchgängen als Behaltensitems oder Ablenker vorgegeben worden waren. Dies weckt einen Verdacht: Die Broca-Aphasiker schnitten in den Untersuchungen vielleicht nicht deshalb so schlecht ab, weil sie viele Items vergessen hatten, sondern weil sie allzu viele Items *nicht* vergessen hatten. Ihnen waren die Items der vorangegangenen Listen noch so präsent, daß es ihnen bei der Wiedererkennungsprüfung Schwierigkeiten bereitete, zu entscheiden, ob ein Testitem in der unmittelbar zuvor gegebenen Liste oder aber in einem früheren Versuchsdurchgang geboten worden war. Bezeichnenderweise fand Mager (1988), die dasselbe experimentelle Paradigma wie Ostergaard und Meudell (1984) verwendete, aber niemals Items aus früheren Listen in der Wiedererkennungsprüfung als Testitems anbot, weit geringere Quoten falscher Ja-Antworten von Broca-Aphasikern (10% bis 18% bei Listen von phonematisch unähnlichen Wörtern) als Ostergaard und Meudell (1984).

Wenn die Störung der Broca-Aphasiker darin besteht, daß die Repräsentationen des PHO-Systems zu lange aktiviert bleiben, ist das genannte Ergebnis von Cermak und Mitarbeitern (Cermak & Moreines, 1976; Cermak & Tarlow, 1978; Cermak et al., 1984) verständlich, denn um zu bemerken, daß dasselbe Wort aufeinanderfolgend wiederholt wird, ist keine Differenzierung zwischen Items verschiedener Versuchsdurchgänge notwendig. Zudem wurden zumindest in zwei der Untersuchungen (Cermak & Moreines, 1976; Cermak & Tarlow, 1978) durchweg unterschiedliche Wörter in den Versuchsdurchgängen verwendet. Die Hypothese erklärt auch, warum die Behaltensleistungen von Broca-Aphasikern nicht von der Silbenzahl und artikulatorischen Komplexität der Wörter abhängen, warum die Leistungen mit zunehmendem Behaltensintervall kaum abfallen und warum es unerheblich ist, ob während des Behaltensintervalls eine artikulatorische Zwischentätigkeit durchgeführt werden muß (Martin, 1987; Rothi & Hutchinson, 1981). Die genannten Faktoren sind nur für das *Behalten* von Items relevant. Den Patienten bereitet jedoch die Listendifferenzierung Schwierigkeiten, und dies kann – je nach Art der experimentellen Anordnung – unter den für das Behalten günstigen Bedingungen (kurzes Behaltensintervall, keine artikulatorische Zwischentätigkeit, geringe artikulatorische Komplexität) genauso zu Fehlern führen wie unter den für das Behalten ungünstigen Bedingungen. Auch das Fehlen eines Primacy-Effekts (Mager, 1988; Ostergaard & Meudell, 1984; tendenziell bei Martin, 1987) kann darauf beruhen, daß die Repräsentationen der Items der vorangegangenen Listen zu lange im PHO-System bestehen bleiben; denn eine Voraussetzung für den Primacy-Effekt ist trivialerweise, daß der Proband den Beginn der neuen Liste als solchen registriert.

Legt man das im Zusammenhang mit der Leitungsaphasie skizzierte Modell zugrunde, so ist die pathologische Persistenz der Repräsentationen des PHO-Systems auf eine Störung der phonologischen Aktivierungsprozesse zurückzuführen. Denkbar ist, daß sich die Komponenten einer phonologischen Repräsentation gegenseitig allzu stark aktivieren, so daß die Repräsentation insgesamt immer wieder re-aktiviert wird und zu lange erhalten bleibt. Eine besonders starke gegenseitige Aktivierung hat zudem zur Folge, daß sich nur schwer einzelne phonologische Einheiten aus dem aktivierten Ensemble herauslösen und neu kombinieren lassen. Wenn unsere Hypothese richtig ist, sollte es daher Broca-Aphasikern besonders große Schwierigkeiten bereiten, kurz nacheinander die phonologischen Repräsentationen von Wörtern aufzubauen, die sich lautlich ähnlich sind (z.B. »Schuh« – »Stuhl«). Untersuchungsergebnisse zum Nachsprechen (Guyard et al., 1981), zur Reimentdeckung bei auditiv gebotenen Wörtern (Cermak et al., 1984) und zur Wirkung von phonematisch dem Zielwort ähnlichen Primes auf das Benennen (Kelter et al., 1989) entsprechen dieser Erwartung.

Zusammengenommen deuten die vorliegenden Untersuchungsergebnisse darauf hin, daß das mnestische Defizit von Broca-Aphasikern von anderer Art ist als das von Leitungsaphasikern. Der eingangs dargestellte Forschungsansatz, bei dem vorausgesetzt wird, daß die Ursache der Beeinträchtigungen von Broca- und Leitungsaphasikern unterschiedlich ist, erscheint daher grundsätzlich vertretbar. Ob es allerdings plausibel ist anzunehmen, daß bei Broca-Aphasikern die mnestischen Beeinträchtigungen in keinem funktionellen Zusammenhang mit den sprachlichen Beeinträchtigungen stehen, ist eine andere Frage. Nach unserer – zugegebenermaßen noch recht spekulativen – Hypothese wäre die Annahme unplausibel. Eine pathologische Persistenz phonologischer Repräsentationen sollte auch für die Sprachrezeption und -produktion negative Folgen haben. Wir wollen die Auswirkungen kurz betrachten.

Bei der Sprachrezeption ist die Bildung von phonologischen Repräsentationen für die gerade gehörten Wörter behindert, weil ein Teil der dafür benötigten phonologischen Einheiten in persistierende Repräsentationen eingebunden ist. Der Patient ist in einer ähnlichen Lage wie ein Hirngesunder, dem ein Satz geboten wird, der ausschließlich aus phonematisch ähnlichen Wörtern besteht. Baddeley und Mitarbeiter (Baddeley & Hitch, 1974; Baddeley & Lewis, 1981) stellten fest, daß die Versteheleistungen von Hirngesunden bei derartigen Sätzen extrem schlecht sind. Wenn die phonologische Form eines gehörten Wortes nicht erfaßt wird, kann das Wort nicht lexikalisch identifiziert werden, so daß es auch nicht verstanden werden kann. Es entspricht daher unserer Hypothese, daß Broca-Aphasiker die Bedeutung eines Inhaltswortes seltener korrekt erfassen, wenn das Wort innerhalb eines Satzes genannt wird als wenn es isoliert geboten wird (Gardner et al., 1975 a; vgl. auch Blumstein et al., 1983). Ist ein gehörter Satz nur lückenhaft phonologisch repräsentiert, kann wohl meist keine syntaktisch-algorithmische Verarbeitung durchgeführt werden. Der Proband kann nur versuchen, die Satzbedeutung mit Hilfe von semantisch-pragmatischen Strategien aus den Bruchstücken zu »rekonstruieren« (vgl. Ostrin & Schwartz, 1986). Die Aktor-Zuerst-Tendenz und die Neigung zu einer Interpretation nach dem Prinzip der minimalen Distanz können als Ausdruck solcher Strategien angesehen werden. Hinzu kommt, daß die phonologischen Repräsentationen, die gebildet werden, nur bedingt für die syntaktische Analyse genutzt werden können, weil die einzelnen Komponenten einer Repräsentation aufgrund der starken gegenseitigen Aktivierung kaum aus dem Verbund herausgelöst werden können. Es ist daher für den Patienten schwierig, die Identität von gebundenen grammatischen Morphemen zu bestimmen oder zwischen phonologisch ähnlichen Wörtern zu differenzieren (z.B. im Englischen Personal- vs. Reflexivpronomen). Dies ist nach unserer Hypothese der Grund für die Beeinträchtigungen der Probanden in der Erfassung der Information von Closed-Class-Elementen. Damit wird auch der sonst kaum erklärliche Befund von Goodglass (1968) verständlich, daß englischsprachige Aphasiker das 3. Pers. Sing. Präsens-Morphem häufiger korrekt erfassen, wenn es im Hilfsverb realisiert wird (z.B. »The deer is/are crossing the road«), als wenn es als Flexiv eines Vollverbs realisiert wird (z.B. »The deer crosses/cross the road«).

Auch für die Sprach*produktion* hat die anhaltende Aktivation von nicht mehr benötigten Repräsentationen negative Folgen. Wenn bei der Planung einer Äußerung die entsprechenden phonologischen Einheiten vom lexikalisch-semantischen System oder von der syntaktischen Verarbeitungskomponente her aktiviert werden, werden oftmals über innerphonologische Aktivierungsprozesse persistierende Repräsentationen aufgefrischt, die dann die Bildung der intendierten Repräsentation umso mehr behindern. Daraus ergibt sich eine Tendenz zu Perseverationen. Wenn die präartikulatorische Ausgabekontrolle (vgl. 3.5.2) relativ gut erhalten ist, wird der Patient die interferierende phonologische Repräsentation in der Regel nicht lautlich realisieren (vgl. Buckingham, 1985; Albert & Sandson, 1986), sondern eher versuchen, sie auf die eine oder andere Weise zu überwinden. Die Sprachanstrengung von Broca-Aphasikern, die langen Pausen und die mehrfachen Ansätze zum Sprechen können als Ausdruck dieses Bemühens gedeutet werden. Möglicherweise wird der Patient auch nach einem Ersatzwort suchen, das den persistierenden Repräsentationen phonologisch weniger ähnlich ist als das intendierte Wort, so daß sich leichter eine Repräsentation erstellen läßt. Ein Teil der semantischen Paraphasien der Patienten sind möglicherweise das Ergebnis einer solchen Ersatzstrategie (vgl. 3.5.2). Da aber die Bildung einer phonologischen Repräsentation immer erhebliche Mühe bereitet und zudem jede Repräsentation, die erstellt werden kann, ein Hindernis für die Bildung der nächsten phonologischen Repräsentation ist, ist es wahrscheinlich, daß die Patienten allgemein dazu neigen, sich bei ihren Äußerungen auf das Notwendigste zu beschränken. Die Hypothese von Kolk, van Grunsven und Keyser (1985), daß der Agrammatismus ein mehr oder weniger bewußt gewählter Sprachstil ist, läßt sich also gut mit unserem Erklärungsansatz verbinden.

Wir wollen es bei dieser Skizze belassen. Insgesamt ist nach unserer Hypothese auch für Broca-Aphasiker ein funktioneller Zusammenhang zwischen Beeinträchtigungen des Kurzzeitgedächtnisses, der Sprachrezeption und der Sprachproduktion anzunehmen. Ob sich allerdings sämtliche Beeinträchtigungen in diesen Bereichen auf die phonologische Aktivierungsstörung zurückführen lassen, kann erst geklärt werden, wenn ein ausgearbeitetes Modell zur phonologischen Verarbeitungskomponente zur Verfügung steht. Darüber hinaus müßte aber auch geprüft werden, ob die Störung auf die phonologische Ebene beschränkt ist oder ob auch die Repräsentationen auf anderen Verarbeitungsebenen – beispielsweise die der Artikulationsprogramme oder die der Wortbedeutungen – bei Broca-Aphasikern allzu zäh sind.

4.4 Zusammenfassung

Bei der Forschung zu den aphasischen Beeinträchtigungen auf Satzebene steht der Agrammatismus im Zentrum des Interesses. Es liegen zahlreiche empirische Ergebnisse zur Sprachproduktion und -rezeption von Broca-Aphasikern bzw. Aphasikern mit agrammatischer Spontansprache vor, die allerdings nicht immer gut abgesichert sind und manchmal wohl auch überinterpretiert werden.

Nach Ansicht von Goodglass und Mitarbeitern beruht der Agrammatismus auf einer Sprechstörung und ist nicht funktionell mit den Beeinträchtigungen der Patienten in der Sprachrezeption verknüpft. In allen anderen Erklärungsansätzen wird der Agrammatismus auf die Störung einer zentralen Sprachverarbeitungskomponente zurückgeführt, die sowohl bei der Sprachproduktion als auch bei der Sprachrezeption mitwirkt. Die Ansichten darüber, welche Verarbeitungskomponente betroffen ist, gehen allerdings erheblich auseinander. Es stehen praktisch noch alle Verarbeitungsschritte oder Repräsentationsebenen, die man gewöhnlich für die Sprachverarbeitung ansetzt, zur Debatte: Eine Störung der Übersetzung des intendierten Mitteilungsinhalts in eine erste linguistische Strukturrepräsentation (Linebarger, Marin, Saffran & Schwartz), eine allgemeine Störung der syntaktischen Verarbeitung (Berndt & Caramazza), eine mangelnde Verfügbarkeit syntaktischer Information, soweit sie nicht durch das Lexikon gegeben ist (Caplan), eine Störung der Repräsentation der syntaktischen Oberflächenstruktur (Grodzinsky), eine Behinderung beim Abruf der Elemente der geschlossenen Klasse aus dem Lexikon (Bradley, Garrett & Zurif) und eine Störung der phonologischen Repräsentationen (Kean, sowie die in 4.3.10 dargestellte Hypothese). Zudem werden Störungen der zeitlichen Steuerung der Sprachverarbeitungsprozesse (Kolk, van Grunsven & Keyser; sowie 4.3.10) oder der Aktivierbarkeit sprachlichen Wissens (Stemberger) in Erwägung gezogen. Keine der Hypothesen kann allen Aspekten der sprachlichen Minderleistungen der Patienten Rechnung tragen. Bei den meisten Hypothesen bleibt die Ursache der Sprachanstrengung, der verlangsamten Sprechgeschwindigkeit und der besonderen Bedeutung prosodischer Variablen unklar. Mit Hypothesen, die die Störung auf einer späten Verarbeitungsstufe der Sprachproduktion ansiedeln, können zudem die strukturellen Besonderheiten des Agrammatismus nicht erklärt werden, es sei denn, es werden störungsunspezifische Adaptationsprozesse, wie Kolk et al. sie annehmen, postuliert.

5 Schlußbetrachtung

Die Agrammatismusforschung und die Forschung zu den aphasischen Beeinträchtigungen auf Wortebene sind Schwerpunkte der kognitiven Aphasiologie. In beiden Gebieten zielt die Forschung darauf ab, zu bestimmen, welche Wissensstrukturen und/oder Verarbeitungsprozesse bei den Patienten gestört sind. Aber der Charakter der Forschung ist unterschiedlich.

In der Forschung zu aphasischen Beeinträchtigungen auf Wortebene gibt es eine beschränkte Zahl von Untersuchungsthemen, zu denen meist mehrere ähnliche empirische Untersuchungen durchgeführt wurden. Die vorliegenden Befunde ergeben ein relativ klares Bild von dem Muster aus beeinträchtigten und weniger beeinträchtigten Leistungen, und dieses Muster wird von den meisten Autoren bei der Hypothesenbildung auch berücksichtigt. Was fehlt, sind präzise Erklärungsansätze, die auf ausgearbeiteten linguistischen, psycholinguistischen oder allgemeinpsychologischen Theorien beruhen und die zu weiteren gezielten Untersuchungen anregen. Man begnügt sich mit den unstrittigsten und daher globalsten Annahmen zu den Hauptkomponenten des mentalen Lexikons und kennzeichnet bei den Hypothesen lediglich, welche Komponente gestört oder welcher Zugang blockiert sein könnte. Worin die Störung im einzelnen bestehen soll, wird nicht erörtert.

In der Agrammatismusforschung verfügt man hingegen kaum über gesicherte Erkenntnisse. Dies liegt zum Teil an der Komplexität des Forschungsgegenstands, die es schwierig macht, empirische Untersuchungen so zu gestalten, daß die Ergebnisse eindeutige Schlüsse über bestimmte Verarbeitungsschritte erlauben. Zweifellos ist hier auch die interindividuelle Varianz ein viel größeres Problem als bei der Forschung zu den Beeinträchtigungen auf Wortebene. Aber es wäre nicht richtig, die Unklarheiten allein diesen objektiven Faktoren zuzuschreiben. Die empirischen Untersuchungen erfüllen häufig nicht einmal die einfachsten methodischen Anforderungen, und die wenigen gut abgesicherten Ergebnisse werden bei der Hypothesenbildung nicht immer berücksichtigt oder aber allzu kühn interpretiert. Demgegenüber ist die Theoriebildung erheblich genauer und anspruchsvoller als bei der Forschung zu den Beeinträchtigungen auf Wortebene. In den Hypothesen werden meist die Art der postulierten Störung und ihre Auswirkungen auf verschiedene Verarbeitungsprozesse im Detail angegeben.

Der unterschiedliche Charakter der Forschung ist vermutlich eine der Ursachen, aber auch eine der Folgen davon, daß kaum Kontakte zwischen den beiden Forschungsbereichen bestehen. Es wäre ein erheblicher Gewinn für die Agrammatismusforschung und die Forschung zu den lexikalischen Beeinträchtigungen, wenn man sich ein wenig eingehender mit den Arbeiten des jeweils anderen Bereichs beschäftigen würde und dabei die Vorzüge präziser Theoriebildung *und* sorgfältiger empirischer Untersuchungen erkennen würde. Möglicherweise käme es dann auch zu einer inhaltlichen Auseinandersetzung mit der Frage, ob zwischen den aphasischen Besonderheiten auf Wortebene und jenen auf Satzebene nicht doch ein engerer Zusammenhang besteht als der, daß Beeinträchtigungen des Wortabrufs und des Wortverständnisses trivialerweise zu Schwierigkeiten bei der Satzproduktion und -rezeption führen.

Literatur

Ahrens R (1957) Störungen zeichnerischer Leistungen bei einem Fall sensorischer Aphasie. Psychiatria et Neurologia (Basel) 134: 322–345

Albert ML, Sandson J (1986) Perseveration in aphasia. Cortex 22: 103–115

Allport DA (1984) Auditory-verbal short-term memory and conduction aphasia. In Bouma H, Bouwhuis DG (Hrsg) Attention and Performance X. Lawrence Erlbaum Associates, London Hillsdale NJ, 313–325

Ansell BJ, Flowers CR (1982) Aphasic adults' use of heuristic and structural linguistic cues for sentence analysis. Brain Lang 16: 61–72

Arena R, Gainotti G (1978) Constructional apraxia and visuoperceptive disabilities in relation to laterality of cerebral lesions. Cortex 14: 463–473

Atkinson RC, Shiffrin RM (1968) Human memory: a proposed system and its control processes. In Spence KW, Spence JT (Hrsg) The Psychology of Learning and Motivation. Vol 2. Academic Press, New York London, 89–195

Baddeley AD (1986) Working Memory. Clarendon Press, Oxford

Baddeley AD, Hitch GJ (1974) Working memory. In Bower GH (Hrsg) The Psychology of Learning and Motivation. Vol 8. Academic Press, New York London, 47–90

Baddeley AD, Lewis V (1981) Inner active processes in reading: The inner voice, the inner ear and the inner eye. In: Lesgold AM, Perfetti CA (Hrsg) Interactive Processes in Reading. Lawrence Erlbaum Associates, Hillsdale NJ, 107–129

Baker E, Blumstein SE, Goodglass H (1981) Interaction between phonological and semantic factors in auditory comprehension. Neuropsychologia 19: 1–15

Baker E, Goodglass H (1979) Time for auditory processing of object names by aphasics. Brain Lang 8: 355–366

Bakker DJ (1984) The brain as a dependent variable. J Clin Neuropsychol 6: 1–16

Barclay JR, Bransford JD, Franks JJ, McCarrell N, Nitsch K (1974) Comprehension and semantic flexibility. J Verb Learn Verb Behav 13: 471–481

Barton MI (1971) Recall of generic properties of words in aphasic patients. Cortex 7: 73–82

Barton M, Maruszewski M, Urrea D (1969) Variation of stimulus context and its effect on word-finding ability in aphasics. Cortex 5: 351–365

Basso A, Bracchi M, Capitani E, Laiacona M, Zanobio ME (1987) Age and evolution of language area functions. A study on adult stroke patients. Cortex 23: 475–483

Basso A, Capitani E, Luzzati C, Spinnler H, Zanobio ME (1985b) Different basic components in the performance of Broca's and Wernicke's aphasics on the colour-figure matching test. Neuropsychologia 23: 51–59

Basso A, De Renzi E, Faglioni P, Scotti G, Spinnler H (1973) Neuropsychological evidence for the existence of cerebral areas critical to the performance of intelligence tasks. Brain 96: 715–728

Basso A, Faglioni P, Spinnler H (1976) Non-verbal colour impairment of aphasics. Neuropsychologia 14: 183–193

Basso A, Lecours AR, Moraschini S, Vanier M (1985a) Anatomoclinical correlations of the aphasias as defined through computerized tomography: Exceptions. Brain Lang 26: 201–229

Basso A, Spinnler H, Vallar G, Zanobio ME (1982) Left hemisphere damage and selective impairment of auditory verbal short-term memory. A case study. Neuropsychologia 20: 263–274

Bates E, Friederici A, Wulfeck B (1987) Comprehension in aphasia: a cross-linguistic study. Brain Lang 32: 19–67

Bates E, Hamby S, Zurif E (1983) The effects of focal brain damage on pragmatic expression. Can J Psychol 37: 59–84

Bay E (1963) Aphasia and conceptual thinking. In Halpern L (Hrsg) Problems of Dynamic Neurology. Grune & Stratton, New York, 88–100

Bay E (1969) Aphasielehre und Neuropsychologie der Sprache. Nervenarzt 40: 53–61

Benson DF (1967) Fluency in aphasia: correlation with radioactive scan localization. Cortex 3: 373–394

Benson DF, Metter EJ, Kuhl DE, Phelps ME (1983)

Positron-computed tomography in neurobehavioral problems. In: Kertesz A (Hrsg) Localization in Neuropsychology. Academic Press, New York, 121–139

Benson DF, Sheremata WA, Bouchard R, Segarra JM, Price D, Geschwind N (1973) Conduction aphasia. A clinicopathological study. Arch Neurol 28: 339–346

Benton AL (1973) Visuoconstructive disability in patients with cerebral disease: Its relationship to side of lesion and aphasic disorder. Doc Ophthalmol 34: 67–76

Benton AL, Smith KC, Lang M (1972) Stimulus characteristics and object naming in aphasic patients. J Commun Disord 5: 19–24

Berndt RS, Caramazza A (1980) A redefinition of the syndrome of Broca's aphasia: implications for a neuropsychological model of language. Appl Psycholing 1: 225–278

Berndt RS, Salasoo A, Mitchum CC, Blumstein SE (1988) The role of intonation cues in aphasic patients' performance of the grammaticality judgment task. Brain Lang 34: 65–97

Bhatnagar S, Whitaker HA (1984) Agrammatism on inflectional bound morphemes: A case study of a Hindi-speaking aphasic patient. Cortex 20: 295–301

Birchmeier AK (1980) Feature analysis and the Token Test. Brain Lang 10: 98–110

Bisiach E (1966) Perceptual factors in the pathogenesis of anomia. Cortex 2: 90–95

Bisiach E (1976) Characteristics of visual stimuli and naming performance in aphasic adults: Comments on the paper by Corlew and Nation. Cortex 12: 74–75

Blumstein SE, Baker E, Goodglass H (1977a) Phonological factors in auditory comprehension in aphasia. Neuropsychologia 15: 19–30

Blumstein SE, Cooper W, Zurif EB, Caramazza A (1977b) The perception and production of voice-onset time in aphasia. Neuropsychologia 15: 371–383

Blumstein SE, Goodglass H, Statlender S, Biber C (1983) Comprehension strategies determining reference in aphasia: A study of reflexivization. Brain Lang 18: 115–127

Blumstein SE, Katz B, Goodglass H, Shrier R, Dworetsky B (1985) The effects of slowed speech on auditory comprehension in aphasia. Brain Lang 24: 246–265

Blumstein SE, Milberg W, Shrier R (1982) Semantic processing in aphasia: Evidence from an auditory lexical decision task. Brain Lang 17: 301–317

Blunk R, De Bleser R, Willmes K, Zeumer H (1981) A refined method to relate morphological and functional aspects of aphasia. Eur Neurol 20: 69–79

Bock JK (1982) Toward a cognitive psychology of syntax: Information processing contributions to sentence formulation. Psychol Rev 89: 1–47

Bonhoeffer K (1902) Zur Kenntnis der Rückbildung motorischer Aphasien. Mitteilungen aus den Grenzgebieten der Medizin und Chirurgie 10: 203–224

Boon AA, Feitscher P (1938) Das Zeichnen einer Patientin mit totaler Aphasie. Z Gesamte Neurol Psychiatr 163: 103–122

Bradley DC, Garrett MF (1983) Hemisphere differences in the recognition of closed and open class words. Neuropsychologia 21: 155–159

Bradley DC, Garrett MF, Zurif EB (1980) Syntactic deficits in Broca's aphasia. In Caplan D (Hrsg) Biological Studies of Mental Processes. MIT-Press, Cambridge Mass. London, 269–286

Bradshaw JL, Nettleton NC (1981) The nature of hemispheric specialization in man. Behav Brain Sci 4: 51–91

Brewer WF (1969) Visual memory, verbal encoding and hemispheric localization. Cortex 5: 145–151

Broadbent DE (1984) The Maltese cross: A new simplistic model for memory. Behav Brain Sci 7: 55–94

Brookshire RH (1970) Effects of trial time and intertrial interval on naming by aphasic subjects. J Commun Disord 3: 289–301

Brookshire RH (1972) Effects of task difficulty on naming performance of aphasic subjects. J Speech Hear Res 15: 551–558

Brookshire RH (1978) A Token Test battery for testing auditory comprehension in brain-injured adults. Brain Lang 6: 149–157

Brownell HH, Potter HH, Michelow D, Gardner H (1984) Sensitivity to lexical denotation and connotation in brain-damaged patients: A double dissociation? Brain Lang 22: 253–265

Bryden MP (1982) Laterality. Functional Asymmetry in the Intact Brain. Academic Press, New York London

Buckingham HW (1985) Perseveration in aphasia. In Newman S, Epstein R (Hrsg) Current Perspectives in Dysphasia. Churchill Livingstone, Edinburgh London Melbourne New York, 113–154

Burger RA, Muma JR (1980) Cognitive distancing in mediated categorization in aphasia. J Psycholinguist Res 9: 355–365

Butters N, Samuels I, Goodglass H, Brody B (1970) Short-term visual and auditory memory disorders after parietal and frontal lobe damage. Cortex 6: 440–459

Butterworth B (1979) Hesitation and the production of verbal paraphasias and neologisms in jargon-aphasia. Brain Lang 8: 133–161

Butterworth B, Howard D (1987) Paragrammatisms. Cognition 26: 1–37

Butterworth B, Howard D, McLoughlin P (1984) The semantic deficit in aphasia: The relationship between semantic errors in auditory comprehension and picture naming. Neuropsychologia 22: 409–426

Caplan D (1981) On the cerebral localization of linguistic functions: Logical and empirical issues surrounding deficit analysis and functional localization. Brain Lang 14: 120–137

Caplan D (1983a) Syntactic competence in agrammatism: A lexical hypothesis. In Studdert-Kennedy M (Hrsg) Psychobiology of Language. MIT Press, Cambridge Mass., 177–187

Caplan D (1983b) A note on the »word-order-problem« in agrammatism. Brain Lang 20: 155–165

Caplan D (1985) Syntactic and semantic structures in agrammatism. In Kean M-L (Hrsg) Agrammatism. Academic Press, Orlando San Diego u.a., 125–152

Caplan D (1987) Discrimination of normal and aphasic subjects on a test of syntactic comprehension. Neuropsychologia 25: 173–184

Caplan D, Baker C, Dehaut F (1985) Syntactic determinants of sentence comprehension in aphasia. Cognition 21: 117–175

Caplan D, Futter C (1986) Assignment of thematic roles to nouns in sentence comprehension by an agrammatic patient. Brain Lang 27: 117–134

Caplan D, Hildebrandt N (1986) Language deficits and the theory of syntax: A reply to Grodzinsky. Brain Lang 27: 168–177

Caramazza A (1984) The logic of neuropsychological research and the problem of patient classification in aphasia. Brain Lang 21: 9–20

Caramazza A (1986) On drawing inferences about the structure of normal cognitive systems from the analysis of patterns of impaired performance: The case for single-patient studies. Brain Cogn 5: 41–66

Caramazza A, Basili A G, Koller J J, Berndt R S (1981) An investigation of repetition and language processing in a case of conduction aphasia. Brain Lang 14: 235–271

Caramazza A, Berndt R S (1978) Semantic and syntactic processes in aphasia: a review of the literature. Psychol Bull 85: 898–918

Caramazza A, Berndt R S (1985) A multicomponent deficit view of agrammatic Broca's aphasia. In Kean M-L (Hrsg) Agrammatism. Academic Press, Orlando San Diego u.a., 27–63

Caramazza A, Berndt R S, Brownell H H (1982) The semantic deficit hypothesis: perceptual parsing and object classification by aphasic patients. Brain Lang 15: 161–189

Caramazza A, Martin R C (1983) Theoretical and methodological issues in the study of aphasia. In Hellige J B (Hrsg) Cerebral Hemisphere Asymmetry. Praeger Scientific Publishers, New York, 18–45

Caramazza A, Zurif E B (1976) Dissociation of algorithmic and heuristic processes in language comprehension: Evidence from aphasia. Brain Lang 3: 572–582

Caramazza A, Zurif E B (1978) Comprehension of complex sentences in children and aphasics: a test of the regression hypothesis. In Caramazza A, Zurif E B (Hrsg) Language Acquisition and Language Breakdown. John Hopkins University Press, Baltimore London, 145–161

Caramazza A, Zurif E B, Gardner H (1978) Sentence memory in aphasia. Neuropsychologia 16: 661–669

Cermak L S, Moreines J (1976) Verbal retention deficits in aphasic and amnesic patients. Brain Lang 3: 16–27

Cermak L S, Stiassny D, Uhly B (1984) Reconstructive retrieval deficits in Broca's aphasia. Brain Lang 21: 95–104

Cermak L S, Tarlow S (1978) Aphasic and amnesic patients' verbal vs. nonverbal retentive abilities. Cortex 4: 32–40

Chomsky N (1965) Aspects of the Theory of Syntax. MIT Press, Cambridge Mass.

Chomsky N (1981) Lectures on Government and Binding. Foris Publications, Dordrecht

Chomsky N, Halle M (1968) The Sound Pattern of English. Harper & Row, New York

Clark H H, Clark E V (1977) Psychology and Language. Harcourt Brace Jovanovich, New York

Cicone M, Wapner W, Foldi N, Zurif E, Gardner H (1979) The relation between gesture and language in aphasic communication. Brain Lang 8: 324–349

Coelho C A, Duffy R J (1987) The relationship of the acquisition of manual signs to severity of aphasia: a training study. Brain Lang 31: 328–345

Cohen R, Glöckner-Rist A, Lutz M, Maier T, Meier E (1982) Cognitive impairments of aphasics in picture sorting and matching tasks. Arch Psychiatr Nervenkr 232: 223–234

Cohen R, Glöckner A, Lutz M, Maier T, Meier E (1983) Cognitive impairments in aphasia: New results and new problems. In Bäuerle R, Schwarze C, von Stechow A (Hrsg) Meaning, Use, and Interpretation of Language. De Gruyter, Berlin, 30–45

Cohen R, Gutbrod K, Meier E, Römer P (1987) Visual search processes in the Token Test performance of aphasics. Neuropsychologia 25: 983–987

Cohen R, Kelter S (1979) Cognitive impairment of aphasics in a colour-to-picture matching task. Cortex 15: 235–245

Cohen R, Kelter S, Engel D, List G, Strohner H (1976) Zur Validität des Token-Tests. Nervenarzt 47: 357–361

Cohen R, Kelter S, Schäfer B (1977) Zum Einfluß des Sprachverständnisses auf die Leistungen im Token Test. Z Klin Psychol 6: 1–14

Cohen R, Kelter S, Strohner H (1978) Zur Bedeutung der Krankheitsdauer für sprachliche und nicht sprachliche Leistungen von Aphasikern. Nervenarzt 49: 38–40

Cohen R, Kelter S, Woll G (1980a) Analytical competence and language impairment in aphasia. Brain Lang 10: 331–347

Cohen R, Lutzweiler W, Woll G (1980b) Zur Konstruktvalidität des Token-Test. Nervenarzt 51: 30–35

Cohen R, Woll G (1981) Facets of analytical processing in aphasia: A picture ordering task. Cortex 17: 557–570

Coltheart M (1984) Sensory memory. In Bouma H, Bouwhuis D G (Hrsg) Attention and Performance X. Lawrence Erlbaum Associates, London Hillsdale NJ, 259–285

Cooper WE, Soares C, Nicol J, Michelow D, Goloskie S (1984) Clausal intonation after unilateral brain damage. Lang Speech 27: 17–24

Cooper WE, Zurif E B (1983) Aphasia: Information-processing in language production and reception. In Butterworth B (Hrsg) Language Production. Vol 2. Academic Press, London Orlando, San Diego u. a., 225–256

Corlew MM, Nation J E (1975) Characteristics of visual stimuli and naming performance in aphasic adults. Cortex 11:186–191

Coughlan A K, Warrington E K (1978) Word-comprehension and word-retrieval in patients with localized cerebral lesions. Brain 101: 163–185

Damasio H (1981) Cerebral localization of the aphasias. In Sarno M T (Hrsg) Acquired Aphasia. Academic Press, New York London Toronto u. a., 27–50

Damasio H, Damasio A R (1980) The anatomical basis of conduction aphasia. Brain 103: 337–350

Daniloff J K, Noll J D, Fristoe M, Lloyd L L (1982) Gesture recognition in patients with aphasia. J Speech Hear Disord 47: 43–49

Danly M, Shapiro B (1982) Speech prosody in Broca's aphasia. Brain Lang 16: 171–190

Davis S A, Artes R, Hoops R (1979) Verbal expression and expressive pantomime in aphasic patients. In Lebrun Y, Hoops R (Hrsg) Problems of Aphasia. Neurolinguistics 9. Swets & Zeitlinger, Lisse, 109–123

De Bleser R (1987) From agrammatism to paragrammatism: German aphasiological traditions and grammatical disturbances. Cogn Neuropsychol 4: 187–256

De Bleser R, Dronsek C, Bayer J (1988) Morphosyntactic processing in German agrammatism: A replication and revision of von Stockert/Bader 1976. Cortex 24: 53–76

Dee H L (1970) Visuoconstructive and visuoperceptive deficits in patients with unilateral cerebral lesions. Neuropsychologia 8: 305–314

Dee H L, Benton A L, Van Allen M W (1970) Apraxia in relation to hemispheric locus of lesion and aphasia. Trans Am Neurol Assoc 95: 147–150

Delis D, Foldi N S, Hamby S, Gardner H, Zurif E (1979) A note on temporal relations between language and gestures. Brain Lang 8: 350–354

Dell G S, Reich P A (1981) Stages in sentence production: An analysis of speech error data. J Verb Learn Verb Behav 20: 611–629

Deloche G, Seron X (1981) Sentence understanding and knowledge of the world: Evidences from a sentence-picture matching task performed by aphasic patients. Brain Lang 14: 57–69

De Renzi E (1982) Disorders of Space Exploration and Cognition. John Wiley & Sons, Chichester New York Brisbane u. a.

De Renzi E, Faglioni P, Lodesani M, Vecchi A (1983) Performance of left brain-damaged patients on imitation of single movements and motor sequences. Frontal and parietal-injured patients compared. Cortex 19: 333–343

De Renzi E, Faglioni P, Previdi P (1978) Increased susceptibility of aphasics to a distractor task in the recall of verbal commands. Brain Lang 6: 14–21

De Renzi E, Faglioni P, Scotti G, Spinnler H (1972) Impairment in associating colour to form, concomitant with aphasia. Brain 95: 293–304

De Renzi E, Motti F, Nichelli P (1980) Imitating gestures. Arch Neurol 37: 6–10

De Renzi E, Nichelli P (1975) Verbal and non-verbal short-term memory impairment following hemispheric damage. Cortex 11: 341–354

De Renzi E, Pieczuro A, Vignolo L A (1968) Ideational apraxia: A quantitative study. Neuropsychologia 6: 41–52

De Renzi E, Scotti G, Spinnler H (1969) Perceptual and associative disorders of visual recognition. Relationship to the side of the cerebral lesion. Neurology 19: 634–642

De Renzi E, Spinnler H (1967) Impaired performance on colour tasks in patients with hemispheric damage. Cortex 3: 194–217

De Renzi E, Vignolo L A (1962) The Token Test: a sensitive test to detect receptive disturbances in aphasics. Brain 85: 665–678

Doehring D G, Dudley J G, Coderre L (1967) Programmed instruction in picture-sound association for the aphasic. Folia Phoniatr 19: 414–426

Doehring D G, Swisher P (1972) Disturbances of connotative meaning in aphasia. J Commun Disord 5: 251–258

Duffy RJ, Buck RW (1979) A study of the relationship between propositional (pantomime) and sub-propositional (facial expression) extraverbal behaviors in aphasics. Folia Phoniatr 31: 129–136

Duffy RJ, Duffy JR (1981) Three studies of deficits in pantomimic expression and pantomimic recognition in aphasia. J Speech Hear Res 24: 70–84

Duffy RJ, Duffy JR, Mercaitis PA (1984) Comparison of the performances of a fluent and a nonfluent aphasic on a pantomimic referential task. Brain Lang 21: 260–273

Duffy RJ, Duffy JR, Pearson KL (1975) Pantomime recognition in aphasics. J Speech Hear Res 18: 115–132

Duffy JR, Watkins LB (1984) The effect of response choice relatedness on pantomime and verbal recognition ability in aphasic patients. Brain Lang 21: 291–306

Efron R (1963) Temporal perception, aphasia and déjà vu. Brain 86: 403–424

Ellis AW, Miller D, Sin G (1983) Wernicke's aphasia and normal language processing: A case study in cognitive neuropsychology. Cognition 15: 111–144

Faglioni P, Spinnler H, Vignolo LA (1969) Contrasting behavior of right and left hemisphere-damaged patients on a discriminative and a semantic task of auditory recognition. Cortex 5: 366–389

Farmer A (1977) Self-correctional strategies in the conversational speech of aphasic and nonaphasic brain-damaged adults. Cortex 13: 327–334

Ferro JM, Santos ME, Castro-Caldas A, Mariano MG (1980) Gesture recognition in aphasia. J Clin Neuropsychol 2: 277–292

Feyereisen P (1983) Manual activity during speaking in aphasic subjects. Int J Psychol 18: 545–556

Feyereisen P (1984) How do aphasic patients differ in sentence production? Linguistics 22: 687–710

Feyereisen P, Seron X (1982) Nonverbal communication and aphasia: A review. I. Comprehension. Brain Lang 16: 191–212

Feyereisen P, Seron X, de Macar M (1981) L'interpretation de differentes categories de gestes chez des sujets aphasiques. Neuropsychologia 19: 515–521

Feyereisen P, Van der Borght F, Seron X (1988) The operativity effect in naming: a re-analysis. Neuropsychologia 26: 401–415

Fillenbaum S, Jones LV, Wepman JM (1961) Some linguistic features of speech from aphasic patients. Lang Speech 4: 91–108

Fodor JA, Garrett MF, Walker ECT, Parkes CH (1980) Against definitions. Cognition 8: 263–367

Freud S (1891) Zur Auffassung der Aphasien. Deuticke, Leipzig Wien

Friederici AD (1982) Syntactic and semantic processes in aphasic deficits: The availability of prepositions. Brain Lang 15: 249–258

Friederici AD (1983) Aphasics' perception of words in sentential context: Some real-time processing evidence. Neuropsychologia 21: 351–358

Friederici AD (1985) Levels of processing and vocabulary types: Evidence from on-line comprehension in normals and agrammatics. Cognition 19: 133–166

Friederici AD, Graetz PAM (1987) Processing passive sentences in aphasia: Deficits and strategies. Brain Lang 30: 93–105

Friederici AD, Schönle PW, Garrett MF (1982) Syntactically and semantically based computations: Processing of prepositions in agrammatism. Cortex 18: 525–534

Friedrich FJ, Glenn CG, Marin OSM (1984) Interruption of phonological coding in conduction aphasia. Brain Lang 22: 266–291

Friedrich FJ, Martin R, Kempner SJ (1985) Consequences of a phonological coding deficit on sentence processing. Cogn Neuropsychol 2: 385–412

Gainotti G (1976) The relationship between semantic impairment in comprehension and naming in aphasic patients. Br J Disord Commun 11: 77–81

Gainotti G (1982) Some aspects of semantic-lexical impairment in aphasia. Appl Psycholing 3: 279–294

Gainotti G, Caltagirone C, Ibba A (1975) Semantic and phonemic aspects of auditory language comprehension in aphasia. Linguistics 154/155: 15–29

Gainotti G, Carlomagno S, Craca A, Silveri MC (1986a) Disorders of classificatory activity in aphasia. Brain Lang 28: 181–195

Gainotti G, Lemmo MA (1976) Comprehension of symbolic gestures in aphasia. Brain Lang 3: 451–460

Gainotti G, Miceli G, Caltagirone C (1979) The relationships between conceptual and semantic-lexical disorders in aphasia. Int J Neurosci 10: 45–50

Gainotti G, Silveri MC, Villa G, Caltagirone C (1983) Drawing objects from memory in aphasia. Brain 106: 613–622

Gainotti G, Silveri MC, Villa G, Miceli G (1986b) Anomia with and without lexical comprehension disorders. Brain Lang 29: 18–33

Gallaher AJ (1979) Temporal reliability of aphasic performance on the Token Test. Brain Lang 7: 34–41

Gallaher AJ (1981) Syntactic versus semantic performances of agrammatic Broca's aphasics on tests of constituent-element-ordering. J Speech Hear Res 24: 217–223

Gallaher AJ, Canter GJ (1982) Reading and listening comprehension in Broca's aphasia: Lexical versus syntactical errors. Brain Lang 17: 183–192

Gardner H (1973) The contribution of operativity to naming capacity in aphasic patients. Neuropsychologia 11: 213–220

Gardner H, Albert M L, Weintraub S (1975a) Comprehending a word: The influence of speed and redundancy on auditory comprehension in aphasia. Cortex 11: 155–162

Gardner H, Denes G, Zurif E (1975b) Critical reading at the sentence level in aphasia. Cortex 11: 60–72

Garnsey S M, Dell G S (1984) Some neurolinguistic implications of prearticulatory editing in production. Brain Lang 23: 64–73

Garrett M F (1980) Levels of processing in sentence production. In Butterworth B (Hrsg) Language Production. Vol 1. Academic Press, London New York Toronto u. a., 177–220

Garrett M F (1982) Production of speech: Observations from normal and pathological language use. In Ellis A W (Hrsg) Normality and Pathology in Cognitive Functions. Academic Press, London New York Toronto u. a., 19–76

Gazzaniga M S, LeDoux J E (1978) The Integrated Mind. Plenum Press, New York

Gerratt B R, Jones D (1987) Aphasic performance on a lexical decision task: multiple meanings and word frequency. Brain Lang 30: 106–115

Geschwind N (1967) The varieties of naming errors. Cortex 3: 97–112

Geschwind N (1980) Some comments on the neurology of language. In Caplan D (Hrsg) Biological Studies of Mental Processes. MIT Press, Cambridge Mass. London, 301–319

Gleason J B (1978) The acquisition and dissolution of the English inflectional system. In Caramazza A, Zurif E B (Hrsg) Language Acquisition and Language Breakdown. John Hopkins, Baltimore London, 109–120

Gleason J B, Goodglass H, Green E, Ackerman N, Hyde M R (1975) The retrieval of syntax in Broca's aphasia. Brain Lang 2: 451–471

Gleason J B, Goodglass H, Obler L, Green E, Hyde M R, Weintraub S (1980) Narrative strategies of aphasic and normal speaking subjects. J Speech Hear Res 23: 370–382

Glosser G, Wiener M, Kaplan E (1986) Communicative gestures in aphasia. Brain Lang 27: 345–359

Goldstein K (1913) Über die Störungen der Grammatik bei Hirnkrankheiten. Mschr Psychiatr Neurol 34: 540–568

Goldstein K (1924) Das Wesen der amnestischen Aphasie. Schweiz Arch Neurol Psychiatr 15: 163–175

Goldstein K (1948) Language and Language Disturbances. Grune & Stratton, New York

Goodenough C, Zurif E B, Weintraub S (1977) Aphasics' attention to grammatical morphemes. Lang Speech 20: 11–19

Goodglass H (1968) Studies on the grammar of aphasics. In Rosenberg S, Koplin J H (Hrsg) Developments in Applied Psycholinguistic Research. MacMillan, New York, 177–208

Goodglass H (1976) Agrammatism. In Whitaker H, Whitaker H A (Hrsg) Studies in Neurolinguistics. Vol I. Academic Press, New York, 237–260

Goodglass H, Baker E (1976) Semantic field, naming, and auditory comprehension in aphasia. Brain Lang 3: 359–374

Goodglass H, Barton M I, Kaplan E F (1968) Sensory modality and object-naming in aphasia. J Speech Hear Res 11: 488–496

Goodglass H, Berko J (1960) Agrammatism and inflectional morphology in English. J Speech Hear Res 3: 257–267

Goodglass H, Berko Gleason J, Hyde M R (1970) Some dimensions of auditory language comprehension in aphasia. J Speech Hear Res 13: 595–606

Goodglass H, Berko Gleason J, Ackerman Bernholtz N, Hyde M R (1972) Some linguistic structures in the speech of a Broca's aphasic. Cortex 8: 191–212

Goodglass H, Blumstein S E, Berko Gleason J, Hyde M R, Green E, Statlender S (1979) The effect of syntactic encoding on sentence comprehension in aphasia. Brain Lang 7: 201–209

Goodglass H, Denes G, Calderon M (1974) The absence of covert verbal mediation in aphasia. Cortex 10: 264–269

Goodglass H, Fodor I G, Schulhoff C (1967) Prosodic factors in grammar – evidence from aphasia. J Speech Hear Res 10: 5–20

Goodglass H, Hunt J (1958) Grammatical complexity and aphasic speech. Word 14: 197–207

Goodglass H, Kaplan E (1963) Disturbance of gesture and pantomime in aphasia. Brain 86: 703–720

Goodglass H, Kaplan E (1972) The Assessment of Aphasia and Related Disorders. Lea & Febinger, Philadelphia.

Goodglass H, Kaplan E, Weintraub S, Ackerman N (1976) The »tip-of-the-tongue« phenomenon in aphasia. Cortex 12: 145–153

Goodglass H, Stuss D T (1979) Naming to picture versus description in three aphasic subgroups. Cortex 15: 199–211

Goodglass H, Wingfield A, Hyde M R, Theurkauf J C (1986) Category specific dissociations in naming and recognition by aphasic patients. Cortex 22: 87–102

Gordon B, Caramazza A (1982) Lexical decision for open- and closed-class words: Failure to replicate differential frequency sensitivity. Brain Lang 15: 143–160

Gordon B, Caramazza A (1985) Lexical access and frequency sensitivity: Frequency saturation and open/closed class equivalence. Cognition 21: 95–115

Green E, Howes DH (1977) The nature of conduction aphasia: A study of anatomic and clinical features and of underlying mechanisms. In Whitaker H, Whitaker HA (Hrsg) Studies in Neurolinguistics. Vol 3. Academic Press, New York San Francisco London, 123–156

Grober E, Perecman E, Kellar L, Brown J (1980) Lexical knowledge in anterior and posterior aphasics. Brain Lang 10: 318–330

Grodzinsky Y (1984) The syntactic characterization of agrammatism. Cognition 16: 99–120

Grodzinsky Y (1986a) Language deficits and the theory of syntax. Brain Lang 27: 135–159

Grodzinsky Y (1986b) Cognitive deficits, their proper description, and its theoretical relevance. Brain Lang 27: 178–191

Grodzinsky Y, Marek A (1988) Algorithmic and heuristic processes revisited. Brain Lang 33: 216–225

Grodzinsky Y, Swinney D, Zurif E (1985) Agrammatism: Structural deficits and antecedent processing disruptions. In Kean M-L (Hrsg) Agrammatism. Academic Press, Orlando San Diego New York, 65–81

Grossman M (1981) A bird is a bird is a bird: Making reference within and without superordinate categories. Brain Lang 12: 313–331

Grossman M (1988) Drawing deficits in brain-damaged patients' freehand pictures. Brain Cogn 8: 189–205

Grossman M, Haberman S (1982) Aphasics' selective deficits in appreciating grammatical agreements. Brain Lang 16: 109–120

Grüsser O, von Hartrott H, Heeschen C, Reischies F (1982) A note on a nonverbal version of the Token Test. Arbeitspapier aus dem Physiologischen Institut, Freie Universität Berlin

Gutbrod K, Cohen R, Maier T, Meier E (1987) Memory for spatial and temporal order in aphasics and right hemisphere damaged patients. Cortex 23: 463–474

Gutbrod K, Mager B, Meier E, Cohen R (1985) Cognitive processing of tokens and their description in aphasia. Brain Lang 25: 37–51

Guyard H, Sabouraud O, Gagnepain J (1981) A procedure to differentiate phonological disturbances in Broca's aphasia and Wernicke's aphasia. Brain Lang 13: 19–30

Haaland K Y, Flaherty D (1984) The different types of limb apraxia errors made by patients with left vs. right hemisphere damage. Brain Cogn 3: 370–384

Hadar U, Jones C, Mate-Kole C (1987) The disconnection in anomic aphasia between semantic and phonological lexicons. Cortex: 23, 505–517

Halpern H (1965) Effect of stimulus variables on dysphasic verbal errors. Percept Mot Skills 21: 291–298

Hammond GR (1982) Hemispheric differences in temporal resolution. Brain Cogn 1: 95–118

Hand CR, Tonkovich JD, Aitchison J (1979) Some idiosyncratic strategies utilized by a chronic Broca's aphasic. Linguistics 17: 729–759

Harley TA (1984) A critique of top-down independent levels models of speech production: Evidence from non-plan-internal speech errors. Cogn Sci 8: 191–219

Hart J, Berndt RS, Caramazza A (1985) Category-specific naming deficit following cerebral infarction. Nature 316: 439–440

Hartje W, Orgass B, Poeck K, Kerschensteiner M (1974) Störungen des visuellen Erkennens nach einseitiger Hirnschädigung. Nervenarzt 45: 67–72

Hartje W, Poeck K (1978) Token-Test-Leistung aphasischer Patienten bei vokaler und visueller Testanweisung. Nervenarzt 49: 654–657

Hatfield FM, Howard D, Barber J, Jones C, Morton J (1977) Object naming in aphasics – the lack of effect of context or realism. Neuropsychologia 15: 717–727

Hayward RW, Naeser MA, Zatz LM (1977) Cranial computed tomography in aphasia: Correlation of anatomical lesions with functional deficits. Radiology 123: 653–660

Head H (1926) Aphasia and Kindred Disorders of Speech. Vol 1 & 2. Cambridge University Press, London

Healy AF (1982) Short-term memory for order information. In Bower GH (Hrsg) The Psychology of Learning and Motivation. Vol 16. Academic Press, New York, 191–238

Hebel N (1988) Bildgebende Verfahren in der neuropsychologischen Rehabilitation. In von Cramon D, Zihl J (Hrsg) Neuropsychologische Rehabilitation. Springer, Berlin Heidelberg New York, 40–49

Heeschen C (1980) Strategies of decoding actor-object-relations by aphasic patients. Cortex 16: 5–19

Heeschen C (1985) Agrammatism versus paragrammatism: A fictitious opposition. In Kean M-L (Hrsg) Agrammatism. Academic Press, Orlando San Diego New York u. a., 207–248

Heeschen C, Reischies F (1981) Zur Lateralisierung von Sprache. In Schnelle H (Hrsg) Sprache und Gehirn. Suhrkamp, Frankfurt, 41–58

Heilman KM (1979) Apraxia. In Heilman KM, Valenstein E (Hrsg) Clinical Neuropsychology. Oxford University Press, New York Oxford, 159–185

Heilman KM, Rothi L, Campanella D, Wolfson S (1979) Wernicke's and global aphasia without alexia. Arch Neurol 36: 129–133

Heilman KM, Scholes RJ (1976) The nature of comprehension errors in Broca's, conduction and Wernicke's aphasics. Cortex 12: 258–265

Heilman KM, Scholes R, Watson RT (1976) Defects of immediate memory in Broca's and conduction aphasia. Brain Lang 3: 201–208

Heiss W-D, Herholz K, Pawlik G, Wagner R, Wienhard K (1986) Positron emission tomography in neuropsychology. Neuropsychologia 24: 141–149

Heiss W-D, Phelps ME (1983) (Hrsg) Positron Emission Tomography of the Brain. Springer, Berlin Heidelberg New York

Herrmann M, Reichle T, Lucius-Hoene G, Wallesch C-W, Johannsen-Horbach H (1988) Nonverbal communication as a compensatory strategy for severely nonfluent aphasics? – A quantitative approach. Brain Lang 33: 41–54

Hjelmquist EKE (1983) Psychological Aspects of Classification and Abstraction in Aphasics. Göteborg Psychological Reports, University of Göteborg

Höhle B, Kelter S (1984) Rezeptiver Agrammatismus bei Broca-Aphasikern. Vortrag gehalten auf der 11. Jahrestagung der Arbeitsgemeinschaft für Aphasieforschung und -therapie, Berlin

Hofmann E, Cohen R (1979) Kontrollmechanismen aphatischer Patienten bei verbalen und phonemischen Paraphasien. Arch Psychiatr Nervenkr 226: 325–340

Holmes JM, Marshall JC, Newcombe F (1971) Syntactic class as a determinant of word-retrieval in normal and dyslexic subjects. Nature 234: 418

Howard D (1985) Agrammatism. In Newman S, Epstein R (Hrsg) Current Perspectives in Dysphasia. Churchill Livingstone, Edinburgh London Melbourne u. a., 1–31

Howard D, Orchard-Lisle V (1984) On the origin of semantic errors in naming: Evidence from the case of a global aphasic. Cogn Neuropsychol 1: 163–190

Howard D, Patterson K, Franklin S, Morton J, Orchard-Lisle V (1984) Variability and consistency in picture naming by aphasic patients. In Rose FC (Hrsg) Advances in Neurology, Vol 42: Progress in Aphasiology. Raven Press, New York, 263–276

Howard D, Patterson K, Franklin S, Orchard-Lisle V, Morton J (1985) The facilitation of picture naming in aphasia. Cogn Neuropsychol 2: 49–80

Howes D (1967a) Some experimental investigations of language in aphasia. In Salzinger K, Salzinger S (Hrsg) Research in Verbal Behavior and Some Neurophysiological Implications. Academic Press, New York London, 181–196

Howes D (1967b) Hypotheses concerning the functions of the language mechanism. In Salzinger K, Salzinger S (Hrsg) Research in Verbal Behavior and Some Neurophysiological Implications. Academic Press, New York London, 429–440

Howes D (1974) The link between speech production and speech perception. In Moskowitz HR, Scharf B (Hrsg) Sensation and Measurement. Reidel, Dordrecht, 259–269

Howes D, Geschwind N (1964) Quantitative studies of aphasic language. In Rioch D McK, Weinstein EA (Hrsg) Disorders in Communication. Williams & Wilkins, Baltimore, 229–244

Huber W, Poeck K, Weniger D, Willmes K (1983) Der Aachener Aphasie Test (AAT). Hogrefe, Göttingen Toronto Zürich

Huber W, Stachowiak F-J, Poeck K, Kerschensteiner M (1975) Die Wernicke-Aphasie. J Neurol 210: 77–97

Huff FJ, Mack L, Mahlmann J, Greenberg S (1988) A comparison of lexical-semantic impairments in left hemisphere stroke and Alzheimer's disease. Brain Lang 34: 262–278

Isserlin M (1922) Über Agrammatismus. Z Gesamte Neurol Psychiatr 75: 332–410

Jackson JH (1874) On the nature of the duality of the brain. Medical Press and Circular 1: 19–41

Jakobson R (1964) Towards a linguistic typology of aphasic impairments. In De Reuck AVS, O'Connor M (Hrsg) Disorders of Language. Churchill, London, 21–46

Jason GW (1983a) Hemispheric asymmetries in motor function: I. Left-hemisphere specialization for memory but not performance. Neuropsychologia 21: 35–45

Jason GW (1983b) Hemispheric asymmetries in motor function: II. Ordering does not contribute to left-hemisphere specialization. Neuropsychologia 21: 47–58

Johnson-Laird PN (1987) The mental representation of the meaning of words. In Frauenfelder UH, Tyler LK (Hrsg) Spoken Word Recognition. MIT Press, Cambridge Mass. London, 189–211

Johnson-Laird PN, Gibbs G, de Mowbray J (1978) Meaning, amount of processing, and memory for words. Mem Cogn 6: 372–375

Jones EV (1984) Word order processing in aphasia: Effect of verb semantics. In Rose FC (Hrsg) Advances in Neurology. Vol 42: Progress in Aphasiology. Raven Press, New York, 159–181

Kean M-L (1977) The linguistic interpretation of aphasic syndromes: Agrammatism in Broca's aphasia, an example. Cognition 5: 9–46

Kean M-L (1979) Agrammatism: A phonological deficit? Cognition 7: 69–83

Kean M-L (1980a) Grammatical representations and the description of language processing. In Caplan D (Hrsg) Biological Studies of Mental Processes. MIT Press, Cambridge Mass. London, 239–268

Kean M-L (1980b) A note on Kolk's »Judgement of sentence structure in Broca's aphasia«. Neuropsychologia 18: 357–360

Kean M-L (1982) Three perspectives for the analysis of aphasic syndromes. In Arbib MA, Caplan D, Marshall JC (Hrsg) Neural Models of Language Processes. Academic Press, New York, 173–201

Kelter S (1977) Semantische und konzeptuelle Störungen in der Aphasie. Unveröff. Dissertation, Konstanz

Kelter S (1978) Wirksamkeit von Hilfen bei aphatischen Benennstörungen. In Lotzmann G (Hrsg) Psychologie der Stimm-, Sprech- und Sprachrehabilitation. Gustav Fischer, Stuttgart, 86–93

Kelter S (1982) Conceptual representation of objects in aphasia. Vortrag bei der European Conference der INS, Deauville

Kelter S, Cohen R, Engel D, List G, Strohner H (1976) Aphasic disorders in matching tasks involving conceptual analysis and covert naming. Cortex 12: 383–394

Kelter S, Cohen R, Engel D, List G, Strohner H (1977a) Verbal coding and visual memory in aphasics. Neuropsychologia 15: 51–60

Kelter S, Cohen R, Engel D, List G, Strohner H (1977b) The conceptual structure of aphasic and schizophrenic patients in a non-verbal sorting task. J Psycholinguist Res 6: 279–303

Kelter S, Drews E (1984) Is a »finger-ring« a ring or a finger and a ring? – Aphasics' understanding of compound nouns. Vortrag bei der European Conference der INS, Aachen

Kelter S, Höhle B, Merdian G (1989) Bahnung und Interferenz bei der Bildbenennung von Aphasikern. Neurolinguistik 3: 35–55

Kerschensteiner M, Poeck K, Brunner E (1972) The fluency-nonfluency dimension in the classification of aphasic speech. Cortex 8: 233–247

Kerschensteiner M, Poeck K, Huber W, Stachowiak F-J, Weniger D (1978) Die Broca-Aphasie. J Neurol 217: 223–242

Kertesz A (1979) Aphasia and Associated Disorders. Grune & Stratton, New York London Toronto u.a.

Kertesz A, Hooper P (1982) Praxis and language: the extent and variety of apraxia in aphasia. Neuropsychologia 20: 275–286

Kim YC (1976) Deficits in temporal sequencing of verbal material: the effect of laterality of lesion. Brain Lang 3: 507–515

Kim Y, Royer F, Bonstelle C, Boller F (1980) Temporal sequencing of verbal and nonverbal materials: the effect of laterality of lesion. Cortex 16: 135–143

Kimura D (1977) Acquisition of a motor skill after left-hemisphere damage. Brain 100: 527–542

Kirshner HS, Webb WG (1981) Selective involvement of the auditory-verbal modality in an acquired communication disorder: Benefit from sign language therapy. Brain Lang 13: 161–170

Klapp ST, Greim DM, Marshburn EA (1981) Buffer storage of programmed articulation and articulatory loop: Two names for the same mechanism or two distinct components of short-term memory? In Long J, Baddeley A (Hrsg) Attention and Performance IX. Lawrence Erlbaum Associates, Hillsdale NJ, 459–472.

Klapp ST, Marshburn EA, Lester PT (1983) Short-term memory does not involve the »working memory« of information processing: The demise of a common assumption. J Exp Psychol (Gen) 112: 240–264

Klatzky RL (1980) Human Memory. Freeman and Company, San Francisco, 2. Aufl.

Kleist K (1914) Aphasie und Geisteskrankheit. MMW 61: 8–12

Kleist K (1916) Über Leitungsaphasie und grammatische Störungen. Mschr Psychiatr Neurol 40: 118–199

Koemeda-Lutz M, Cohen R, Meier E (1987) Organization of and access to semantic memory in aphasia. Brain Lang 30: 321–337

Kohn SE (1984) The nature of the phonological disorder in conduction aphasia. Brain Lang 23: 97–115

Kohn SE, Goodglass H (1985) Picture-naming in aphasia. Brain Lang 24: 266–283

Kohn SE, Schönle PW, Hawkins WJ (1984) Identification of pictured homonyms: Latent phonological knowledge in Broca's aphasia. Brain Lang 22: 160–166

Kolk HHJ (1978a) The linguistic interpretation of Broca's aphasia. A reply to M.-L. Kean. Cognition 6: 353–361

Kolk HHJ (1978b) Judgement of sentence structure in Broca's aphasia. Neuropsychologia 16: 617–625

Kolk HHJ, Blomert L (1985) On the Bradley hypothesis concerning agrammatism: The nonword-interference effect. Brain Lang 26: 94–105

Kolk HHJ, Friederici AD (1985) Strategy and impairment in sentence understanding by Broca's and Wernicke's aphasics. Cortex 21: 47–67

Kolk HHJ, van Grunsven MJF (1984) Metalinguistic judgements on sentence structure in agrammatism: A matter of task misinterpretation. Neuropsychologia 22: 31–39

Kolk H H J, van Grunsven M J F (1985) Agrammatism as a variable phenomenon. Cogn Neuropsychol 2: 347–384

Kolk H H J, van Grunsven M J F, Keyser A (1985) On parallelism between production and comprehension in agrammatism. In Kean M-L (Hrsg) Agrammatism. Academic Press, Orlando San Diego New York u. a., 165–206

Kreindler A, Gheorghita N, Voinescu I (1971) Analysis of verbal reception of a complex order with three elements in aphasics. Brain 94: 375–386

Kudo T (1984) The effect of semantic plausibility on sentence comprehension in aphasia. Brain Lang 21: 208–218

Kudo T (1987) Aphasics' appreciation of hierarchical semantic categories. Brain Lang 30: 33–51

Kutas M, Hillyard S A (1984) Event-related potentials in Cognitive Science. In Gazzaniga M S (Hrsg) Handbook of Cognitive Neuroscience. Plenum Press, New York, 387–409

Lapointe S G (1983) Some issues in the linguistic description of agrammatism. Cognition 14: 1–39

Lapointe S G (1985) A theory of verb form use in the speech of agrammatic aphasics. Brain Lang 24: 100–155

Lebrun Y, Stevens C (1976) Wernicke, Freud und der Begriff der Paraphasie. Folia Phoniatr 28: 34–39

Lehmkuhl G, Poeck K, Willmes K (1983) Ideomotor apraxia and aphasia: an examination of types and manifestations of apraxic symptoms. Neuropsychologia 21: 199–212

Leischner A (1987) Aphasien und Sprachentwicklungsstörungen. Thieme, Stuttgart New York, 2. Auflage

Lesser R (1974) Verbal comprehension in aphasia: An English version of three Italian tests. Cortex 10: 247–263

Lesser R (1976) Verbal and non-verbal memory components in the Token Test. Neuropsychologia 14: 79–85

Lesser R (1979) Turning tokens into things: linguistic and mnestic aspects of the initial sections of the Token Test. In Boller F, Dennis M (Hrsg) Auditory Comprehension. Clinical and Experimental Studies with the Token Test. Academic Press, New York London Toronto u. a., 71–85

Lesser R (1984) Sentence comprehension and production in aphasia: An application of lexical grammar. In Rose F C (Hrsg) Advances in Neurology. Vol 42: Progress in Aphasiology. Raven Press, New York, 193–201

Levelt W J M (1970) Hierarchical clustering algorithms in the psychology of grammar. In Flores d'Arcais G B, Levelt W J M (Hrsg) Advances in Psycholinguistics. North Holland, Amsterdam, 101–121

Levelt W J M (1983) Monitoring and self-repair in speech. Cognition 14: 41–104

Levy J (1974) Psychobiological implications of bilateral symmetry. In Dimond S J, Beaumont J G (Hrsg) Hemisphere Function in the Human Brain. Paul Elek, London

Lhermitte F, Derouesné J, Lecours A R (1971) Contribution à l'étude des troubles sémantiques dans l'aphasie. Rev Neurol 125: 81–101

Lichtheim L (1885) Über Aphasie. Dtsch Arch Klin Med 36: 204–268

Liles, B Z, Brookshire R H (1975) The effects of pause time on auditory comprehension of aphasic subjects. J Commun Disord 8: 221–236

Linebarger M C, Schwartz M F, Saffran E M (1983 a) Sensitivity to grammatical structure in so-called agrammatic aphasics. Cognition 13: 361–392

Linebarger M C, Schwartz M F, Saffran E M (1983 b) Syntactic processing in agrammatism: A reply to Zurif and Grodzinsky. Cognition 15: 215–225

Lonzi L, Zanobio M E (1983) Syntactic component in language responsible cognitive structure: Neurological evidence. Brain Lang 18: 177–191

Lotmar F (1919) Zur Kenntnis der erschwerten Wortfindung und ihre Bedeutung für das Denken des Aphasischen. Schweiz Arch Neurol Psychiatr 5: 206–239

Love R J, Webb W G (1977) The efficacy of cueing techniques in Broca's aphasia. J Speech Hear Disord 42: 170–178

Lukatela S, Crain S, Shankweiler D (1988) Sensitivity to inflectional morphology in agrammatism: investigation of a highly inflected language. Brain Lang 33: 1–15

Luria A R (1970) Traumatic Aphasia. Mouton, Den Haag Paris

Luria A R (1973) Towards the mechanisms of naming disturbance. Neuropsychologia 11: 417–421

Luria A R, Hutton J T (1977) A modern assessment of the basic forms of aphasia. Brain Lang 4: 129–151

Mack J L (1981) The comprehension of locative prepositions in nonfluent and fluent aphasia. Brain Lang 14: 81–92

Mack J L, Boller F (1979) Components of auditory comprehension: Analysis of errors in a revised Token Test. In Boller F, Dennis M (Hrsg) Auditory Comprehension. Clinical and Experimental Studies with the Token Test. Academic Press, New York London Toronto u. a., 45–69

MacNeilage P F (1982) Speech production mechanisms in aphasia. In Grillner S, Lindblom B, Lubker J, Persson A (Hrsg) Speech Motor Control. Pergamon Press, New York, 43–60

Mager B (1988) Beeinträchtigungen im Satzverständnis und im verbalen Kurzzeitgedächtnis bei Aphasikern. Unveröffentlichte Dissertation, Konstanz

Marie P (1906) Revision de la question de l'aphasie: La troisième circonvolution frontale gauche ne joue pas aucun rôle spécial dans la fonction du langage. Semaine Médicale 26: 241–247

Marr D (1982) Vision. Freeman, San Francisco

Marshall J C (1982) What is a symptom-complex? In Arbib M A, Caplan D, Marshall J C (Hrsg) Neural Models of Language Processes. Academic Press, New York, 389–409

Marshall J C (1986) The description and interpretation of aphasic language disorder. Neuropsychologia 24: 5–24

Marshall J C (1987) Routes and representations in the processing of written language. In Keller E, Gopnik M (Hrsg) Motor and Sensory Processes of Language. Lawrence Erlbaum Associates, Hillsdale NJ London, 237–256

Marshall J C, Newcombe F (1984) Putative problems and pure progress in neuropsychological single-case studies. J Clin Neuropsychol 6: 65–70

Marslen-Wilson W D, Tyler L K (1980) The temporal structure of spoken language understanding. Cognition 8: 1–71

Martin R C (1987) Articulatory and phonological deficits in short-term memory and their relation to syntactic processing. Brain Lang 32: 159–192

Martino A A, Pizzamiglio L, Razzano C (1976) A new version of the »Token Test« for aphasics: A concrete objects form. J Commun Disord 9: 1–5

Mateer C A (1983) Localization of language and visuospatial functions by electrical stimulation. In Kertesz A (Hrsg) Localization in Neuropsychology. Academic Press, New York, 153–183

Matthei E H, Kean M-L (1989) Postaccess processes in the open vs. closed class distinction. Brain Lang 36: 163–180

Mazziotta J C, Phelps M E, Carson R E, Kuhl D E (1982) Tomographic mapping of the auditory cortex during auditory stimulation. Neurology 32: 921–937

Mazzocchi F, Vignolo L A (1979) Localisation of lesions in aphasia: Clinical CT scan correlations in stroke patients. Cortex 15: 627–654

McCleary C (1988) The semantic organization and classification of fourteen words by aphasic patients. Brain Lang 34: 183–202

McCleary C, Hirst W (1986) Semantic classification in aphasia: A study of basic, superordinate, and function relations. Brain Lang 27: 199–209

McClelland J L, Elman J L (1986) Interactive processes in speech perception: The TRACE model. In McCelland J L, Rumelhart D E, PDP-Group Research (Hrsg) Parallel Distributed Processing. Vol 2. MIT Press, Cambridge Mass. London, 58–121

McCloskey M, Caramazza A (1988) Theory and methodology in cognitive neuropsychology: a response to our critics. Cogn Neuropsychol 5: 583–623

Mehler J, Morton J, Jusczyk P W (1984) On reducing language to biology. Cogn Neuropsychol 1: 83–116

Merdian G (1984) Semantische Störungen bei Aphasikern. Peter Lang, Frankfurt Bern New York u. a.

Mesulam M M (1981) A cortical network for directed attention and unilateral neglect. Ann Neurol 10: 309–325

Miceli G, Gainotti G, Caltagirone C, Masullo C (1980) Some aspects of phonological impairment in aphasia. Brain Lang 11: 159–169

Miceli G, Mazzucchi A, Menn L, Goodglass H (1983) Contrasting cases of Italian agrammatic aphasia without comprehension disorder. Brain Lang 19: 65–97

Miceli G, Silveri M C, Villa G, Caramazza A (1984) On the basis for the agrammatic's difficulty in producing main verbs. Cortex 20: 207–220

Milberg W, Blumstein S E (1981) Lexical decision and aphasia: Evidence for semantic processing. Brain Lang 14: 371–385

Milberg W, Blumstein S E, Dworetzky B (1987) Processing of lexical ambiguities in aphasia. Brain Lang 31: 138–150

Milbrg W, Blumenstein S, Dworetzky B (1988) Phonological processing and lexical access in aphasia. Brain Lang 34: 279–293

Mills R H, Knox A W, Juola J F, Salmon S J (1979) Cognitive loci of impairments in picture naming by aphasic subjects. J Speech Hear Res 22: 73–87

Monsell S (1984) Components of working memory underlying verbal skills: A »distributed capacities« view. In Bouma H, Bouwhuis D G (Hrsg) Attention and Performance X. Lawrence Erlbaum Associates, London Hillsdale NJ, 327–350

Morton J (1970) A functional model for memory. In Norman D A (Hrsg) Models of Human Memory. Academic Press, New York London, 203–254

Morton J (1985) Naming. In Newman S, Epstein R (Hrsg) Current Perspectives in Dysphasia. Churchill Livingstone, Edinburgh London Melbourne u. a., 217–230

Müller R (1979) Untersuchung zum Gesten- und Pantomimenverständnis aphasischer und nichtaphasischer Patienten. Unveröffentlichte Dissertation, Freie Universität, West-Berlin

Myerson R, Goodglass H (1972) Transformational grammars of three agrammatic patients. Lang Speech 15: 40–50

Naeser M A (1983) CT scan lesion size and lesion locus in cortical and subcortical aphasias. In Kertesz A (Hrsg) Localization in Neuropsychology. Academic Press, New York, 63–119

Naeser M A, Hayward R W (1978) Lesion localization in aphasia with cranial computed tomography and the Boston Diagnostic Aphasia Exam. Neurology 28: 545–551

Naeser MA, Marzurski P, Goodglass H, Peraino M, Laughlin S, Leaper WC (1987) Auditory syntactic comprehension in nine aphasia groups (with CT scans) and children: Differences in degree but not order of difficulty observed. Cortex 23: 359–380

Naumann E, Kelter S, Cohen R (1980) Zum Einfluß mnestischer, semantischer und konzeptueller Faktoren auf die Leistungen aphasischer Patienten im Token Test. Arch Psychiatr Nervenkr 228: 317–328

Nespoulous J-L, Joanette Y, Ska B, Caplan D, Lecours AR (1987) Production deficits in Broca's and conduction aphasia: Repetition versus reading. In Keller E, Gopnik M (Hrsg) Motor and Sensory Processes of Language. Lawrence Erlbaum, Associates, Hillsdale NJ London, 53–81

Newcombe FB, Oldfield RC, Wingfield A (1965) Object-naming by dysphasic patients. Nature 207: 1217–1218

North B (1972) Effects of stimulus redundancy and naming disorders in aphasia. Dissertation, Boston University Graduate School, Boston

Ojemann GA (1983) Brain organization for language from the perspective of electrical stimulation mapping. Behav Brain Sci 6: 189–230

Oldfield RC (1966) Things, words and the brain. Q J Exp Psychol 18: 340–353

Orgass B (1976a) Eine Revision des Token Tests: I. Vereinfachung der Auswertung, Itemanalyse und Einführung einer Alterskorrektur. Diagnostica 22: 70–87

Orgass B (1976b) Eine Revision des Token Tests: II. Validitätsnachweis, Normierung und Standardisierung. Diagnostica 22: 141–156

Orgass B, Poeck K, Kerschensteiner M, Hartje W (1972) Visuocognitive performances in patients with unilateral hemispheric lesions. Z Neurol 202: 177–195

Ostergaard AL (1984) The effect of sentence boundaries upon aphasic patients' immediate memory for connected speech. Cortex 20: 591–597

Ostergaard AL, Meudell PR (1984) Immediate memory span, recognition memory for subspan series of words, and serial position effects in recognition memory for supraspan series of verbal and nonverbal items in Broca's and Wernicke's aphasia. Brain Lang 22: 1–13

Ostrin RK, Schwartz MF (1986) Reconstructing from a degraded trace: a study of sentence repetition in agrammatism. Brain Lang 28: 328–345

Pappata S, Tran Dinh S, Baron JC (1987) Remote metabolic effects of cerebrovascular lesions: magnetic resonance and positron emission tomography imaging. Neuroradiology 29: 1–6

Parisi D, Pizzamiglio L (1970) Syntactic comprehension in aphasia. Cortex 6: 204–215

Patterson K, Purell C, Morton J (1983) Facilitation of word retrieval in aphasia. In Code C, Muller DJ (Hrsg) Aphasia Therapy. Edward Arnold, London, 76–87

Peach RK, Canter GJ, Gallaher AJ (1988) Comprehension of sentence structure in anomic and conduction aphasia. Brain Lang 35: 119–137

Pease DM, Goodglass H (1978) The effects of cuing on picture naming in aphasia. Cortex 14: 178–189

Peterson LN, Kirshner HS (1981) Gestural impairment and gestural ability in aphasia: A review. Brain Lang 14: 333–348

Petocz A, Oliphant G (1988) Closed-class words as first syllables do interfere with lexical decisions for nonwords: Implications for theories of agrammatism. Brain Lang 34: 127–146

Pick A (1898) Beiträge zur Pathologie und pathologischen Anatomie des Zentralnervensystems mit Bemerkungen zur normalen Anatomie desselben. Karger, Berlin

Pick A (1931) Aphasie. Posthum herausgegeben von Thiele R. In Bethe A, Bergmann G von (Hrsg) Handbuch der normalen und pathologischen Physiologie. Bd 15. Springer, Berlin, 1416–1524

Pierce RS (1981) Facilitating the comprehension of tense related sentences in aphasia. J Speech Hear Disord 46: 364–368

Pierce RS (1982) Facilitating the comprehension of syntax in aphasia. J Speech Hear Res 25: 408–413

Pierce RS (1984) Comprehending homographs in aphasia. Brain Lang 22: 339–349

Pierce RS, Wagner CM (1985) The role of context in facilitating syntactic decoding in aphasia. J Commun Disord 18: 203–213

Pisoni DB, Luce PA (1987) Acoustic-phonetic representations in word recognition. In Frauenfelder UH, Tyler LK (Hrsg) Spoken Word Recognition. MIT Press, Cambridge Mass. London, 21–52

Pizzamiglio L, Appicciafuoco A (1971) Semantic comprehension in aphasia. J Commun Disord 3: 280–288

Podraza BL, Darley FL (1977) Effect of auditory prestimulation on naming in aphasia. J Speech Hear Res 20: 669–683

Poeck K (1982) Apraxie. In Poeck K (Hrsg) Klinische Neuropsychologie. Georg Thieme Verlag, Stuttgart New York, 107–122

Poeck K (1983a) What do we mean by »aphasic syndromes«? A neurologist's view. Brain Lang 20: 79–89

Poeck K (1983b) Ideational apraxia. J Neurol Neurosurg Psychiatry 230: 1–5

Poeck K, De Bleser R, Keyserlingk Graf von D (1984) Computed tomography localization of standard aphasic syndromes. In Rose FC (Hrsg) Advances in

Neurology. Vol 42: Progress in Aphasiology. Raven Press, New York, 71–89

Poeck K, Kerschensteiner M, Hartje W, Orgass B (1973) Impairment in visual recognition of geometric figures in patients with circumscribed retrorolandic brain lesions. Neuropsychologia 11: 311–317

Poeck K, Kerschensteiner M, Stachowiak F-J, Huber W (1974) Die amnestische Aphasie. J Neurol 207: 1–17

Poeck K, Pietron H-P (1981) The influence of stretched speech presentation on Token Test performance of aphasic and right brain damaged patients. Neuropsychologia 19: 133–136

Ratcliff R, McKoon G (1981) Does activation really spread? Psychol Rev 88: 454–462

Richardson J T E (1984) Developing the theory of working memory. Mem Cogn 12: 71–83

Risberg J (1986) Regional cerebral blood flow in neuropsychology. Neuropsychologia 24: 135–140

Rochford G, Williams M (1962) Studies in the development and breakdown of the use of names. J Neurol Neurosurg Psychiatry 25: 222–233

Rochford G, Williams M (1963) Studies in the development and breakdown of the use of names. III. Recovery from nominal dysphasia. J Neurol Neurosurg Psychiatry 26: 377–381

Rochford G, Williams M (1965) Studies in the development and breakdown of the use of names. IV. The effects of word frequency. J Neurol Neurosurg Psychiatry 28: 407–413

Romero B (1976) A neuropsychological analysis of word comprehension. Pol Psychol Bull 7: 13–18

Rosch E (1978) Principles of categorization. In Rosch E, Lloyd B B (Hrsg) Cognition and Categorization. Lawrence Erlbaum Associates, Hillsdale NJ, 27–48

Rothi L J G, Heilman K M, Watson R T (1985) Pantomime comprehension and ideomotor apraxia. J Neurol Neurosurg Psychiatry 48: 207–210

Rothi L J, Horner J (1983) Restitution and substitution: Two theories of recovery with application to neurobehavioral treatment. J Clin Neuropsychol 5: 73–81

Rothi L J, Hutchinson E C (1981) Retention of verbal information by rehearsal in relation to the fluency of verbal output in aphasia. Brain Lang 12: 347–359

Rumelhart D E, Hinton G E, McClelland J L (1986) A general framework for parallel distributed processing. In Rumelhart D E, McClelland J L, PDP Research Group (Hrsg) Parallel Distributed Processing. Vol 1. MIT Press, Cambridge Mass. London, 45–76

Rundus D (1971) Analysis of rehearsal processes in free recall. J Exp Psychol 89: 63–77

Saffran E M (1982) Neuropsychological approaches to the study of language. Br J Psychol 73: 317–337

Saffran E M, Marin O S M (1975) Immediate memory for word lists and sentences in a patient with deficient auditory short-term memory. Brain Lang 2: 420–433

Saffran E M, Schwartz M F, Marin O S M (1980a) The word order problem in agrammatism. II. Production. Brain Lang 10: 263–280

Saffran E M, Schwartz M F, Marin O S M (1980b) Evidence from aphasia: Isolating the components of a production model. In Butterworth B (Hrsg) Language Production. Vol 1. Academic Press, London New York Toronto, 221–241

Salomon E (1914) Motorische Aphasie mit Agrammatismus und sensorisch-agrammatischen Störungen. Mschr Psychiatr Neurol 35: 181–275

Samuels J A, Benson D F (1979) Some aspects of language comprehension in anterior aphasia. Brain Lang 8: 275–286

Sandson J, Albert M L (1984) Varieties of perseveration. Neuropsychologia 22: 715–732

Santo Pietro M J, Rigrodsky S (1982) The effects of temporal and semantic conditions on the occurrence of the error response of perseveration in adult aphasics. J Speech Hear Res 25: 184–192

Santo Pietro M J, Rigrodsky S (1986) Patterns of oral-verbal perseveration in adult aphasics. Brain Lang 29: 1–17

Schlenk K-J, Huber W, Willmes K (1987) »Prepairs« and repairs: Different monitoring functions in aphasic language. Brain Lang 30: 226–244

Schneider C (1925) Beiträge zur Lehre von der Schizophrenie. III. Mitteilung. Über die Unterschiede zwischen schizophrener Sprache und Aphasie und zur Theorie der schizophrenen Sprachstörungen. Z Gesamte Neurol Psychiatr 96: 251–274

Scholes R J (1978) Syntactic and lexical components of sentence comprehension. In Caramazza A, Zurif E B (Hrsg) Language Acquisition and Language Breakdown. John Hopkins University Press, Baltimore London, 163–194

Scholes R J (1982) The verb-right strategy in agrammatic aphasia. Neuropsychologia 20: 361–363

Schuell H, Jenkins J J (1961) Reduction of vocabulary in aphasia. Brain 84: 243–261

Schuell H, Jenkins J, Landis L (1961) Relationship between auditory comprehension and word frequency in aphasia. J Speech Hear Res 4: 30–36

Schulte E (1986) Effects of imposed delay of response and item complexity on auditory comprehension by aphasics. Brain Lang 29: 358–371

Schwartz L (1978) Sign comprehension in global aphasia. Cortex 14: 112–118

Schwartz M F, Linebarger M C, Saffran E M (1985) The status of the syntactic deficit theory of agrammatism. In Kean M-L (Hrsg) Agrammatism. Academic Press, Orlando San Diego New York u.a., 83–124

Schwartz MF, Saffran EM, Marin OSM (1980) The word order problem in agrammatism. I. Comprehension. Brain Lang 10: 249–262

Segalowitz NS (1982) The perception of semantic relations in pictures. Mem Cogn 10: 381–388

Segalowitz N, Hansson P (1979) Hemispheric functions in the processing of agent-patient information. Brain Lang 8: 51–61

Segui J, Mehler J, Frauenfelder U, Morton J (1982) The word frequency effect and lexical access. Neuropsychologia 20: 615–627

Segui J, Frauenfelder U, Lainé C, Mehler J (1987) The word frequency effect for open- and closed-class items. Cogn Neuropsychol 4: 33–44

Semenza C, Denes G, Lucchese D, Bisiacchi P (1980) Selective deficit of conceptual structures in aphasia: Class versus thematic relations. Brain Lang 10: 243–248

Seron X (1982) Toward a cognitive neuropsychology. Int J Psychol 17: 149–156

Seron X, Deloche G (1981) Processing of locatives »in«, »on«, and »under« by aphasic patients: An analysis of the regression hypothesis. Brain Lang 14: 70–80

Seron X, Deloche G, Bastard V, Chassin G, Hermand N (1979) Word-finding difficulties and learning transfer in aphasic patients. Cortex 15: 149–155

Shallice T (1979a) Neuropsychological research and the fractionation of memory systems. In Nilsson LG (Hrsg) Perspectives on Memory Research. Lawrence Erlbaum Associates, Hillsdale NJ, 257–277

Shallice T (1979b) Case study approach in neuropsychological research. J Clin Neuropsychol 1: 183–211

Shallice T (1988) Specialisation within the semantic system. Cogn Neuropsychol 5: 133–142

Shallice T, McLeod P, Lewis K (1985) Isolating cognitive modules with the dual-task paradigm: Are speech perception and production separate processes? Q J Exp Psychol (A) 37: 507–532

Shallice T, Warrington EK (1970) Independent functioning of verbal memory stores: A neuropsychological study. Q J Exp Psychol 22: 261–273

Shallice T, Warrington EK (1974) The dissociation between short term retention of meaningful sounds and verbal material. Neuropsychologia 12: 553–555

Shapiro LP, Jensen LR (1986) Processing open and closed class-headed nonwords: Left hemisphere support for separate vocabularies. Brain Lang 28: 318–327

Smith EE, Shoben EJ, Rips LJ (1974) Comparison processes in semantic memory. Psychol Rev 81: 214–241

Smith S, Bates E (1987) Accessibility of case and gender contrasts for agent-object assignment in Broca's aphasics and fluent anomics. Brain Lang 30: 8–32

Smith SD, Mimica I (1984) Agrammatism in a case-inflected language: Comprehension of agent-object relations. Brain Lang 21: 274–290

Snodgrass JG (1984) Concepts and their surface representations. J Verb Learn Verb Behav 23: 3–22

Spinnler H, Vignolo LA (1966) Impaired recognition of meaningful sounds in aphasia. Cortex 2: 337–348

Spreen O, Benton AL, Allen MW van (1966) Dissociation of visual and tactile naming in amnesic aphasia. Neurology 16: 807–814

Springer SP, Deutsch G (1981) Left Brain, Right Brain. W.H. Freeman and Company, San Francisco

Stachowiak F-J (1979) Zur semantischen Struktur des subjektiven Lexikons. Wilhelm Fink, München

Stachowiak F-J, Huber W, Kerschensteiner M, Poeck K, Weniger D (1977) Die globale Aphasie. J Neurol 214: 75–87

Stemberger JP (1982) Syntactic errors in speech. J Psycholinguist Res 11: 313–345

Stemberger JP (1984) Structural errors in normal and agrammatic speech. Cogn Neuropsychol 1: 281–313

Stemberger JP (1985a) Bound morpheme loss errors in normal and agrammatic speech: One mechanism or two? Brain Lang 25: 246–256

Stemberger JP (1985b) An interactive activation model of language production. In Ellis AW (Hrsg) Progress in the Psychology of Language. Vol. 1. Lawrence Erlbaum Associates, London Hillsdale NJ, 143–186

Stemberger JP, MacWhinney B (1986) Frequency and the lexical storage of regularly inflected forms. Mem Cogn 14: 17–26

Stephenson GR, Heller DP (1979) Cross-modal integration following stroke: cognitive strategy reflects laterality of brain damage. J Clin Neuropsychol 1: 323–330

Stockert T Ritter von (1972) Recognition of syntactic structure in aphasic patients. Cortex 3: 323–334

Stockert T Ritter von, Bader L (1976) Some relations of grammar and lexicon in aphasia. Cortex 12: 49–60

Strohner H, Cohen R, Kelter S, Woll G (1978) »Semantic« and »acoustic« errors of aphasic and schizophrenic patients in a sound-picture matching task. Cortex 14: 391–403

Strub RL, Gardner H (1974) The repetition defect in

conduction aphasia: Mnestic or linguistic? Brain Lang 1: 241−255
Swinney D A, Cutler A (1979) The access and processing of idiomatic expressions. J Verb Learn Verb Behav 18: 523−534
Swinney D A, Zurif E B, Cutler A (1980) Effects of sentential stress and word class upon comprehension in Broca's aphasics. Brain Lang 10: 132−144
Swisher L, Hirsh I J (1972) Brain damage and the ordering of two temporally successive stimuli. Neuropsychologia 10: 137−152
Tallal P, Newcombe F (1978) Impairment of auditory perception and language comprehension in dysphasia. Brain Lang 5: 13−24
Tsvetkova L S (1975) The naming process and its impairment. In Lenneberg E H, Lenneberg E (Hrsg) Foundations of Language Development. Vol 2. Academic Press, New York San Francisco London, 31−48
Tyler L K (1985) Real-time comprehension processes in agrammatism: A case study. Brain Lang 26: 259−275
Tzortzis C, Albert M L (1974) Impairment of memory for sequences in conduction aphasia. Neuropsychologia 12: 355−366
Vallar G, Baddeley A D (1984) Fractionation of working memory: Neuropsychological evidence for a phonological short-term store. J Verb Learn Verb Behav 23: 151−161
Vanderwart M (1984) Priming by pictures in lexical decision. J Verb Learn Verb Behav 23: 67−83
Van Dongen H R (1974) Drawing ability. In Lebrun Y, Hoops R (1974) Intelligence and Aphasia. Swets and Zeitlinger, Amsterdam, 59−65
Varney N R (1978) Linguistic correlates of pantomime recognition in aphasic patients. J Neurol Neurosurg Psychiatry 41: 564−568
Varney N R (1980) Sound recognition in relation to aural comprehension and reading comprehension in aphasic patients. J Neurol Neurosurg Psychiatry 43: 71−75
Varney N R (1982) Pantomime recognition defect in aphasia: implications for the concept of asymbolia. Brain Lang 15: 32−39
Varney N R (1984) Alexia for ideograms: implications for Kanji alexia. Cortex 20: 535−542
Varney N R, Benton A L (1982) Qualitative aspects of pantomime recognition defect in aphasia. Brain Cogn 1: 132−139
Vermeulen J (1982) Auditory language comprehension in aphasia: A factor-analytic study. Cortex 18: 287−300
Villiers J G de (1978) Fourteen grammatical morphemes in acquisition and aphasia. In Caramazza A, Zurif E B (Hrsg) Language Acquisition and Language Breakdown. John Hopkins, Baltimore London, 121−144
Wada J A, Rasmussen T (1960) Intracarotid injection of sodium amytal for the lateralization of cerebral speech dominance: Experimental and clinical observations. J Neurosurg 17: 266−282
Wagenaar E, Snow C, Prins R (1975) Spontaneous speech of aphasic patients: a psycholinguistic analysis. Brain Lang 2: 281−303
Warrington E K (1985) Agnosia: the impairment of object recognition. In Frederiks J A M (Hrsg) Handbook of Clinical Neurology. Vol 1(45): Clinical Neuropsychology. Elsevier Science Publishers B. V., Amsterdam, 333−349
Warrington E K, Logue V, Pratt R T C (1971) The anatomical localisation of selective impairment of auditory verbal short-term memory. Neuropsychologia 9: 377−387
Warrington E K, McCarthy R (1983) Category specific access dysphasia. Brain 106: 859−878
Warrington E K, Shallice T (1969) The selective impairment of auditory verbal short-term memory. Brain 92: 885−896
Warrington E K, Shallice T (1972) Neuropsychological evidence of visual storage in short-term memory tasks. Q J Exp Psychol 24: 30−40
Warrington E K, Taylor A M (1973) The contribution of the right parietal lobe to object recognition. Cortex 9: 152−164
Warrington E K, Taylor A M (1978) Two categorical stages of object recognition. Perception 7: 695−705
Wayland S, Taplin J E (1982) Nonverbal categorization in fluent and nonfluent anomic aphasics. Brain Lang 16: 87−108
Weigl E (1969) Beiträge zur neuropsychologischen Grundlagenforschung. Probl Ergebn Psychol 28/29: 87−102
Weigl E (1979) Neurolinguistische Untersuchungen zum semantischen Gedächtnis. In Bierwisch M (Hrsg) Psychologische Effekte sprachlicher Strukturkomponenten. Akademie-Verlag, Berlin, 269−331
Weigl E, Bierwisch M (1970) Neuropsychology and linguistics: Topics of common research. Foundations of Language 6: 1−18
Weisenburg T, McBride K E (1935) Aphasia: a Clinical and Psychological Study. Commonwealth Fund, New York
Wepman J M, Bock R D, Jones L V, Pelt D van (1956) Psycholinguistic study of aphasia: A revision of the concept of anomia. J Speech Hear Disord 21: 468−477
Whitaker H A, Whitaker H (1979) Lexical, syntactic, and semantic aspects of the Token Test: A linguistic taxonomy. In Boller F, Dennis M (Hrsg) Auditory Comprehension. Clinical and Experimental Studies with the Token Test. Academic Press, New York London Toronto u. a., 89−106

Whitehouse PJ (1981) Imagery and verbal encoding in left and right hemisphere damaged patients. Brain Lang 14: 315–332

Whitehouse P, Caramazza A, Zurif EB (1978) Naming in aphasia: interacting effects of form and function. Brain Lang 6: 63–74

Williams SE (1983) Factors influencing naming performance in aphasia: a review of the literature. J Commun Disord 16: 357–372

Williams SE, Canter GJ (1982) The influence of situational context on naming performance in aphasic syndromes. Brain Lang 17: 92–106

Williams SE, Canter GJ (1987) Action naming performance in four syndromes of aphasia. Brain Lang 32: 124–136

Willmes K (1981) A new look at the Token Test using probabilistic test models. Neuropsychologia 19: 631–645

Willmes K, Poeck K (1984) Ergebnisse einer multizentrischen Untersuchung über die Spontanprognose von Aphasien vaskulärer Ätiologie. Nervenarzt 55: 62–71

Woll G, Cohen R, Heister G (1980) Zur semantischen Organisation des Lexikons bei Aphasikern. Nervenarzt 51: 561–567

Woll G, Cohen R, Kelter S (1979) Eine Untersuchung zur Konzeptfindung aphatischer Patienten. Z Klin Psychol 8: 221–233

Woll G, Naumann E, Cohen R, Kelter S (1976) Kreuzvalidierung der Revision des Token Tests durch Orgass. Diagnostica 22: 157–162

Wulfeck BB (1988) Grammaticality judgments and sentence comprehension in agrammatic aphasia. J Speech Hear Res 31: 72–81

Yamadori A, Albert ML (1973) Word category aphasia. Cortex 9: 112–125

Zaidel E (1977) Unilateral auditory language comprehension on the Token Test following cerebral commissurotomy and hemispherectomy. Neuropsychologia 15: 1–18

Zeitler E (1984) Kernspintomographie. Deutscher Ärzte-Verlag, Köln

Zhang G, Simon HA (1985) STM capacity for Chinese words and idioms: Chunking and acoustical loop hypotheses. Mem Cogn 13: 193–201

Zurif EB (1982) The use of data from aphasia in constructing a performance model of language. In Arbib MA, Caplan D, Marshall JC (Hrsg) Neural Models of Language Processes. Academic Press, New York, 203–207

Zurif E (1984) Neurolinguistics. In Gazzaniga MS (Hrsg) Handbook of Cognitive Neuroscience. Plenum Press, New York, 211–226

Zurif EB, Caramazza A (1976) Psycholinguistic structures in aphasia: Studies in syntax and semantics. In Whitaker H, Whitaker HA (Hrsg) Studies in Neurolinguistics. Vol 1. Academic Press, New York, 261–292

Zurif EB, Caramazza A, Foldi NS, Gardner H (1979) Lexical semantics and memory for words in aphasia. J Speech Hear Res 22: 456–467

Zurif EB, Caramazza A, Myerson R (1972) Grammatical judgements of agrammatic aphasics. Neuropsychologia 10: 405–417

Zurif EB, Caramazza A, Myerson R, Galvin J (1974) Semantic feature representations for normal and aphasic language. Brain Lang 1: 167–187

Zurif EB, Green E, Caramazza A, Goodenough C (1976) Grammatical intuitions of aphasic patients: Sensitivity to functors. Cortex 12: 183–186

Zurif EB, Grodzinsky Y (1983) Sensitivity to grammatical structure in agrammatic aphasics: A reply to Linebarger, Schwartz and Saffran. Cognition 15: 207–213

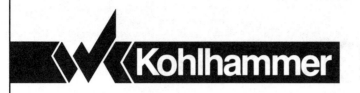

Reihe Psychiatrie, Neurologie, Klinische Psychologie
Hrsg. von G. Baumgartner, R. Cohen, O.-J. Grüsser, H. Helmchen, L. R. Schmidt

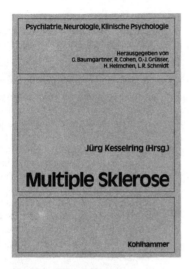

Jürg Kesselring (Hrsg.)
Multiple Sklerose
Mit Beiträgen von W. Fierz,
C. W. Hess, H. Lassmann,
J. Mertin und J. Kesselring
228 Seiten mit 47 Abbildungen,
davon 3 in Farbe, 10 Tabellen
Fester Einband DM 89,-
ISBN 3-17-010051-3

Mindestens 60 000 Menschen leiden allein in der Bundesrepublik Deutschland an Multipler Sklerose. Wird die Krankheit frühzeitig erkannt und behandelt, verbessern sich die Chancen der Erkrankten erheblich.

Dieses praxisbezogene Werk gibt dem Arzt wertvolle Hinweise und Anleitungen zur Diagnose und Prognose des vielschichtigen Krankheitsbildes.

Unter Einbeziehung neuester Forschungsergebnisse referieren namhafte Autoren über die heutigen Kenntnisse in der Pathologie, Immunologie und Pathophysiologie.

Ausgehend von der Symptomatik werden im klinischen Teil die verschiedenen therapeutischen Konzepte vorgestellt und experimentelle Therapieformen kritisch bewertet. Ein Ausblick auf Rehabilitationsmöglichkeiten rundet die Darstellung dieser Krankheit ab.

Hans-Peter Ludin
Das Parkinsonsyndrom
151 Seiten mit 16 Fotos, 24 Abbildungen und 19 Tabellen
Fester Einband DM 98,-
ISBN 3-17-009804-7

„... jedem, der Parkinson-Patienten behandelt, als Leitfaden und Ratgeber in der Praxis zu empfehlen."
Der Nervenarzt

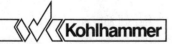

Verlag
W. Kohlhammer

Postfach 80 04 30
7000 Stuttgart 80

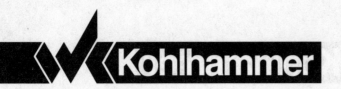

Reihe Psychiatrie, Neurologie, Klinische Psychologie
Hrsg. von G. Baumgartner, R. Cohen, O.-J. Grüsser, H. Helmchen, L. R. Schmidt

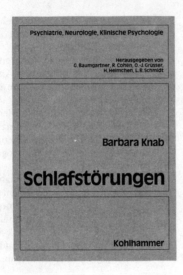

Die Autorin beschreibt zunächst grundlegende wissenschaftliche Ergebnisse über den Schlaf des gesunden Menschen. Einer Darstellung von Epidemiologie und Diagnose-Systemen gestörten Schlafs folgen Befunde über Schlafstörungen, wie sie z. B. im Rahmen psychiatrischer, neurologischer oder allgemeinmedizinischer Erkrankungen auftreten. Ein eigenes Kapitel ist den „primären" und den in der Kindheit bzw. im Alter typischen Schlafstörungen gewidmet. Die Beschreibung eines in der Praxis bewährten Vorgehens bei Diagnostik, Beratung und Behandlung, die auch Ergebisse der Arzneimittel- und Psychotherapieforschung beinhaltet, rundet dieses kompakte Grundlagen- und Anwendungswerk ab.

Barbara Knab
Schlafstörungen
Mit einem Geleitwort von Rolf R. Engel
X, 108 Seiten mit 7 Abbildungen und 6 Tabellen. Fester Einband DM 49,80
ISBN 3-17-010244-3

Schlafstörungen sind eine Volkskrankheit. Etwa 30 % aller Erwachsenen leiden gelegentlich oder dauernd darunter, und viele suchen deshalb professionelle Hilfe.

J. Zihl/D. v. Cramon
Zerebrale Sehstörungen
178 Seiten mit 42 Abbildungen und 24 Tabellen. Fester Einband DM 98,–
ISBN 3-17-009056-9

Dieses Buch behandelt detailliert die Sehstörungen, wie sie bei hirnverletzten Patienten beobachtet werden können; es befaßt sich sowohl mit Einbußen elementarer als auch höherer Sehleistungen.

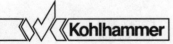

Verlag   Postfach 80 04 30
W. Kohlhammer   7000 Stuttgart 80